TRAITÉ

DE

L'HERPÉTISME

PRINCIPAUX TRAVAUX DU MÊME AUTEUR

Des affections nerveuses syphilitiques, ouvrage couronné par l'Académie de médecine. Paris, 1861, en collaboration avec le docteur Léon Gros.

De la thrombose et de l'embolie cérébrales, etc. Paris, 1862. Travail couronné par l'Académie des sciences.

Des hémorrhagies méningées, etc. Paris, 1863.

De l'amaurose liée à la dégénérescence des nerfs optiques dans les cas d'altération des hémisphères cérébraux. Paris, 1864.

Mémoires d'anatomie pathologique. Paris, 1863.

De la polyurie (diabète insipide). Paris, 1869.

De la maladie expérimentale comparée à la maladie spontanée. Paris, 1872.

Articles : Alcoolisme, artérite, veines caves, maladie de Bright et reins (Pathologie). *Dictionnaire encyclopédique des sciences médicales.*

Traité historique et pratique de la syphilis. Grand in-8°. Ouvrage couronné par l'Académie des sciences (prix Montyon). 1re édition, avec planches. Paris, 1866. — 2e édition. Paris, 1873.

Distribution géographique de la phthisie pulmonaire. Paris, 1877.

De l'alcoolisme et de ses conséquences au point de vue de l'état physique, intellectuel et moral des populations, Paris, 1878.

Paralysies toxiques et syphilis cérébrale (Leçons cliniques recueillies par L. Gautier de Genève).

Atlas d'anatomie pathologique. Grand in-4°. 1 volume de texte et 1 volume de planches; ce dernier en collaboration avec P. Lackerbauer. Paris, 1871. Ouvrage couronné par l'Académie des sciences (prix Montyon).

Traité d'anatomie pathologique. Tome Ier. Anatomie pathologique générale 1 volume in-8 avec 267 figures dans le texte. Paris 1875-1877. — Tome II. Anatomie pathologique spéciale. Anatomie pathologique des systèmes : système lymphatique et système sanguin. 1 vol. in-8 avec 173 figures dans le texte. Paris, 1879-1881. — Tome III. Anatomie pathologique. 1 vol. in-8° (*Sous presse*).

Motteroz, Administ.-Direct. des Imprimeries réunies, B, Puteaux.

TRAITÉ

DE

L'HERPÉTISME

PAR

LE DR E. LANCEREAUX

Médecin de l'hôpital de la Pitié,
Professeur agrégé à la Faculté de médecine de Paris,
Membre de l'Académie de médecine, de la Société de biologie, etc.

Avec 19 figures dans le texte

PARIS

ADRIEN DELAHAYE ET ÉMILE LECROSNIER, ÉDITEURS

PLACE DE L'ÉCOLE-DE-MÉDECINE

1883

PRÉFACE

Les maladies aiguës sont aujourd'hui pour la plupart nettement délimitées et définies, mais il n'en est pas de même des maladies chroniques qui, par suite de la lenteur de leur évolution et en raison du grand nombre et de la diversité de leurs manifestations, n'ont pas encore été étudiées d'une façon complète. C'est pourquoi les traités les plus récents placent l'asthme et le ramollissement cérébral sur le même rang que la goutte, le diabète et la syphilis, assimilant ainsi le syndrome et l'affection à la maladie, comme si la partie pouvait égaler le tout. Il est juste de reconnaître cependant que, depuis ces dernières années, des efforts ont été faits en vue d'arriver à une connaissance plus exacte des maladies chroniques, et que celles qui dépendent d'une cause matérielle, comme la syphilis, l'alcoolisme, le saturnisme, ont été l'objet de recherches importantes. On est arrivé, non seulement à déterminer leurs diffé-

rentes manifestations, mais à reconnaître qu'elles
offrent, malgré la multiplicité de leurs localisations,
des caractères anatomiques constants et qu'elles ont
une évolution nettement définie [1].

La syphilis, par exemple, quel que soit l'organe
atteint, se traduit toujours par des lésions semblables,
qui évoluent de la même façon et affectent spécialement le système lymphatique. Sa marche est dans
tous les cas identique; elle offre trois phases successives, dites primitive, secondaire et tertiaire, chacune entièrement distincte. Ainsi il est facile de
diagnostiquer sûrement les moindres traces de cette
maladie, à la condition de s'appuyer sur la connaissance de ses manifestations morbides et de sa manière d'évoluer, et non pas, comme cela se fait trop
souvent, sur une simple coïncidence, sur la sentence
antiscientifique *post hoc, ergo propter hoc*, ou même,
ce qui peut-être surprendra bien des personnes, sur
la statistique.

Ce que nous disons de la syphilis s'applique à la
lèpre, à l'alcoolisme, au saturnisme et même à l'impaludisme. Chacune de ces maladies se révèle par
des désordres tout à fait spéciaux, et présente deux
phases distinctes, caractérisées, la première par des

---

1. C'est là un point que, pour mon compte, j'ai cherché à mettre en
lumière dans mes travaux (voyez *Traité historique et pratique de
la syphilis.* — Art. ALCOOLISME *du Dict. encyclop. des Sc. médic.* —
Atlas et *Traité d'anatomie pathologique*).

troubles dynamiques, la seconde par des lésions matérielles toujours identiques.

A côté de ce premier groupe des grands processus morbides chroniques, il en est un autre composé de maladies non moins dissemblables par leurs manifestations pathologiques, mais plus obscures dans leur étiologie. Ce groupe comprend la tuberculose, la scrofulose, le scorbut, etc. Il ne s'agit plus ici d'une cause spécifique ou spéciale, mais de conditions hygiéniques défectueuses, mauvaises, d'un ensemble de circonstances étiologiques, conduisant fatalement aux mêmes résultats pathologiques. Ces maladies se distinguent, comme les précédentes, chacune par une évolution particulière et toujours semblable, et par des lésions anatomiques constantes; aussi peut-on les considérer comme étant parfaitement définies.

Il existe enfin, dans le cadre des maladies chroniques, un troisième groupe de processus morbides généraux qui reconnaissent pour origine non plus des agents spécifiques ou des conditions hygiéniques nettement déterminées, mais qui sont avant tout soumis à l'influence de l'hérédité. Ce sont les maladies véritablement constitutionnelles, dans lesquelles le système nerveux joue le rôle prédominant. A ce groupe appartiennent le rhumatisme, la goutte, l'obésité, le diabète gras, la gravelle urique, la carcinose, etc.

Effet ordinaire de l'action prolongée du froid humide, le rhumatisme aigu ou *fièvre rhumatismale* relie en quelque sorte ce groupe au précédent. Il est caractérisé par des inflammations exsudatives ou prolifératives des tissus fibro-séreux auxquelles succèdent des rétractions scléreuses tout à fait spéciales et qui ont pour siège ordinaire les valvules cardiaques. La goutte, confondue à tort avec cette maladie, s'en distingue cependant par l'évolution de ses manifestations et par sa lésion anatomique, qui consiste dans l'infiltration uratique des tissus peu vasculaires et en particulier des tissus cartilagineux et fibreux. Envisagée au point de vue pathologique, elle ne peut être séparée du diabète gras, pas plus que de certaines formes d'obésité et de gravelle urique; ce sont là autant de manières d'être différentes d'un même processus pathologique, comme le prouvent, non seulement leur existence dans une même famille, mais encore leur coexistence chez le même individu.

L'herpétisme, qui est l'objet de ce travail, rentre dans ce dernier groupe : sous cette dénomination nous avons réuni toute une série de modifications morbides, dynamiques et matérielles, qui se succèdent dans le cours de la vie d'un même individu, avec un ordre tel qu'il ne peut être douteux qu'un lien de parenté les unit et les rattache à une même condition pathologique générale, de façon à former une seule et unique maladie. Ces manifestations sont depuis longtemps connues, quelques-unes même ont été parfaitement étudiées, et il ne nous coûte pas d'avouer que nous ajoutons peu de chose à ce que l'on en sait déjà; aussi notre principal but dans ce travail est-il de montrer la succession de tous ces désordres, et de faire toucher le lien qui les resserre et en constitue l'unité. Effectivement, s'il n'est pas question de l'herpétisme dans la plupart des ouvrages classiques, la description des manifestations de cette maladie, l'une des plus fréquentes du cadre nosologique, ne s'y rencontre pas moins; c'est à tel point qu'il serait possible de dire que les détails en sont partout, l'ensemble nulle part. Cette maladie se retrouve d'ailleurs en partie dans l'étude qui a été faite de l'arthritisme (Bazin, etc.), dans celle qui concerne l'état nerveux (Sandras), le nervosisme (Bouchut), la neurataxie (Huchard). Chacun de ces auteurs a vu quelque chose de l'herpétisme, mais aucun d'eux n'en a saisi l'ensemble.

Assurément les manifestations de l'herpétisme ne sont pas toujours faciles à séparer des affections similaires ressortissant à d'autres maladies; la névralgie et l'arthrite herpétiques, par exemple, ont de grandes analogies, l'une avec la névralgie impaludique, l'autre avec l'arthrite goutteuse. Néanmoins, les caractères et la marche de ces affections présentent des différences qui permettent d'arriver au diagnostic de la maladie dont elles dépendent ; mais celui-ci repose en outre sur la connaissance de la succession des accidents et même jusqu'à un certain point sur les résultats fournis par la thérapeutique. En effet, rapprochant la toux quinteuse et coqueluchoïde observée dans l'herpétisme de la névralgie propre à cette maladie, je fus conduit à combattre cette toux par le sulfate de quinine, et le succès que j'en obtins me confirma dans l'idée que cette toux a la même origine que la névralgie.

L'herpétisme, de même que la plupart des maladies chroniques, traverse deux phases successives, caractérisées, l'une par des désordres purement dynamiques : migraines, névralgies, spasmes, hypochondrie, etc ; l'autre par des lésions matérielles qui affectent d'une façon spéciale les téguments et les tissus peu vasculaires, tels que poils, ongles, cartilages, aponévroses, endartère.

Cette localisation spéciale est une preuve saillante du rapprochement qu'il convient d'établir entre les nombreuses affections que nous rattachons à l'herpétisme ; la transmission réciproque, par l'hérédité, de ces diverses manifestations est une autre preuve non moins importante. Effectivement, si les désordres multiples fonctionnels et matériels réunis dans ce

travail n'existent pas tous chez le même individu,
ils se rencontrent du moins chez les ascendants ou
les descendants, et de la sorte ils constituent de
véritables maladies de famille. Des parents migraineux, hémorrhoïdaires, catarrheux ou asthmatiques,
engendrent des enfants qui peuvent avoir les mêmes
manifestations, mais qui souvent aussi sont atteints
de varices, d'arthrites déformantes, de lésions athéromateuses des artères, comme si la maladie, pour
accomplir son cycle, avait besoin de plusieurs générations. D'un autre côté, il n'est pas rare de voir des
parents rendus infirmes par l'affection désignée sous
le nom de rhumatisme chronique et dont les enfants
sont tout à la fois migraineux, hémorrhoïdaires,
asthmatiques, sujets aux névralgies, à l'eczéma, au
psoriasis, etc. Quelquefois enfin, il y a prédominance
de ces désordres vers un seul ou plusieurs organes :
telle famille, par exemple, se fera remarquer par des
localisations cutanées et articulaires; telle autre par
des migraines, des hémorrhoïdes; telle autre par
des lésions artérielles, rénales ou cérébrales. Ainsi,
dans une famille de ma connaissance, les membres
de deux générations, sujets aux migraines et aux
hémorrhoïdes, ont disparu à la suite d'hémiplégies
liées, soit à une hémorrhagie, soit à un ramollissement du cerveau. Les faits de ce genre sont nombreux, et pourtant on ne peut mettre en doute le lien

de parenté des affections qui nous occupent : ce sont autant de rejetons d'une même souche qu'il est impossible de séparer en nosographie.

Ce travail de généralisation et de classification aura, je l'espère, l'avantage de simplifier l'étude de maladies chroniques. Si en effet cette étude est restée obscure et difficile, cela tient uniquement à l'absence de toute idée philosophique et d'une classification naturelle. Il importe de savoir que le jour où l'on cessera de décrire comme maladies des états semblables en apparence, mais différents quant à leur origine, pour grouper et réunir des affections diverses quoique de même provenance, ce jour-là, l'étiologie et la pathogénie serviront de base à la médecine, et, en s'appuyant sur cette base, on parviendra à constituer dans le cadre des maladies chroniques des types aussi nettement définis que ceux qui font partie du domaine des maladies aiguës, et à donner au pronostic et à la thérapeutique une certitude qu'ils n'ont pu avoir jusqu'ici.

Sans doute, notre conception de l'herpétisme trouvera de nombreux contradicteurs; peut-être même dira-t-on que nous attribuons à ce grand processus pathologique toutes les maladies. Nous en appelons à l'observation ultérieure pour répondre à ces objections; mais, du reste, il se rencontrera parmi nos lecteurs des personnes qui n'auront qu'à s'examiner pour se convaincre que notre tableau est fait d'après nature. Celles-ci sauront au besoin défendre l'œuvre et reconnaître qu'elle contribue à simplifier et à éclairer l'étude des maladies chroniques.

D'un autre côté, il nous sera vraisemblablement reproché d'avoir désigné par le mot *herpétisme* ce que d'autres auteurs ont appelé *arthritisme*; à cela nous répondrons que sous le nom arthritisme sont généralement réunies des maladies absolument distinctes, comme le rhumatisme articulaire aigu, la goutte, le rhumatisme articulaire chronique, et que, cette dernière affection différant des deux précédentes par son origine, ses caractères anatomiques et cliniques, il nous fallait bien la placer dans un autre cadre et trouver un mot pour désigner l'ensemble des désordres pathologiques qui rentrent dans ce même cadre. Le mot herpétisme étant tout créé, nous lui avons donné la préférence, d'autant plus que la plupart des affections dartreuses des anciens accompagnent ou précèdent les désordres articulaires désignés sous le nom de rhumatisme chronique.

En résumé, grouper sous un même chef toute une série d'affections unies entre elles par un lien de parenté incontestable, telle est la conception que nous avons cherché à réaliser; tracer d'après notre observation personnelle un tableau général de faits qui se présentent chaque jour à l'observation du médecin, dans le cabinet aussi bien qu'à l'hôpital, tel est le but que nous avons essayé d'atteindre. Si quelqu'un se trouvait surpris de n'être pas cité, qu'il veuille bien nous excuser, car, pour tenir compte de tous les travaux dans lesquels il est question des désordres fonctionnels ou matériels réunis ici sous le nom d'herpétisme, il nous eût fallu rendre encore plus difficile une tâche qui était déjà très pénible.

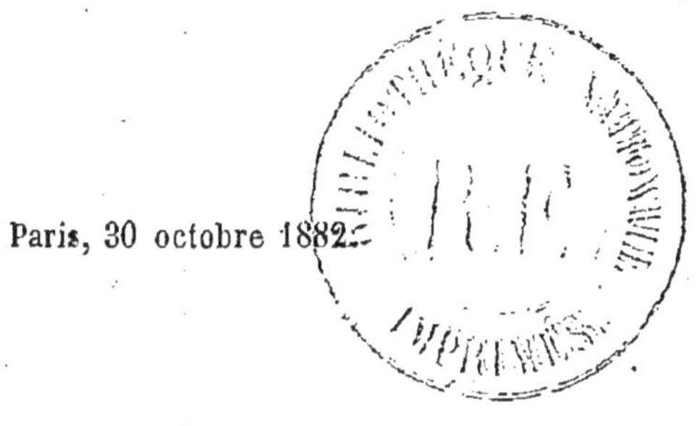

Paris, 30 octobre 1882.

TRAITÉ

DE

L'HERPÉTISME

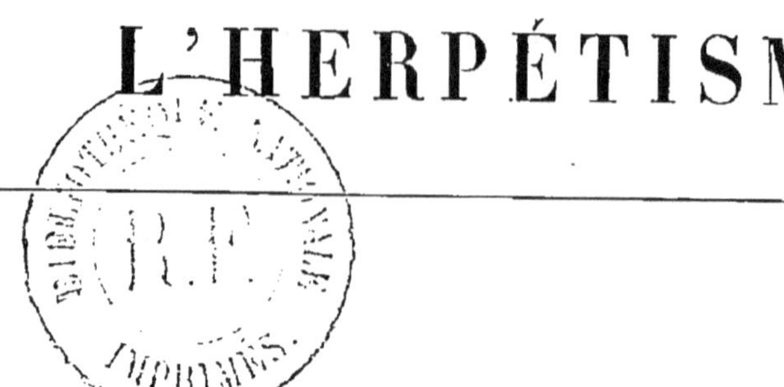

INTRODUCTION

Herpétisme (ἕρπης, dartre) est le nom donné à un état général de certains malades, suivant lequel une affection herpétique ou dartreuse ayant disparu reparaît bientôt sur un autre point.

Cette définition, tirée du Dictionnaire de médecine de Nysten, revu et corrigé par Littré et Ch. Robin, est vague et peu précise, puisqu'elle ne nous renseigne nullement sur la nature de l'état général qui constitue l'herpétisme ; aussi les auteurs ont-ils donné cette dénomination à des désordres bien différents et, chacun l'emploie aujourd'hui dans le sens qui lui convient le mieux.

Rapprochant ce nom de ceux qui servent à la désignation des maladies chroniques, tels que les mots syphilis, impaludisme, saturnisme, etc., qui ont aujourd'hui un sens défini et s'appliquent à des maladies connues tant dans leurs manifestations symptomatiques que dans leurs désordres anatomiques et dans leur évolution, nous définissons l'herpétisme comme il suit :

« Une maladie constitutionnelle à longues périodes,

essentiellement héréditaire, non contagieuse, caractérisée par des désordres dynamiques des trois grandes
fonctions nerveuses et des lésions trophiques des téguments, des systèmes locomoteur et sanguin. »

Nous entendons par maladie constitutionnelle une maladie inhérente à l'organisation de l'individu, une sorte
de manière d'être permanente, commençant et finissant
avec la vie. Une telle maladie, on le conçoit, est forcément
héréditaire, et de plus, elle ne peut avoir sa source
que dans un désordre primitif de l'innervation. Ainsi le
système nerveux est le lien qui resserre les différentes
manifestations de l'herpétisme et en fait l'unité; c'est
à sa nature même que les herpétiques doivent de constituer dans l'espèce humaine une variété ayant tout à la
fois des aptitudes physiques et intellectuelles particulières et des tendances morbides spéciales.

Maladie des plus anciennes, l'herpétisme n'a pas
été jusqu'ici l'objet d'une étude suivie. Les médecins
de l'antiquité ne connaissaient guère que des symptômes; cela se comprend, puisque, avant de chercher
l'explication et la filiation des phénomènes morbides,
il fallait nécessairement commencer par les étudier.
Ainsi on ne trouve chez eux, malgré leur génie d'observation, aucune notion précise sur les maladies à longue
échéance qui se composent d'une série d'accidents morbides. Néanmoins ils nous ont laissé la description exacte
d'un certain nombre de symptômes ou de syndromes
qui vraisemblablement se rattachent à l'herpétisme et
dont ils faisaient autant de maladies distinctes. C'est
de la même façon que, sans avoir la moindre conception
de la syphilis, plusieurs d'entre eux, et Celse en

particulier, avaient fort bien décrit les caractères de certains ulcères dont la nature syphilitique ne peut être mise en doute.

Les œuvres d'Hippocrate, celles d'Arétée et de plusieurs autres médecins anciens, renferment des études intéressantes sur des symptômes ou des syndromes dont nous aurons à parler dans le cours de ce travail. Telles sont diverses éruptions cutanées, la mélancolie, l'hypochondrie, l'affection hémorrhoïdaire, etc. Ce qui, en somme, fait défaut aux anciens, ce n'est pas tant la connaissance des manifestations morbides de l'herpétisme que le lien qui les réunit en un faisceau unique, de façon à constituer une maladie proprement dite. Mais d'ailleurs ce même défaut de conception, nous le retrouvons chez les auteurs du moyen âge et même chez ceux des temps modernes.

Au moyen âge, comme dans l'antiquité, la plupart des affections cutanées étaient désignées sous le nom de dartres, terme générique dont le sens était des plus vagues. N'ayant aucune notion exacte sur la nature des dartres, les médecins de cette époque en étaient arrivés à redouter la disparition de ces accidents, et de là le grand nombre d'écrits sur la répercussion et le danger de leur guérison. Mercurali en 1576, Turner en 1714, cherchèrent à donner une signification plus précise au mot *dartre*, et plus tard Lorry le remplaça par celui d'*herpès*. Accordant plus d'attention à la lésion anatomique de la peau, Plenck d'abord et ensuite Willan mirent de côté cette expression qui tombait dans l'oubli et la remplacèrent par d'autres qui avaient pour origine la lésion anatomique. Hardy, tout en adoptant la classifica-

tion de Willan, essaya de réhabiliter le mot *dartre*, et
décrivit sous ce nom toute une classe d'affections
cutanées qu'il s'efforça de différencier des scrofulides,
des syphilides et de toutes les lésions artificielles, congé-
nitales, traumatiques ou parasitaires de la peau.

Bazin, à qui la science doit des recherches intéressantes
sur les affections cutanées, groupa ces affections sous
quelques chefs : syphilides, scrofulides, arthritides et herpétides, réunissant ainsi les diverses manifestations de la
syphilis, de la scrofule, du rhumatisme et de la dartre,
tout en cherchant à préciser le caractère particulier
de chacune d'elles. Malheureusement ce médecin, dont
nous ne pouvons trop louer le bon sens et le jugement,
n'avait pas des connaissances anatomiques et physiologiques suffisantes pour arriver à la détermination exacte
de ces affections. C'est ainsi qu'il a donné le nom d'arthritide à des lésions absolument distinctes, se rapportant les unes à la goutte, les autres au rhumatisme, et
celui d'herpétide à des désordres d'une origine parfois
différente. Aussi l'obscurité n'a pas cessé de régner
sur ce point de la science médicale, et les mots *herpétisme* et *arthritisme* ont toujours une signification vague
sur laquelle on ne parvient pas à s'entendre. En outre,
la plupart des auteurs ayant négligé l'étude des lésions
matérielles qui se rattachent à l'herpétisme, il en résulte une ignorance presque complète des manifestations
viscérales de cette maladie, et l'impossibilité de saisir
leur ordre de succession. Toutefois l'un de nos maîtres,
le docteur Noël Gueneau de Mussy, dans son remarquable traité de l'angine glanduleuse, et plus tard dans
un mémoire intéressant sur les affections herpétiques de

l'utérus, s'est appliqué à faire connaître quelques-unes de ces manifestations ; mais il en est d'autres que nous aurons à étudier dans le cours de ce travail, et qui ont pour siège les articulations, le système artériel, etc. L'herpétisme, en effet, se révèle par toute une série d'accidents considérés à tort comme autant d'affections propres, distinctes et indépendantes. Notre but est d'opérer la réunion de ces affections, de les grouper et d'en faire connaître les rapports, l'évolution successive et la nature intime. L'herpétisme pouvant être comparé à une chaîne dont les anneaux encore épars ont besoin d'être assemblés, nous serons heureux si nous parvenons à donner à chacun d'eux la place qui lui convient.

L'historique d'une maladie de ce genre serait une tâche ingrate et sans utilité ; aussi nous contenterons-nous de l'index bibliographique qui suit, pour renseigner le lecteur sur les principaux travaux existant sur la matière.

BIBLIOGRAPHIE GÉNÉRALE

P. Accardius. *Tractationem de morbis cutaneis et omnibus humani corporis excrementis ex ore Hieronymi Mercurialis excepit et in quinque libros digessitac edidit.* Venetiis, 1572, in-4, Basil., 1576. — Lorry. *Tractatus de morbis cutaneis,* Parisiis, 1777, p. 294. *De Herpetibus.* — A. de Roussel. *De variis herpetum speciebus, causis, symptomatibus,* etc. Cadomi, 1779. — Poupart. *Traité des dartres.* Paris, 1782. — C. Barrault. *De herpete. Dis. méd. inaug.* Nanceii, 16 juin 1783. — Retz. *Des maladies de la peau et de celles de l'esprit.* 2ᵉ édit. Paris, 1790. — J. Poulet-Duparc. *Diss. inaug. sur les dartres,* 9 juin 1808. — Alibert. Art. DARTRES du *Dict. des sc. méd.* Paris, 1814, t. VIII, p. 14. — Chomel. *De l'affection granuleuse du pharynx (Gaz. méd. de Paris,* 1846). — H. Green. *A treatise on diseases of the air passages, composing an inquiry into the history, pathology,* causes and treatment of the affections of the throat called bronchitis, chronic laryngitis, clergyman's sore throat. New-York, 1849.— J. P. Fontan. *Recherches sur les eaux minérales.* Paris. 1853, p. 364. — Noël Gueneau de Mussy. *Traité de l'angine glanduleuse.* Paris, 1857. — Le même. *Herpétisme utérin ou affec-tions herpétiformes de l'utérus (Archiv. gén. de médecine,* 1871, t. II p. 416 531). — Bazin. *Leçons théoriques et cliniques sur les affections cutanées de nature arthritique et dartreuse, rédigées* par Lucien Sergent. Paris, 1860. — E. Vibert. *Étude sur l'évolu-tion de quelques maladies chroniques.* Thèse de Paris, 1859. — C. J. Gérin Roze. *Des dartres et de l'arthritis.* Thèse de Paris, 1861. — Emm. Chartier. *Quelques mots sur la diathèse dartreuse et ses manifestations sur les muqueuses.* Thèse de Paris, 1861. — Guigneau. *De l'herpétisme (Union méd. de la Gironde,* Bor-deaux, 1867). — L. Gigot-Suard. *L'herpétisme, pathogénie, mani-festations, traitement.* Paris, 1870. — Le même. *L'uricémie,* etc. Paris, 1875. — Isambert. *De l'herpétisme et de l'arthritisme de la gorge et des premières voies (Annales des maladies de l'oreille et du larynx,* 1875, t. I, p. 188.) — J. E. Olavide. *El herpetismo.* Madrid, 1880 (anal. dans *Ann. de dermatologie et de syphiliographie,* 1880, t. I, p. 602).

CHAPITRE PREMIER

NOSOGRAPHIE

La variabilité et la mobilité des manifestations de l'herpétisme rendent l'étude de cette maladie particulièrement difficile et délicate, car décrire isolément chacune des affections qui s'y rattachent, c'est mettre le lecteur dans l'impossibilité de saisir la physionomie de l'ensemble, et étudier seulement l'ensemble, c'est risquer de laisser dans l'ombre bien des détails. A notre avis, lorsqu'il s'agit d'un état morbide aussi complexe, il y a intérêt à tracer tout d'abord une esquisse générale de la maladie et à décrire ensuite et successivement ses diverses manifestations : c'est précisément ce que nous allons faire.

Supposons un malade atteint d'herpétisme et suivons-le dans le cours de son existence en le gratifiant de la plupart des affections qui se rattachent à cette maladie, nous aurons de la sorte un type artificiel et, à la rigueur, possible. Dès sa naissance, l'être fictif en question ne diffère pas physiquement des autres enfants; néanmoins il a des aptitudes morbides spéciales qui ne tarderont pas à se révéler, car, à propos du plus léger accident : un refroidissement, une indigestion, il sera atteint d'affections spasmodiques diverses : accès de faux croup, convulsions passagères des membres, de la tête, etc.

Le faux croup, ou spasme glottique, sorte d'accès d'asthme infantile, affection qui donne le mieux la mesure de la susceptibilité réflexe du système nerveux de l'enfant, est l'une des premières manifestations de l'herpétisme. J'ai pu m'assurer de ce fait depuis plusieurs années en interrogeant les parents des enfants atteints de cette affection. A ce premier syndrome s'ajoutent quelquefois d'autres désordres, tels que : incontinence des urines, rêves, agitation durant le sommeil, etc., phénomènes qui persistent pendant plusieurs années et souvent même se continuent jusqu'à la puberté. Alors, le jeune herpétique, en vertu de son excitabilité réflexe, est sujet à des pertes séminales involontaires; il offre une pâleur habituelle, qui par instants fait place à des congestions de la face, a des épistaxis fréquentes, et presque toujours un certain degré de chlorose ou de chloro-anémie. On rencontre souvent, chez les jeunes gens de seize à dix-huit ans, quand surtout ils sont fatigués ou par le travail ou par les excès, des troubles dyspeptiques faciles à combattre, mais qui ne manquent guère de revenir plus tard. Dès cette époque, mais surtout à partir de l'âge de vingt ans, les accidents névralgiques commencent à se faire sentir; ils sont de deux ordres, suivant que le grand sympathique ou les nerfs sensitifs sont en cause, on les désigne généralement sous les noms de migraine, névralgie et viscéralgie. J'aurai à revenir sur ces accidents dont l'intermittence est un des principaux traits distinctifs.

Des éruptions diverses de la peau se manifestent dès les premiers temps de l'existence; l'urticaire est l'une des plus communes, viennent ensuite par ordre de fréquence l'eczéma, le lichen, le psoriasis, etc. Toutes ces éruptions ont pour caractère de coexister avec des désordres de la sensibilité, à savoir : prurit, cuisson ou douleurs. Un peu plus tôt ou un peu plus tard, se montrent la sécheresse de la gorge, l'angine granuleuse, puis les varices, les hémorrhoïdes qui remplacent les épistaxis et les hémoptysies.

Pendant sa première jeunesse, l'herpétique se fait à peine remarquer soit par ses qualités physiques soit par ses qualités morales; mais au fur et à mesure qu'il avance dans la vie, sa physionomie s'accentue, ses traits s'accusent : il est ordinairement sec, nerveux, alerte, remuant, actif, s'il ne tombe dans l'hypochondrie. L'accroissement n'est pas plutôt terminé que souvent la déchéance commence, car aux affections déjà énoncées s'ajoutent des lésions diverses, et tout d'abord une sorte de pityriasis du cuir chevelu avec atrophie des bulbes pileux, qui finit par la chute plus ou moins complète des cheveux des régions antérieure et supérieure de la tête. Cette calvitie, qui se montre parfois dès l'âge de vingt ans, se distingue par son siège à la partie antérieure et supérieure de la tête, tandis qu'une couronne de cheveux persiste sur la circonférence, à la base du crâne.

Les systèmes osseux et musculaire sont ordinairement développés; par contre, le tissu cellulo-adipeux est peu prononcé; aussi la plupart des herpétiques sont minces et grêles. L'obésité est rare parmi eux, et lorsqu'elle se manifeste, c'est en général à un âge avancé, tant à cause de leur organisation spéciale que de la nécessité dans laquelle ils se trouvent de rester sobres. Souvent même l'amaigrissement s'accentue avec l'âge, principalement quand des lésions matérielles se sont produites.

Chacun des désordres pathologiques qui se rattachent à l'herpétisme a son moment spécial d'apparition qu'il importe de signaler : les troubles spasmodiques du larynx et des bronches appartiennent au jeune âge ; les migraines, les accès d'asthme, les spasmes vésicaux, les hyperhémies et les hémorrhagies externes, la polyurie et la gravelle se rencontrent principalement dans l'âge adulte ; ainsi des désordres surtout dynamiques sont le propre de la croissance et de la virilité. Par contre, des lésions matérielles se montrent vers l'âge de quarante à cinquante ans, alors que commence la période de déchéance organique. C'est dans cette période ou un peu plus tôt que surviennent des lésions articulaires à marche lente et chronique, auxquelles s'ajoutent parfois des poussées aiguës. Ces désordres affectent de préférence les articulations du métacarpe et du métatarse avec les phalanges ; celles que ces derniers os forment entre eux, plus rarement les grosses articulations des genoux, du coude, des épaules et de la hanche, souvent enfin la plupart des articulations du corps à des degrés divers. Précédées de sensations douloureuses, d'élancements, de cuisson, de brûlure, ces lésions articulaires sont accompagnées de phénomènes réactionnels locaux au moment des poussées aiguës ; mais en dehors de cet état elles se révèlent par une hyperostose des extrémités osseuses au pourtour des surfaces articulaires, par l'usure des cartilages et les craquements qui en sont la conséquence. A ces symptômes s'ajoute encore, dans quelques cas, la présence de corps étrangers, la raideur, la difficulté ou l'impossibilité d'exécuter certains mouvements, et enfin une déformation plus ou moins accusée des extrémités osseuses. Cet ensemble phénoménal est généralement désigné sous le nom de rhumatisme chronique, rhumatisme noueux, arthrite sèche, déformante, etc. En même temps, les ongles des pieds, ordinairement modifiés, présentent des saillies linéaires transversales, des cannelures ou même un épaississement suivi d'une sorte de desquamation et d'une destruction plus ou moins complète.

Les artères, assez généralement affectées de battements dans le jeune âge, deviennent flexueuses, rigides, perdent leur élasticité, et s'élargissent avec les années : de là une hypertrophie cardiaque plus ou moins accentuée qui se traduit par une impulsion forte, énergique, avec abaissement de la pointe, ou encore par un dédoublement du second bruit cardiaque. Ces désordres vasculaires ont enfin pour conséquence des lésions nutritives des principaux organes, et particulièrement du cerveau et des reins. Ce sont ces diverses lésions qui le plus souvent mettent fin à l'existence de l'herpétique. Alors on constate les différents symptômes de l'ischémie cérébrale, du ramollissement ou de l'hémorrhagie du cerveau, l'existence d'une albuminurie, sinon persistante, du moins passagère et intermittente. Ajoutons que, dans cette phase avancée de l'herpétisme, les affections spasmodiques des voies respiratoires ont disparu et sont quelquefois remplacées par une trachéite qui a pour effet des quintes de toux opiniâtres, ou par une bronchite chronique ordinairement accompagnée d'une expectoration abondante muqueuse ou muco-purulente.

Telles sont les différentes localisations qui peuvent se montrer dans le cours de l'herpétisme. Rarement tous ces désordres se rencontrent chez un même individu, car plusieurs d'entre eux peuvent faire défaut. Néanmoins il nous faut reconnaître que, comme la plupart des manifestations des maladies chroniques, celles de l'herpétisme présentent dans leur filiation deux phases distinctes, caractérisées, l'une par des désordres purement fonctionnels et rarement dangereux, l'autre par des lésions matérielles qui finissent généralement par compromettre l'existence et amener la mort. Nous allons passer en revue d'abord les troubles dynamiques, ensuite les lésions matérielles, ce sera suivre l'évolution de la maladie qui nous occupe.

ART. I. — PÉRIODE DES DÉSORDRES FONCTIONNELS OU DYNAMIQUES

Les désordres qui appartiennent à cette phase ont pour point de départ habituel le système nerveux sensitif don l'impressionnabilité et l'excitabilité réflexe sont toujours plus ou moins exagérées chez les herpétiques.

Ces désordres, nous les plaçons en première ligne, d'abord parce qu'ils sont les plus fréquents, ensuite parce qu'ils sont le point de départ assez habituel des troubles mentaux, moteurs ou vaso-moteurs qui viendront ensuite.

§ 1. — Désordres de la sensibilité.

Les désordres sensitifs, qui tiennent un rang si important chez l'herpétique, ont pour siège les nerfs du tact, ceux de la sensibilité générale et enfin les nerfs sympathiques; ils consistent en des sensations subjectives diverses de prurit, de cuisson, de brûlure, de douleurs, etc., qui exigent chacune une étude séparée.

1. — PRURIT

Sous le nom de prurit, nous désignons un désordre de la sensibilité de la peau et des membranes muqueuses voisines des orifices naturels, caractérisé par une démangeaison insupportable, passagère ou persistante, sans aucune lésion matérielle appréciable.

Le prurit est généralisé ou circonscrit. Généralisé, il s'étend à une grande partie de la surface du corps et se manifeste par des sensations subjectives de picotements et de démangeaisons qui irritent et agacent au point de faire frissonner et d'obliger à se gratter, d'abord faiblement avec le bout du doigt et ensuite plus énergiquement avec les ongles, des corps durs et acérés, jusqu'à déchirer l'épiderme et le derme. Au bout d'un certain temps, celui-ci rougit, se tuméfie, devient le siège de sensations de chaleur, de cuisson ou de brûlure qui finissent par s'apaiser pendant un moment, mais pour reprendre bientôt après, avec une nouvelle intensité, et cela pendant des heures entières. Le seul phénomène objectif consiste en des raies noirâtres, plus ou moins longues, produites par du sang coagulé à la suite de la déchirure opérée par les ongles.

Circonscrit, et c'est le cas le plus ordinaire, le prurit se localise de préférence aux parties génitales chez la femme et à l'anus chez l'homme. Le prurit des parties génitales se fait sentir principalement à l'approche des époques menstruelles, sur la face interne des lèvres, la membrane muqueuse vaginale et le clitoris. Le besoin de se gratter est tellement impérieux que les malades ont recours aux moyens les plus violents pour combattre la démangeaison. L'accès de prurit n'en persiste pas moins pendant une demi-heure, une heure et plus, puis disparaît insensiblement; une violente brûlure, une sensation de chaleur dans les parties sexuelles, la rougeur et l'exagération de sécrétion de la muqueuse en sont les suites ordinaires. Que les attouchements auxquels se livrent les malades sur cette région spéciale puissent faire croire à l'onanisme ou à la nymphomanie, la chose est facile à concevoir; aussi certaines femmes vraiment chastes éprouvent-elles de cruels remords sous le poids de ces préoccupations fautives, et cependant cette manifestation n'est en aucune façon l'expression d'un désir déréglé, de l'excitation sexuelle. Si cet état vient à durer pendant un certain temps, la membrane muqueuse vulvaire, hyperhémiée, s'épaissit, prend une teinte noirâtre; celle du vagin, d'un rouge foncé et chaude au toucher, sécrète un muco-pus plus ou moins abondant et crémeux.

Le prurit ánal, le plus souvent lié à une dilatation des veines rectales et à une fluxion hémorrhoïdaire, donne lieu à une sensation extrêmement pénible et gênante;

mais il est moins grave et a moins d'inconvénients que le prurit vulvaire.

Qu'il soit généralisé ou circonscrit, le prurit se fait sentir aux changements de saison et principalement lorsque le froid commence; il disparaît pendant la saison chaude, alors que la peau transpire facilement; il est intermittent, cesse et reparaît, cela pendant des années, au point d'altérer la santé générale et de troubler la nutrition. Le soir est le moment où il se manifeste, ou encore la nuit, sous l'influence de la chaleur du lit; aussi est-il une cause d'insomnie et de fatigue physique et morale.

Ce désordre n'est pas spécial à l'herpétisme, il se rencontre dans la goutte avec des caractères assez peu différents, mais alors il n'est pas aussi particulièrement localisé aux parties génitales et à l'anus.

II. — NÉVRALGIES

Fréquemment observées chez les herpétiques, les névralgies occupent de préférence les nerfs de la face, c'est-à-dire les branches sensitives du trijumeau; quelquefois aussi elles affectent les nerfs sous-occipitaux, les branches nerveuses intercostales et lombaires, plus rarement le grand nerf sciatique. Elles se manifestent par deux ordres de sensations douloureuses : les unes, continues, gravatives ou contusives, sont comparées par les malades à une pression ou à une tension exagérée, à l'action d'un poids, d'une blessure; les autres, intermittentes, se révèlent par des élancements, des tiraillements, des sensations de brûlures ou de piqûres très aiguës sur le trajet du nerf affecté. Ces désordres sont, en outre, fréquemment accompagnés de phénomènes congestifs ou œdémateux, aux paupières (rougeur de la conjonctive, larmoiement), dans les fosses nasales (coryza), dans la bouche (salivation exagérée), à la face dorsale des pieds (œdème), etc.

Ces névralgies se distinguent par leur coexistence avec d'autres affections herpétiques, et surtout par un certain nombre de caractères communs qu'il importe de mettre en relief. Fréquemment éveillées par une maladie intercurrente, un malaise des voies digestives, la grippe, etc., elles sont tantôt multiples, passagères, intermittentes et erratiques, rarement périodiques, tantôt fixes, tenaces et paroxystiques. Ainsi, elles ne peuvent être confondues avec les névralgies hystériques le plus souvent limitées à un seul côté et notamment au côté gauche, pas plus qu'avec les névralgies de l'alcoolique qui, habituellement symétriques, affectent de préférence les nerfs intercostaux, et se manifestent presque toujours à la suite d'un état gastrique. Elles se différencient des névralgies impaludiques, qui sont unilatérales, par une périodicité imparfaite; c'est néanmoins avec ces dernières qu'elles ont le plus de ressemblance, aussi les voit-on céder à l'emploi du sulfate de quinine, ce qui rend leur diagnostic encore plus difficile. Celui-ci ne repose guère alors que sur les antécédents morbides et les phénomènes concomitants.

NÉVRALGIE FACIALE. — Les caractères qui distinguent la névralgie de la cinquième paire ont été mis en lumière par Valleix, qui s'est appliqué à déterminer les endroits où la pression est particulièrement douloureuse. Ces endroits sont : le point sus-orbitaire à la sortie du nerf frontal, ou un peu au-dessus; le point palpébral situé le plus souvent sur la paupière supérieure; le point nasal à la partie supérieure et latérale du nez; le point sous-orbitaire à la sortie du nerf de ce nom; le point malaire au niveau du bord inférieur de cet os; le point menton-nier bien circonscrit au pourtour du trou qui porte ce nom; le point pariétal qui se trouve près de la bosse ainsi désignée, et enfin le point temporal. Ces points sont le siège habituel d'élancements insupportables, et la pres-sion y détermine une sensation douloureuse très vive, surtout au moment des paroxysmes. La douleur tantôt reste fixe, tantôt s'étend dans des directions diverses, suivant le trajet des branches nerveuses; elle est parfois déchirante et persistante au point d'arracher des cris aux malades, et de produire un amaigrissement notable.

La névralgie faciale est assez ordinairement accom-pagnée de larmoiement et de coryza, et lorsqu'elle se re-nouvelle et dure pendant quelque temps, elle peut être sui-vie de désordres matériels plus ou moins sérieux. Ainsi, une femme de quarante ans, observée par nous en 1879 et atteinte depuis 1872 de névralgies faciale et occipitale, se trouvait privée de toutes les dents de la mâchoire supé-rieure qui, pour me servir de son expression, s'en étaient allées en poussière. En même temps les cheveux de la voûte crânienne étaient blanchis et en partie tombés, tandis que ceux des régions occipitale, temporale et frontale avaient conservé leur abondance et leur coloration noire.

Névralgie cervico-occipitale. — Moins commune que la névralgie faciale, cette névralgie a pour siège les branches postérieures des quatre premières paires cervicales. Caractérisée par une douleur gravative, continue et paroxistique, elle présente plusieurs points douloureux, qui sont le point occipital situé entre l'apophyse mastoïde et les premières vertèbres cervicales, le point cervical superficiel au lieu d'émergence des principaux nerfs qui concourent à former le plexus du même nom, le point pariétal commun à cette affection et à la névralgie trifaciale, le point mastoïdien sur l'apophyse mastoïde, le point auriculaire sur la conque de l'oreille. Elle est en général peu tenace, intermittente; de même que la névralgie faciale, elle existe presque toujours avec d'autres accidents.

NÉVRALGIE CERVICO-BRACHIALE. — Cette névralgie, que j'ai observée chez plusieurs de mes malades, est souvent une manifestation de la disposition herpétique; elle survient quelquefois, comme je l'ai vu, à un âge avancé de la vie, se révèle par une douleur continue, gravative, par des élancements et par des douleurs provoquées. Les élancements se font sentir depuis l'extrémité supérieure du membre jusqu'à l'extrémité inférieure en suivant le trajet des nerfs; la douleur continue occupe le même siège.

Les points douloureux déterminés par la pression sont multiples. On distingue un point cervical inférieur, un peu en dehors des dernières vertèbres cervicales, un point post-claviculaire dans l'angle formé par la clavicule et l'acromion, un point deltoïdien ou circonflexe à la partie supérieure du deltoïde, un point axillaire, un point épitrochléen à l'endroit où le nerf de ce nom contourne l'humérus, un point cubito-carpien vers l'articulation du cubitus et du carpe, un point radio-carpien vers l'articulation du radius et du carpe, enfin des points digitaux. Les mouvements du bras sont pénibles et augmentent la douleur surtout dans l'épaule; la face dorsale de la main et l'avant-bras sont fréquemment tuméfiés et œdématiés.

NÉVRALGIE DORSO-INTERCOSTALE. — La névralgie intercostale, relativement rare dans la maladie qui nous occupe, se montre néanmoins avec ses trois points postérieur ou vertébral, latéral et antérieur ou sternal. Chez une femme de trente ans, ayant des migraines, nous avons constaté, tout dernièrement, les signes de cette névralgie deux jours après l'apparition d'un érythème noueux des régions antérieure des genoux, postérieure des avant-bras.

NÉVRALGIE LOMBO-ABDOMINALE. — Cette névralgie, l'une de celles dont la femme herpétique ait le plus à se plaindre, est fréquemment accompagnée de troubles utérins : pertes blanches, métrorrhagies, etc. La douleur spontanée se fait sentir à l'hypogastre, un peu en dehors de la ligne blanche et dans une étendue de 3 à 6 centimètres; elle est habituellement désignée sous le nom de colique par les malades, qui éprouvent dans la partie inférieure de l'abdomen une sensation de chaleur et de torsion pénible. Dans quelques cas, elle occupe l'utérus (névralgie utérine) ou encore les grandes lèvres; chez l'homme, elle peut siéger dans les testicules et le scrotum. Les points douloureux que découvre la pression sont : le point lombaire un peu en dehors des premières vertèbres de ce nom, le point iliaque au-dessus du milieu de la crête de l'os des iles, le point hypogastrique au niveau de l'anneau inguinal et en dehors de la linge blanche, le point inguinal vers le milieu du ligament de Fallope, le point scrotal, et enfin le point utérin que vient révéler le toucher vaginal. Cette névralgie est, chez quelques femmes, très tenace et peu tolérable.

NÉVRALGIE SCIATIQUE. — Cette affection est observée dans l'herpétisme, quand surtout cette maladie se complique de tuberculose pulmonaire. Elle se manifeste par des élancements douloureux violents sur le trajet du nerf sciatique, par des sensations de froid ou de brûlure, ou encore par des crampes plus ou moins fortes dans le membre affecté. Parmi les points douloureux provoqués par la pression, on distingue le point lombaire immédiatement au-dessous du sacrum, le point sacro-iliaque au niveau de l'articulation du même nom, le point fessier au sommet de l'échancrure sciatique, le trochantérien vers le bord postérieur du grand trochanter, le poplité dans le creux du jarret, le rotulien sur le bord externe de la rotule, le péronier au niveau de l'endroit où le nerf contourne le péroné, le malléolaire à la partie postérieure et inférieure de la malléole. Cette névralgie, assez peu fixe dans l'espèce, est quelquefois accompagnée d'œdème du dos du pied, d'altération des ongles rarement ou jamais d'atrophie musculaire; elle se montre principalement dans les temps froids et peut survenir à la suite d'une fatigue. Les attaques sont ordinairement légères et ne méritent que le titre de douleurs sciatiques.

III. — VISCÉRALGIES

Les névralgies des viscères exigent une attention d'autant plus grande qu'elles sont moins connues. Elles ont pour siège habituel les organes digestifs et urinaires, plus rarement les organes respiratoires et circulatoires, et se révèlent par des douleurs vives, des coliques intenses qui décomposent les traits du visage, effrayent les malades et les personnes qui les entourent.

GASTRALGIE. — Cette affection présente de nombreuses variétés de siège, d'intensité, de mode et de durée; la douleur ressentie à l'épigastre au-dessous et en arrière de l'appendice xiphoïde s'irradie aux parties latérales, s'étend le long de l'œsophage, et remonte en arrière vers la colonne vertébrale; elle est obtuse, poignante, déchirante, constrictive, tellement vive parfois qu'elle est accompagnée de défaillances, de refroidissement des extrémités, de petitesse et intermittence du pouls; dans quelques cas enfin, elle est suivie d'anorexie, de boulimie, de nausées et de vomissements.

ENTÉRALGIE. — L'entéralgie ou névralgie de l'intestin a pour point douloureux la région ombilicale, et de là elle s'étend et irradie vers l'hypogastre, les flancs, l'épigastre, etc.; elle est ordinairement suivie d'un flux intestinal, quelquefois de vomissements, et se distingue nettement de la colique de plomb qui est accompagnée d'une constipation opiniâtre. Elle serait plus facilement confondue avec les coliques néphrétiques ou hépatiques;

mais elle n'a ni le siège ni le trajet de la douleur néphrétique, et n'est pas suivie d'ictère comme la colique calculeuse du foie.

Cette affection s'est présentée plusieurs fois à mon observation. Un de mes malades, atteint d'une attaque entéralgique en ma présence, souffrait tellement et présentait une décomposition des traits si complète, que je le crus un moment perdu ; mais le flux arriva et la douleur cessa. La comtesse M***, âgée de soixante ans, me fit appeler à la campagne dans le courant de l'automne 1880, pour des souffrances excessives qui se produisaient sous forme de crises douloureuses, ayant leur siège dans la région ombilicale, puis dans tout le ventre. Pendant ces crises, la malade devenait pâle, et souvent elle était prise de vomissement sou même de diarrhée. Frappé de l'intermittence de ces douleurs, je conseillai l'emploi du sulfate de quinine, et les crises ne reparurent pas. Rentrée à Paris, cette dame ne tarda pas à être reprise de douleurs entéralgiques extrêmement vives, intermittentes et revenant d'une façon irrégulière. Ces douleurs commençaient par un malaise bientôt suivi d'élancements, puis de coliques violentes ; les traits se décomposaient, la face pâlissait, puis survenaient des vomissements alimentaires bilieux ou aqueux ; la crise durait ainsi pendant plusieurs heures, après quoi il restait un simple malaise général et une douleur sourde dans le ventre. La morphine en potion et en injection parvenait à calmer partiellement ces douleurs, mais non à éviter leur retour. Ayant remarqué que ce retour avait lieu toutes les cinq semaines environ, vers le soir, je me décidai à administrer de nouveau le sulfate de quinine, qui non seulement arrêta l'attaque douloureuse à son début, mais prévint le retour de nouveaux accidents. Tout d'abord, sous l'influence de ce médicament, les crises se rapprochèrent ; enfin elles cessèrent totalement, et depuis lors, ma malade s'est bien portée. Une autre personne qui avait des coliques non moins violentes fut encore guérie, cette fois en deux jours, par l'emploi de la quinine.

CYSTALGIE. — Cette névralgie, qui a pour siège principal le col de la vessie, est un accident relativement commun ; elle survient tantôt dans le jeune âge et indépendamment de tout autre désordre, tantôt dans un âge plus avancé où elle coexiste d'ordinaire avec des hémorrhoïdes ; le plus souvent elle est provoquée par le froid. Les malades éprouvent des sensations pénibles, plus ou moins aiguës et insupportables, pendant la miction ; ils ont de faux besoins, des envies fréquentes d'uriner, et sont pris de spasmes douloureux qui arrêtent instantanément le jet de l'urine, comme s'il existait un calcul dans la vessie. Ces désordres, le plus souvent paroxystiques, peuvent durer un certain temps, s'apaiser et reparaître avec plus ou moins d'intensité. L'absence de toute lésion locale, la limpidité des urines, certains troubles nerveux concomitants, tels que migraines, névralgies, etc., sont autant de circonstances favorables au diagnostic de cette affection qui se rencontre encore dans la goutte et coexiste fréquemment avec de la gravelle urique. L'anus peut être simultanément ou isolément atteint ; il est le siège d'un sentiment de cuisson et d'agacement insupportable.

HYSTÉRALGIE. — La névralgie utérine ou hystéralgie se

manifeste par des douleurs spontanées, tellement violentes parfois qu'elles rappellent les douleurs de l'enfantement. Ces douleurs, qui ont pour foyer un ou plusieurs points du col ou du corps utérin, s'irradient au vagin, à la vulve, à la vessie, au rectum, aux membres inférieurs, aux parois de la cavité abdominale et pelvienne. Elles sont fréquemment accompagnées de tuméfaction de l'utérus qui est douloureux au toucher, de leucorrhée, d'aménorrhée, et plus souvent peut-être de métrorrhagie. Ajoutons qu'elles se manifestent sous forme de crises intermittentes survenant brusquement et disparaissant de même, en sorte que le siège de la souffrance est le seul élément qui permette de les distinguer des crises entéralgiques. J'ajouterai que j'ai vu plusieurs fois diagnostiquer dans ces conditions des corps fibreux de l'utérus.

Il y a des raisons de croire que sous l'influence de l'herpétisme il se produit aussi des crises douloureuses du foie et des reins, et d'admettre l'existence d'une hépatalgie et d'une néphralgie se rattachant à cette disposition morbide; mais je n'ai pu jusqu'ici obtenir des renseignements suffisants pour pouvoir être affirmatif sur ces points.

IV. — MIGRAINE

Ce titre s'applique à l'une des manifestations les plus communes de l'herpétisme, puisqu'elle existe dans près de la moitié des faits observés par nous. Désordre intermittent qui a pour siège les nerfs vaso-moteurs, la migraine est caractérisée par une douleur vive, occupant d'ordinaire un des deux côtés de la tête; aussi a-t-elle été décrite primitivement sous le nom de hémicrânie, d'où par corruption « migraine ». Cette affection se développe rarement avant quatorze ou quinze ans, mais depuis cet âge jusqu'à vingt-cinq ans elle se montre par accès douloureux qui diminuent ensuite, à mesure que l'on avance dans la vie, et qui disparaissent souvent à l'âge critique, à moins qu'ils ne se manifestent qu'à ce moment, ce qui est exceptionnel.

L'accès de migraine, habituellement précédé de malaise général, de bâillements, etc., débute par un point limité, l'arcade sourcilière ou l'œil; il consiste tout d'abord en une sensation de tension, puis en une douleur qui se localise à l'œil, au front, à la tempe, à la région pariétale ou même à l'occiput, s'étend ensuite à toute une moitié de la tête, puis à l'autre, et gagne le cou et même le dos. Cette douleur, ondulatoire plutôt que lancinante, détermine un sentiment de pression et de tension tel, que ceux qui la ressentent prétendent toujours que leur tête va éclater; elle est accompagnée de battements douloureux, véritables battements artériels, de vertiges, de troubles gastriques ou même de vomissements, et tout cet ensemble imprime à la physionomie un cachet de vive souffrance. Dans certains cas, les yeux sont sensibles à la lumière, mais il ne sont ni injectés ni larmoyants comme dans la névralgie trifaciale; le moindre bruit, le moindre mouvement exaspère la douleur, aussi les malades demandent-ils à être absolument tranquilles et à se mettre au lit. La chaleur de la peau est normale, sauf à la tête qui est souvent brûlante.

Cette affection revêt quelquefois la forme désignée sous le nom de migraine ophthalmique. Un de mes malades, atteint de migraine dès l'âge de vingt-deux ans, commençait par éprouver dans l'œil droit des scintillements, puis peu après des sensations d'engourdissements de l'un des doigts de la main droite, le plus souvent le doigt médius, et enfin des autres doigts, lesquelles s'arrêtaient un peu au-dessus du poignet. Je dois reconnaître néanmoins que cette forme de migraine s'est rarement présentée chez les nombreux malades soumis à mon observation.

La durée des accès de migraine varie depuis deux et trois heures jusqu'à deux et trois jours, elle est ordinairement de douze à vingt-quatre heures. Dans l'intervalle plus ou moins long des accès, le malade recouvre son état de santé habituel. Le nombre de ces crises est très variable : si certaines femmes ont chaque mois un accès au moment de l'époque menstruelle, il en est d'autres qui ont deux et trois accès par mois; quelques personnes enfin n'ont guère que cinq ou six accès dans une année.

§ 2. — Désordres du mouvement.

Communs dans le cours de l'herpétisme, ces désordres ou spasmes se rencontrent à tous les âges de la vie, mais principalement dans la jeunesse. Ils sont apyrétiques, intermittents, subits et le plus souvent mobiles et passagers. Ils intéressent les différents organes et se manifestent sous des formes multiples; aussi nous étudierons successivement les spasmes des voies aériennes, des voies circulatoires, des voies digestives et des voies urinaires.

I. — SPASMES DES VOIES RESPIRATOIRES. ASTHMES

Ces spasmes, désignés sous le nom d'asthme à cause de la gêne respiratoire qu'ils déterminent, sont des phénomènes réflexes qui diffèrent suivant le point de départ de l'excitation; d'où il convient de distinguer un asthme nasal, un asthme laryngien, un asthme trachéal et un asthme bronchique.

ASTHME NASAL (Sternutation, accès d'éternument). — Nous appelons ainsi une affection spasmodique des muscles expiratoires, déterminée par l'excitation des nerfs sensitifs de la membrane pituitaire, et accompagnée d'un bruit particulier et d'une sécrétion nasale plus ou moins abondante. Décrite par Rullier[1], Romberg[2], etc., mais assez généralement négligée dans les ouvrages de pathologie, cette affection est subordonnée à des influences diverses, les unes mécaniques ou physiologiques, les autres pathologiques. N'ayant pas à parler ici de la sternutation déterminée par la poudre de tabac, non plus que de celle qui se manifeste au début de la rougeole, nous nous occuperons de l'éternument qui, chez les névropathes que nous appelons herpétiques, survient spontanément à l'occasion d'une circonstance insignifiante, un travail intellectuel prolongé, un refroidissement, etc.

Un de nos malades, avoué en province, homme jeune (trente-deux ans) et des plus robustes, fut atteint pen-

<hr>

1. Rullier. Art. STERNUTATION du *Dict. des sc. méd.*, t. LII, p. 577.
2. M. H. Romberg. *Lehrb. der Nervenkrankheiten*, 3ᵉ édition, p. 426. Berlin, 1857.

dant plusieurs mois de cette affection, qui se manifestait chaque fois qu'il travaillait à la lumière artificielle et se livrait à des travaux exigeant une certaine contention d'esprit, car la nuit était surtout le moment de ses accès. Il fit un voyage de huit jours durant lequel il s'abstint de tout travail, et se trouva entièrement bien; mais à peine fut-il rentré chez lui que les crises d'éternument reparurent, accompagnées de quintes de toux, et ne cessèrent qu'après un traitement long et sérieux. Le même accident, chez un autre malade, était occasionné par un malaise d'estomac; mais parfois aussi il provient d'un froid aux pieds, de la transition du froid au chaud, de l'action du soleil sur la tête, et enfin d'une excitation nerveuse assez faible pour passer inaperçue. Lorsque, sous l'une de ces influences, la membrane pituitaire se trouve irritée et que le besoin d'éternuer se fait sentir, il y a tout d'abord un moment subit d'arrêt et de recueillement, puis l'attention se concentre sur l'espèce de sensation qui, du nez se propage vers l'épigastre, et la poitrine se dilate par une inspiration profonde et soutenue qu'interrompt bientôt une grande et subite expiration. L'air est ainsi poussé avec force à travers la glotte et de là vers les fosses nasales, il pénètre dans le pharynx, la langue s'élève et le voile du palais s'abaisse, de façon à fermer l'isthme du gosier. Arrivé dans les fosses nasales, ce fluide parcourt avec bruit les cavités du nez à cause de la résonance qu'y éprouve le son produit par les vibrations de la glotte, et les débarrasse des corps étrangers qui peuvent s'y rencontrer. Durant l'expiration, aucune partie du corps n'est en repos, la tête et les membres se meuvent avec plus ou moins de vivacité de façon à favoriser l'action des muscles qui doivent rétrécir la poitrine; le cou même et les cuisses se fléchissent pour contribuer au même résultat.

Tel est le phénomène que nous désignons sous le nom d'éternument. Ce phénomène se reproduit plusieurs fois de suite, puis s'interrompt momentanément, reprend ensuite et dure pendant dix minutes ou un quart d'heure, de façon à constituer une véritable attaque, laquelle est suivie d'une sécrétion muqueuse assez abondante pour que les malades se comparent à une fontaine, et d'ailleurs, ils ont, en même temps, les yeux injectés et larmoyants.

Ces attaques surviennent tout à coup et s'en vont de même; elles se reproduisent après vingt-quatre ou quarante-huit heures d'intervalle ou au bout de plusieurs jours; elles sont pénibles et fatigantes pour les malades, qui désirent vivement en être débarrassés. Elles se montrent dans toutes les saisons de l'année; mais, chez quelques personnes, elles apparaissent uniquement au moment de la fenaison, d'où la dénomination d'asthme de foin. Le diagnostic en est facile si l'on tient compte de l'état de santé dans lequel se manifeste l'éternument, de son début brusque et sans cause appréciable ou au moins sérieuse, de ses retours et des phénomènes qui le précèdent et le suivent.

ASTHME LARYNGIEN OU SPASME GLOTTIQUE. — Cette affection bien connue consiste en une forme particulière de dyspnée ou d'apnée, produite par l'occlusion convulsive de la glotte; elle est propre à la première enfance, à cause sans doute de l'étroitesse du larynx à cet âge, car passé deux ans on n'en rencontre qu'un petit nombre d'exemples qui se traduisent par des quintes de toux accompagnées de vertiges. Effet d'une prédisposition spéciale du système nerveux, le spasme glottique apparaît à l'occasion d'un refroidissement, de la dentition, etc. L'accès de suffocation, très caractéristique, survient brusquement sans aucun prodrome, et surprend l'enfant au milieu de ses jeux ou pendant le sommeil. La respiration s'arrête tout à coup, le petit malade, en proie à une anxiété extrême, rejette la tête en arrière, allonge le cou et ouvre la bouche pour appeler l'air qui lui manque; il s'agite, porte la main à son larynx comme s'il voulait se débarrasser d'un corps étranger qui le gênerait, et exécute des mouvements répétés de déglutition. La face bleuit ou pâlit, les jugulaires se gonflent, l'asphyxie est imminente et l'auscultation de la poitrine révèle une apnée complète, c'est-à-dire le silence absolu du murmure respiratoire. Puis l'enfant fait coup sur coup plusieurs inspirations rapides, sonores, caractéristiques, semblables à une sorte de hoquet, sans expirations intermédiaires ou avec expirations à peine sensibles, lorsque tout à coup arrive une longue expiration accompagnée d'un gémissement ou d'un cri, qui termine l'accès. Quelquefois la respiration se rétablit sans que la rentrée de l'air soit signalée par une inspiration saccadée et sonore.

Tels sont les accès de spasme glottique; leur durée est environ d'une demi-minute, ils peuvent se renouveler plusieurs fois dans les vingt-quatre heures, ils sont isolés et espacés, assez rapprochés néanmoins pour former une sorte d'attaque qui elle-même se réitère. Dans l'intervalle des attaques, l'enfant se calme, ne souffre pas, et revient à son état normal ; mais si ces attaques reparaissent trop fréquemment, il pâlit, s'amaigrit, perd ses forces, et sa santé est altérée pour quelque temps.

Le mécanisme de ce spasme est facile à saisir : la convulsion des muscles laryngiens est l'effet d'une excitation qui, ayant pour point de départ la membrane muqueuse du larynx, se réfléchit par l'intermédiaire des centres nerveux sur les muscles constricteurs de la glotte. Ces accès spasmodiques de l'enfance sont l'indice d'une excitabilité réflexe exagérée qui vraisemblablement se continuera et se manifestera plus tard par des phénomènes de même nature sur d'autres organes. Une jeune fille que nous soignons depuis son enfance et qui est aujourd'hui âgée de douze ans, a eu à l'âge de deux ans plusieurs attaques de spasme laryngé, à sept ans une éruption généralisée d'urticaire, à neuf ans un accès d'asthme bronchique qui s'est encore reproduit cette année même. Le père et la mère de cette enfant sont l'un et l'autre herpétiques, tous deux ont perdu une partie de leurs cheveux, tous deux sont migraineux et hémorrhoïdaires ; la mère est en outre dyspeptique et le père asthmatique. Un autre enfant de ma clientèle, né d'un père migraineux qui a eu à plusieurs reprises de l'urticaire et des névralgies, et d'une mère affectée d'angine granuleuse, d'hémorrhoïdes et de dyspepsie, a été atteint de crises de spasme laryngé pendant ses premières années, d'une toux trachéale convulsive à l'âge de sept ans, et depuis lors il a eu une éruption d'urticaire et un accès d'asthme; il va bien aujourd'hui, il est âgé de quinze ans.

ASTHME TRACHÉAL, SPASME DE LA TRACHÉE. — Caractérisée par des accès de toux spasmodique accompagnés d'une sensation de constriction cervicale, et parfois de vertiges et de vomissements, cette affection qui a peu attiré l'attention des auteurs, se trouve confondue à tort avec la bronchite chronique, dont elle se distingue manifestement par ses intermittences et la nature de l'expectoration. Elle a sa place parmi les spasmes des voies respiratoires, en ce sens qu'elle a pour caractère essentiel des quintes de toux plus ou moins pénibles et fréquentes, particulièrement à l'âge adulte. Ces quintes se manifestent le matin au moment du réveil ou du lever, et dans le jour, lors du passage d'un milieu chaud dans un milieu froid ou inversement; dans quelques cas, elles sont provoquées par un écart de régime, par une mauvaise digestion. Le malade éprouve tout d'abord une sensation de picotement, de chatouillement ou de brûlure qu'il localise vers la partie supérieure de la trachée, au niveau ou un peu au-dessus du bord supérieur du sternum. Cette sensation gênante est transmise jusqu'au centre médullaire, où elle se réfléchit, et les muscles expirateurs, le diaphragme notamment, entrent en contraction comme s'ils avaient à débarrasser la trachée d'un corps étranger; puis, la sensation persistant, la toux continue, rauque et sèche, sous forme de quintes successives durant cinq ou dix minutes au plus. Pendant ce temps, la poitrine est agitée de fortes secousses convulsives, la face se congestionne, et dans quelques cas il s'ajoute à ces phénomènes une apnée momentanée ou même du vertige et un instant d'absence. Le vertige survenant dans ces conditions a de grandes analogies avec le *vertigo ab aure læsa;* il est, comme ce dernier, vraisemblablement subordonné à un acte réflexe, et non pas à l'état asphyxique. Un officier de l'armée que je soignais de cette affection redoutait de monter à cheval dans la crainte de faire une chute au moment de ses accès de toux convulsive. Chaque quinte est suivie de la sécrétion d'un liquide abondant, visqueux, filant, grisâtre et transparent, non aéré et semblable à une solution de gomme (bronchorrhée). La crise cesse soit par le fait de la diminution de l'excitation résultant de la lubréfaction de la muqueuse par le liquide sécrété, soit par suite de la fatigue ou de l'épuisement nerveux, d'où une certaine ressemblance avec les quintes de la coqueluche. Lorsqu'elles sont un peu prolongées, ces crises déterminent une lassitude excessive qui peut durer pendant plusieurs heures; aussi constituent-elles une affection ennuyeuse et inquiétante, d'autant plus que la durée en est parfois très longue.

J'ai été appelé à soigner, il y a deux ans, un malade qui, depuis sept ans, est atteint de cette indisposition. Chaque matin, il a plusieurs quintes de toux suivies d'une expectoration muqueuse abondante, semblable à une solution de gomme; et souvent vers cinq heures du soir, une autre quinte, puis une dernière en se couchant. En outre, toutes les fois que ce malade change de milieu, il éprouve, indépendamment de sa toux quinteuse et de la sécrétion qui lui fait suite, des éternuments et un écoulement nasal abondant, en sorte qu'il existe simultanément chez lui un asthme nasal et un asthme trachéal. Cette coexistence n'est du reste pas rare.

Asthme bronchique. — Cette forme d'asthme, contrairement à celles dont il vient d'être question, est caractérisée par des accès de dyspnée, résultant de la contraction des muscles inspirateurs du thorax et aussi des muscles bronchiques. Tout à l'heure, l'excitation partait du nerf laryngé supérieur, et le spasme était expiratoire; maintenant, c'est du nerf pneumo-gastrique qu'elle émane, et le spasme est inspiratoire; par conséquent, l'excitabilité anormale et exagérée des nerfs pneumogastriques, ou mieux du centre respiratoire, constitue la prédisposition à l'asthme bronchique, et cette prédisposition, très commune chez les herpétiques, est essentiellement héréditaire. Quant aux causes qui peuvent mettre en jeu cette prédisposition, c'est-à-dire déterminer soit l'explosion, soit le retour des attaques d'asthme bronchique, elles sont multiples et diverses. Les changements de saison, de milieu, le passage du chaud au froid et réciproquement, l'action des poussières et des vapeurs : telles sont les causes extérieures qui peuvent exciter le nerf vague et produire une impression qui gagne le centre respiratoire et engendre l'accès d'asthme. Les causes internes proviennent habituellement de l'estomac ou du foie; ainsi, l'on voit des accès d'asthme se produire à l'occasion d'une mauvaise digestion, d'une affection hépatique, etc. Enfin l'excitation des nerfs trijumeau et sympathique, les émotions morales, un travail intellectuel excessif, constituent une autre série de causes occasionnelles non moins importantes.

Rare pendant la jeunesse, l'asthme bronchique est une affection de l'âge adulte; il disparaît dans la vieillesse. Le premier accès d'asthme bronchique ou pulmonaire survient d'ordinaire pendant la nuit; le sommeil, tout d'abord agité, est interrompu par un sentiment vague de malaise contre lequel le malade tend à réagir en changeant de position. Au bout de quelques instants, celui-ci est éveillé par une angoisse excessive; il lui semble qu'il étouffe, il a soif d'air, il s'assied sur son lit, ou se lève précipitamment, s'élance vers les fenêtres, les ouvre, cherche un point d'appui auquel il s'accroche et fait effort pour aspirer l'air qui paraît lui manquer. Durant l'accès, la poitrine est ballonnée, globuleuse et sonore à la percussion; elle reste fixée dans la position de l'inspiration, de telle sorte que l'air ne s'y renouvelle pas, d'où la suffocation. Toutefois, les efforts instinctifs du malade tendent encore à forcer l'inspiration. Les muscles auxiliaires sont mis en jeu, et une petite quantité d'air entre dans la poitrine, ce qui accroît d'autant la dilatation du thorax. A cette phase inspiratoire forcée succède une détente; l'expiration commence par le relâchement des muscles inspirateurs, et s'achève par la contraction des expirateurs; elle est lente, prolongée, sifflante, par suite, sans doute, du spasme persistant des muscles bronchiques. La sonorité thoracique est normale ou exagérée, et, s'il existe de l'emphysème, le murmure vésiculaire se trouve affaibli dans certaines régions, et nul dans d'autres. Des râles secs, sibilants ou ronflants sont entendus, même à distance, dès le début de l'attaque, mais peu à peu la membrane muqueuse des bronches se met à sécréter comme celle du nez à la fin de l'accès d'asthme nasal, les râles deviennent humides et sous-crépitants, l'expectoration commence et l'angoisse finit. A la pâleur qui se montre au début de l'accès, succèdent, par suite de la contraction des muscles cervico-thoraciques, la turgescence des veines cervicales et la cyanose de la face; puis, les yeux deviennent larmoyants, le visage se couvre de sueur, les extrémités se refroidissent, la parole est entrecoupée ou impossible. Au milieu de ces phénomènes le pouls reste calme, et il n'existe aucun mouvement fébrile.

L'asthme pulmonaire peut coexister avec les différents asthmes qui ont pour point de départ la membrane muqueuse des fosses nasales, celles du larynx et de la trachée. Il est, comme l'asthme de foin, si bien étudié par notre maître le Dr N. Gueneau de Mussy, une manifestation commune de l'herpétisme et, s'il a été quelquefois rattaché à la goutte, il y a lieu de reconnaître que, dans quelques cas au moins, on a pu le confondre avec des accidents de stéatose cardiaque, et que dans d'autres, on a vraisemblablement pris pour une arthrite goutteuse ce qui n'était qu'une arthrite noueuse. La coïncidence fréquente de cette affection avec la migraine, l'urticaire, l'eczéma, les névralgies, l'arthrite déformante, désordres manifestement liés à l'herpétisme, met en évidence sa relation avec cette maladie, dans un certain nombre de cas.

II. — SPASMES DES ORGANES CIRCULATOIRES.
PALPITATIONS CARDIAQUES ET ARTÉRIELLES

Ces désordres ont pour siège les parties du système circulatoire où prédomine l'élément musculaire, c'est-à-dire le cœur et quelques artères; ils consistent en des battements plus ou moins énergiques, connus sous le nom de palpitations.

PALPITATIONS CARDIAQUES. — Ces battements, plus forts qu'à l'état normal et plus ou moins irréguliers, sont incommodes ou pénibles. Le patient a conscience que les mouvements de son cœur sont précipités, il éprouve un sentiment de gêne et de malaise à la région précordiale, sans que l'impulsion paraisse toujours exagérée à la vue ou au palper. Le plus souvent néanmoins les espaces intercostaux et l'épigastre se trouvent soulevés par les mouvements du cœur; la main, appliquée sur la région précordiale, perçoit un soulèvement exagéré qui n'est pas dans un rapport direct avec les sensations éprouvées par le malade, comme s'il y avait une sorte d'hyperesthésie de l'organe. Les bruits cardiaques sont éclatants, au point que le timbre élevé du premier bruit lui a valu le nom de tintement métallique; ils sont assez forts pour être entendus du malade, s'il est debout, et, à plus forte raison, lorsqu'il est couché sur le côté gauche. L'irrégularité est un des caractères les plus marqués des palpitations nerveuses, tant sous le rapport de la fréquence des battements que sous celui de la force et de la durée des contractions. Tantôt, à une série de mouvements réguliers et normaux succèdent, immédiatement après une suspension momentanée, des battements énergiques qui soulèvent la paroi thoracique et donnent lieu à une sensation d'angoisse, et le rythme se rétablit, jusqu'à ce qu'un nouveau trouble survienne; tantôt, la force, la durée, la fréquence des

contractions cardiaques varient à chaque instant, il y a
une véritable incohérence; tantôt enfin, la pulsation semble s'arrêter à mi-chemin, comme si le cœur était hési-
tant, et ne s'achève qu'après plusieurs de ces hésitations
très rapprochées, sortes de convulsions cloniques, analogues à celles qui s'observent dans les muscles de la vie
de relation. Le pouls, dans ces conditions, est nécessairement variable; il est petit, serré et fréquent, ou encore
irrégulier, intermittent, bondissant. Il dépassait 120 pulsations chez une de mes malades, ancienne eczémateuse
et migraineuse qui, à l'époque de la ménopause, fut
atteinte de dyspepsie et de palpitations qui durèrent
pendant plus de trois mois, et présentèrent les caractères de ces mêmes désordres dans la maladie de Base-
dow. Deux autres malades soignées par moi dans de
semblables conditions, avaient de plus une tuméfaction
manifeste du corps thyroïde.

Les palpitations nerveuses reviennent par accès, ordinairement suivis de l'émission d'urines claires et abondantes; elles sont provoquées par des impressions ou
des émotions un peu vives, par toutes les causes qui
peuvent surexciter la sensibilité morale ou physique et
surtout par les préoccupations de l'esprit, les veilles, les
excès vénériens, l'abus du café et du tabac. Les désordres
fonctionnels de certains organes, ceux de l'estomac, de
l'utérus, et peut-être aussi ceux du foie, occasionnent de
fréquentes palpitations; aussi ces accidents sont-ils
communs chez les dyspeptiques et chez les femmes dont
la menstruation se fait mal.

Palpitations artérielles. — On donne ce nom à des

battements d'une énergie insolite, qui, malgré l'intégrité du cœur et des parois vasculaires, sont ressentis dans l'aorte abdominale et les principales artères du tronc et des membres.

De même que les palpitations du cœur, celles des artères se manifestent presque exclusivement chez des sujets jeunes, d'un tempérament nerveux, et surtout chez les sujets dyspeptiques et hypochondriaques, comme sont les herpétiques. Elles sont produites par l'existence, sur le trajet de l'aorte abdominale ou même sur celui d'autres artères, de soulèvements énergiques, appréciables à la vue et au toucher. Ces battements surviennent tout à coup, donnent lieu à des crises plus ou moins longues, qui reparaissent ou augmentent d'intensité à propos de la cause la plus insignifiante. Le malade entend la nuit celles de ces palpitations qui ont leur siège dans les vaisseaux carotidiens, principalement lorsqu'il est couché sur le côté, ce qui, son imagination aidant, lui fait croire à une affection des plus graves.

Les battements artériels ne s'accompagnent d'aucun bruit anormal, ils occasionnent tout au plus un léger souffle; ils sont passagers, intermittents, étendus à une grande partie des vaisseaux, et ainsi facilement distincts des battements liés à un désordre anatomique, tel qu'un anévrysme. Indépendants de l'état du cœur, ils sont l'effet de l'exagération de la diastole artérielle, par suite de l'excitabilité réflexe de la moelle épinière; c'est en effet ce qui a lieu dans le goitre exophthalmique, et l'on doit supposer que les choses ne se passent pas autrement dans les palpitations nerveuses des herpétiques.

III. — SPASMES DES VOIES GÉNITALES ET DES VOIES URINAIRES.
SPERMATORRHÉE ET ASPERMATISME

Les spasmes des voies génitales et ceux des voies urinaires se traduisent par deux ordres de symptômes, suivant que la convulsion porte sur les muscles des réservoirs ou sur ceux de leurs orifices. Dans le premier cas, les réservoirs se vident par suite de la contraction de leurs parois, d'où spermatorrhée et incontinence d'urines; dans le second, ces mêmes réservoirs ne pouvant se vider, du moins momentanément, à cause de l'obstacle apporté par le spasme des muscles constricteurs, il y a rétention du produit de sécrétion, aspermatisme et dysurie.

SPERMATORRHÉE. — La spermatorrhée nerveuse, ou spasmodique survient dans le jeune âge et d'ordinaire au moment de la puberté; c'est le cas d'un de mes malades, aujourd'hui âgé de vingt-sept ans, et qui est atteint de cette affection depuis l'âge de onze à douze ans. Elle débute le plus souvent par des pollutions nocturnes, sollicitées par des rêves érotiques, pollutions d'abord assez rares, mais qui ensuite augmentent de fréquence et finissent par se produire toutes les deux ou trois nuits, et même plusieurs fois chaque nuit; au bout d'un certain temps, surviennent des pollutions diurnes que provoquent le moindre attouchement ou même la simple vue d'objets pouvant éveiller des idées lascives. L'émission du sperme ayant lieu peu à peu, sans éréthisme nerveux, le malade n'a conscience d'aucune sensation voluptueuse, et c'est au réveil seulement qu'il s'aperçoit de l'accident qui l'a surpris pendant le sommeil. Fatigué, courbaturé, il éprouve de la pesanteur de tête, un certain état de vague et de trouble dans les idées, d'inaptitude aux travaux de l'esprit et du corps; puis son teint pâlit, ses yeux se cernent et perdent leur expression, il survient de l'essoufflement, de la gêne de la respiration, et un certain degré de faiblesse et de petitesse du pouls. A ces symptômes s'ajoutent de l'anesthésie ou de l'hyperesthésie cutanée, partielle, mobile et passagère, de l'amblyopie, de la diplopie, des tintements et des sifflements d'oreilles, et fréquemment l'impuissance. Un de mes clients, homme robuste, herpétique, est atteint de pertes séminales depuis l'âge de quinze ans; marié à vingt-quatre ans, il n'a jamais eu d'enfants, et je sais par sa femme et par lui qu'il est absolument impuissant.

L'insomnie, la tristesse, les préoccupations de l'esprit sont des désordres fréquemment associés à la spermatorrhée. Il en est quelquefois de même du vertige et d'un trouble de l'esprit récemment décrit sous le nom d'*agoraphobie*. Deux de mes malades, âgés, l'un de dix-neuf ans, l'autre de vingt-deux ans, affectés de spermatorrhée, avaient une telle frayeur lorsqu'ils se trouvaient seuls dans la rue qu'ils étaient pris d'un tremblement général, de troubles vaso-moteurs se traduisant par de la pâleur ou de la rougeur de la face, le refroidissement des extrémités et des vertiges tels que, s'ils n'étaient soutenus, ils finissaient par tomber. Ces jeunes gens avaient fini par ne plus vouloir sortir; l'un d'eux cependant consentait encore à quitter l'appartement avec sa mère qui avait toute sa confiance, mais il ne se serait pas décidé à sortir avec une autre personne. Un jour, me trouvant dans la rue avec lui, il refusa de marcher, prétendit qu'il était souffrant, que son cœur se rompait, qu'il allait mourir, qu'il fallait absolument qu'il s'arrêtât et reçût des soins. Ses mains étaient violettes et tremblantes, ses traits décomposés, il était véritablement effrayant.

L'affection qui nous occupe a son analogue chez la femme et chez la jeune fille, et si elle y est moins connue, c'est sans doute parce qu'elle est plus difficile à observer. Une jeune fille de dix-neuf ans pour laquelle nous étions consulté, il y a six ans, avait comme les jeunes gens dont nous venons de parler la peur de la rue, car elle osait à peine sortir avec sa mère, et elle n'avait pas plus tôt mis le pied dehors qu'elle était prise de vertiges, de tremblements, de rougeur ou de pâleur du visage, et d'une profonde altération des traits. Sous l'influence des bains froids, des douches, du séjour à la campagne et de l'emploi du bromure de potassium, cette situation s'améliora notablement. Plus tard, cette jeune personne, s'étant mariée, alla mieux, mais ne fut pas totalement guérie, et n'eut pas d'enfants.

La similitude des phénomènes que je viens de signaler avec ceux que j'avais observés chez quelques jeunes garçons, éveilla tout d'abord dans mon esprit l'idée que ma malade avait des habitudes d'onanisme, d'autant plus qu'elle portait sur la face de nombreux boutons d'acné. J'engageai la mère à surveiller sa fille, mais je fus tout d'abord mal vu d'avoir eu un pareil soupçon. Néanmoins, plus tard, cette mère me déclara que sa fille avait des pertes blanches qui se manifestaient à flots sur-

tout dans la nuit, maculant le linge et laissant une tache
d'un blanc grisâtre; elle m'avoua même qu'elle considé-
rait ces pertes comme analogues aux pertes séminales
de l'homme, à cause de leur abondance, de leur intermittence et du moment où elles se produisaient, un peu
avant les époques menstruelles. En cela, je fus entièrement de son avis, étant d'ailleurs à peu près convaincu
que le soupçon d'onanisme que j'avais eu n'était pas
justifié[1].

ASPERMATISME. — Les spasmes des canaux éjaculateurs ou de leurs orifices sont des désordres jusqu'ici
peu ou pas étudiés, mais que les deux observations
suivantes me paraissent démontrer.

Un industriel âgé de trente ans me fut adressé il
y a quelques années par un de mes anciens camarades, médecin en province. Il se plaignait de différents malaises, et le motif qui l'amenait, c'est que,
jeune encore, marié depuis une dizaine d'années, il se
trouvait dans l'impossibilité absolue d'avoir des rapports complets avec sa femme qu'il aimait beaucoup et
de laquelle il désirait avoir des enfants. Il me raconta
que l'érection se produisait facilement chez lui, mais

1. La pollution n'est pas un phénomène très rare chez les jeunes
filles adultes et chez les veuves. Sous l'influence de rêves voluptueux,
tels que celui de l'embrassement de l'homme, il s'écoule de la partie antérieure du vagin un liquide que les anciens appelaient sperme féminin.
La sensation voluptueuse acquiert son maximum d'intensité pendant cette
éjaculation qui est suivie d'un état de faiblesse et de lassitude, comme
s'il y avait eu une véritable cohabitation. Un réveil complet ou incomplet
succède à ce rêve voluptueux; mais le matin et quelquefois toute la
journée, la femme se sent plus ou moins fatiguée, mal à l'aise et sans
appétit.

que jamais dans ce moment l'éjaculation n'avait été possible. Au contraire, dans la nuit, il avait quelquefois des rêves suivis de pertes séminales et, comme il était père d'une petite fille, il attribuait la fécondation de sa femme à ce qu'il s'était approché d'elle au moment d'une éjaculation spontanée. Dans ce cas, il ne pouvait être question d'une malformation des canaux éjaculateurs qui auraient déversé leur contenu dans la vessie, puisque le sperme pouvait s'échapper au dehors, excepté au moment du rapprochement sexuel. S'agissait-il d'un rétrécissement organique de ces mêmes canaux? En aucune façon, puisqu'il y avait émission d'un sperme véritable pendant le rêve. Une seule hypothèse était donc admissible, c'est qu'il se produisait au moment de l'excitation génésique un spasme des canaux éjaculateurs venant s'opposer à l'émission du liquide séminal. Or, ce malade avait tous les attributs de l'herpétisme; il était migraineux, hémorrhoïdaire, triste, inquiet, et présentait en même temps une acné du visage.

Un autre malade, âgé de vingt-huit ans, grand, maigre et déjà chauve, étant venu me consulter pour un chancre syphilitique, m'apprit qu'il avait contracté cette affection lorsque pour la première fois il avait essayé de voir une femme, que jusqu'alors il s'était abstenu, parce qu'il savait que chez lui l'éjaculation était impossible, et que c'était là une circonstance très malheureuse, attendu qu'il désirait beaucoup se marier et avoir des enfants. Comme le précédent, il était sujet à des pertes séminales, et avait l'érection facile. En même temps que je le traitai pour son chancre, je le soumis à l'emploi du bromure de potassium, des bains froids, etc. Ce traitement resta sans résultat; néanmoins, deux ans plus tard, mon malade vint m'annoncer avec une joie réelle qu'il était parvenu à éjaculer à la suite d'une excitation artificielle, mais qu'il n'avait pu réussir autrement. Ainsi, dans ce nouveau cas, rien ne vient légitimer l'existence d'une anomalie ou d'un rétrécissement des canaux éjaculateurs, et l'on est forcément conduit à admettre qu'il se produit, au moment de l'érection déterminée par l'excitation génésique, un spasme des voies spermatiques[1].

SPASME DE LA VESSIE. — Le spasme de la vessie est l'effet ordinaire d'une excessive sensibilité de la membrane muqueuse de ce réservoir et d'une excitabilité réflexe exagérée. Il s'observe chez les jeunes gens nerveux, et se déclare vers l'âge de sept à huit ans, quelquefois plus tôt. Désigné sous le nom d'*incontinence nocturne de l'urine*, cet accident consiste dans l'émission involontaire du liquide urinaire; il se manifeste toutes les nuits et quelquefois à plusieurs reprises dans le courant de la même nuit, pendant plusieurs années, puis il disparaît le plus souvent à l'époque de la puberté ou un peu plus tard. Il se rencontre, chez les herpétiques dont l'excitabilité nerveuse est très prononcée, dès l'enfance; il est plus commun toutefois chez la femme hystérique et chez les épileptiques.

Un accident qui appartient d'une façon plus spéciale à l'herpétisme, bien qu'il soit également commun dans la goutte et la gravelle, c'est le spasme du col vésical.

---

1. Comparez : HICQUET. — Observat. d'aspermatisme (*Bull. de l'Acad. de méd. de Belgique*, 1861, sér. 2, t. IV, p. 482. — SCHULZ, De l'aspermatisme (*Gaz. hebd. de méd. et de chir.*, 1863, p. 93).

Généralement désigné sous le nom de *cystite du col*, ce spasme, dont nous avons déjà parlé plus haut (voy. CYSTALGIE) parce qu'il a pour point de départ un excès de sensibilité de la membrane muqueuse de l'orifice vésical, survient aux différents âges de la vie, et consiste dans des besoins fréquents d'uriner. Un rétrécissement spasmodique pouvant aller jusqu'à l'oblitération de l'orifice vésical se produit avec ou sans douleur au moment de la miction, et de là des modifications du jet de l'urine et quelquefois son interruption subite, circonstances qui peuvent faire croire à tort à un rétrécissement uréthral ou à un calcul vésical; une sensation pénible ou douloureuse accompagne la fin de l'opération.

VAGINISME. — Le spasme de la vulve, affection commune dans l'hystérie, se rencontre aussi dans l'herpétisme. Je l'ai observé plusieurs fois dans le cours de cette maladie, chez de jeunes mariées, et même chez des femmes qui avaient eu des enfants, tantôt en même temps que des érosions ou des fissures des lèvres, tantôt en l'absence de toute lésion appréciable. Mais qu'il y ait ou non des lésions, il importe de savoir que la condition du vaginisme est, avant tout, l'exagération de l'excitabilité réflexe du système nerveux, car autrement, la plupart des femmes, étant exposées aux déchirures de la muqueuse, auraient du vaginisme, ce qui n'a pas lieu. Ce spasme a pour caractères une sensibilité très vive de toute la circonférence ou d'un point seulement de l'orifice vulvaire et une contraction douloureuse qui survient lorsque cette partie se trouve excitée, surtout au moment de l'acte génital. La contraction est telle que le toucher est pénible et l'examen au spéculum difficile. Dans beaucoup de cas, les rapprochements sexuels sont absolument impossibles; aussi la stérilité est-elle quelquefois la conséquence du vaginisme. Cette affection néanmoins finit en général par s'améliorer, et d'ailleurs elle peut être passagère et laisser quelques intervalles pendant lesquels le coït complet parvient à s'effectuer sans trop de douleurs.

IV. — SPASMES OU AFFECTIONS SPASMODIQUES DES VOIES DIGESTIVES

Ces désordres ont pour siège ordinaire les parties animées par des muscles de la vie animale, et se rencontrent de préférence aux deux extrémités du tube digestif, quoiqu'ils affectent aussi l'estomac et l'intestin.

ŒSOPHAGISME. — Ce nom sert à désigner la contraction plus ou moins forte et durable de l'œsophage ou du pharynx en l'absence de toute altération physique pouvant rétrécir ou oblitérer ces conduits.

L'invasion de cet accident est en général subite ou brusque; les malades sentent le bol alimentaire arrêté par un obstacle qui, suivant son siège et son étendue, rend la déglutition difficile ou impossible. Ils éprouvent en même temps une vive douleur, une sensation de boule, et sont en proie à une anxiété parfois très vive, avec rougeur ou lividité du visage et profonde altération des traits. Ce spasme a une intensité variable : quelquefois les substances solides sont avalées avec peine, les liquides seuls parviennent à passer; d'autres fois, les aliments parcourent toute la longueur de l'œsophage, mais une convulsion brusque les ramène jusque dans la bouche, ou bien ils sont arrêtés dans le pharynx et ne vont pas au delà. Ces différents symptômes peuvent mettre sur la voie du diagnostic, mais le cathétérisme de l'œsophage est le seul moyen de le rendre certain.

Les boissons chaudes et les boissons froides, les aliments solides sont les causes occasionnelles ordinaires de cet accident, manifestation commune de l'hystérie, mais qui parfois aussi se rencontre chez des personnes simplement herpétiques.

SPASME STOMACAL. — L'existence d'un spasme du pylore n'est pas chose parfaitement établie dans l'herpétisme; cependant il semble que la lenteur des digestions coexistant dans certains cas avec une dilatation passagère de l'estomac soit l'indice de la contraction du muscle pylorique. Quant aux vomissements nerveux ou spasmodiques si communs dans l'hystérie, ils sont rares chez les herpétiques; quelques faits me permettent de croire qu'ils s'y rencontrent.

SPASME ANAL. — Le spasme du muscle constricteur de l'anus est une affection d'autant plus commune dans l'herpétisme que cette maladie est fréquemment accompagnée d'un flux hémorrhoïdaire, sinon d'une congestion anale. Subordonné dans quelques cas à l'existence d'une fissure ou d'une érosion des bords de l'anus, ce spasme est, dans d'autres cas, indépendant de toute érosion ou plaie périphérique. Il se manifeste au moment de la défécation à laquelle il peut s'opposer, et est accompagné parfois de sensations pénibles diverses, surtout à la suite des garde-robes qui sont habituellement composées de matières dures et rouillées. J'ai vu plusieurs cas de ce genre, et en ce moment même je soigne un malade tout à la fois migraineux, hémorrhoïdaire et hypochondriaque qui éprouvait autrefois des douleurs tellement vives au moment de la défécation, qu'un chirurgien dut rompre son sphincter. Aujourd'hui, bien qu'il n'ait plus de spasme, il est pris, peu de temps après ses garde robes, de sensation de cuisson, de picotements et de douleurs plus ou moins vives avec irradiation du côté du ventre, de la prostate et du col de la vessie. Ces crises douloureuses déterminent un anéantissement complet qui le met dans l'impossibilité de travailler et de s'occuper de ses affaires ; mais de plus, elles sont parfois tellement vives qu'il lui semble sentir une déchirure et qu'il est convaincu d'avoir une plaie à l'anus, quand en réalité cette partie est simplement le siège de quelques bourgeons hémorrhoïdaires congestionnés.

§ 3. — Désordres vaso-moteurs.

Le tissu musculaire des vaisseaux n'est pas plus que celui des viscères à l'abri des affections spasmodiques ; lui aussi est exposé à des actions nerveuses directes ou réflexes qui jettent un trouble plus ou moins profond dans les circulations locales, et de là des lésions diverses : Hyperhémies, hémorrhagies, hydropisies et hypercrinies.

I. — HYPERHÉMIES.

Isolée ou associée à l'hémorrhagie, l'hyperhémie est
dans l'herpétisme un accident commun, subordonné à un
désordre de l'innervation, et tantôt lié à une névralgie,
exemple la congestion des paupières dans la prosopalgie,
tantôt indépendant de toute espèce de douleur, mais intermittent à la manière de la plupart des fonctions qui
se rattachent au système nerveux, la menstruation particulièrement.

Un type de l'hyperhémie herpétique est la fluxion
hémorrhoïdaire tellement commune parmi nos malades
qu'elle existe dans près de la moitié des cas. Cette fluxion
anale est passagère, plus ou moins douloureuse et, pour
ainsi dire, toujours accompagnée d'un sentiment de
prurit, de cuisson et de chaleur. Semblables fluxions
affectent quelquefois les fosses nasales, la membrane
muqueuse du pharynx, celle des bronches, et la peau elle-
même; de là des hyperhémies nasales, pharyngiennes,
bronchiques, pulmonaires, etc. Un homme de cinquante
ans, autrefois migraineux et aujourd'hui infirme par suite
de l'altération de la plupart de ses articulations (arthrites
sèches), accusait des hémorrhoïdes fluentes, et se plaignait d'éprouver en outre à la nuque des poussées congestives désagréables par les sensations diverses dont
elles étaient accompagnées. Chaque mois en effet, appa-
raissait à la région postérieure et supérieure du cou, un
peu au-dessous de la racine des cheveux, une large
plaque rouge, avec élévation de la température locale,
saillante, prurigineuse et gênante au point que ce malade

demandait à en être débarrassé. Cette plaque s'effaçait au bout de quelques jours, et revenait ensuite à la façon des fluxions hémorrhoïdaires. Les bronches et les poumons sont exposés sans aucun doute à des désordres semblables.

La connaissance de l'hyperhémie en question a une grande importance si l'on considère que la plupart des hémorrhagies commencent par des phénomènes congestifs; aussi je regrette de ne pouvoir m'appesantir davantage sur ce sujet. Plus loin, j'aurai l'occasion de parler d'un autre genre d'hyperhémie, également très commun dans l'herpétisme, et qui dépend non plus d'un trouble de l'innervation vaso-motrice, mais d'une lésion matérielle des parois des artères.

Les hémorrhoïdaires sont, comme on sait, exposés à des douleurs de tête et à des troubles digestifs passagers se produisant tantôt en même temps que la fluxion anale, tantôt dans son intervalle. Ces désordres, qui se rencontrent encore chez quelques femmes nerveuses au moment ou dans l'intervalle des époques menstruelles, ne sont, sans doute, que l'effet d'une congestion sanguine vers la tête et l'estomac.

II. — HÉMORRHAGIES.

Les hémorrhagies qui se rapportent à l'herpétisme sont moins fréquentes que les hyperhémies; mais comme elles échappent plus difficilement à l'observation, il en résulte qu'elles passent sans peine pour être communes. Les membranes muqueuses sont leur siège habituel; celles des parties supérieures, fosses nasales, pharynx et bronches, dans le jeune âge; celles des parties in-

férieures, voies intestinales et urinaires, dans la vieillesse.

Épistaxis. — Vers l'âge de quinze à dix-huit ans l'herpétique, comme le goutteux, est fréquemment atteint
d'épistaxis plus ou moins abondantes qui se renouvellent
tous les mois, ou seulement aux changements de saison,
et sont précédées ou accompagnées de pesanteur de tête,
de douleurs, de picotements et de cuisson dans les
fosses nasales. Ces épistaxis laissent à leur suite un soulagement manifeste; mais, si elles se répètent trop souvent, elles occasionnent un certain degré d'anémie qui
peut se continuer pendant longtemps et n'être pas toujours sans gravité. C'est à cette même époque, d'ailleurs,
que se montre la chlorose, affection commune dans
l'herpétisme, et sans doute influencée par les désordres
nerveux propres à cette maladie. L'épistaxis se produit
encore vers l'âge de cinquante ans; c'est ainsi qu'il y a
peu de jours, j'ai eu à combattre une affection de ce
genre qui s'est montrée à des intervalles irréguliers pendant plus d'un mois.

Hémoptysie. — A partir de dix-huit ou vingt ans
surviennent quelquefois des hémoptysies dont la répéti-
tion ne manque pas d'effrayer les familles et le médecin,
qui, souvent à tort, redoutent une maladie de poitrine.

L'auscultation et la percussion, en nous renseignant
sur l'état des poumons, permettent d'arriver au diagnostic de ces hémorrhagies vaso-motrices ou essentielles
des auteurs, qui, soigneusement étudiées, présenteraient sans aucun doute des caractères différents des

hémoptysies de la tuberculose pulmonaire. Ce même accident se rencontre encore, mais rarement, chez des personnes âgées. Un homme de quarante-huit ans est venu me consulter un jour pour une hémoptysie abondante survenue tout à coup dans une nuit à la suite d'un repas copieux. Trouvant les poumons sains, je rassurai ce malade, qui était très effrayé, et comme je reconnus qu'il était migraineux, hémorrhoïdaire, je n'hésitai pas à diagnostiquer une hémorrhagie névropathique. Depuis lors, cette hémorrhagie ne s'est jamais reproduite; les poumons sont absolument normaux.

HÉMATÉMÈSE ET ENTÉRORRHAGIE. — L'hématémèse est sans doute quelquefois aussi l'effet d'un trouble vaso-moteur lié à l'herpétisme, mais jusqu'ici aucun fait certain ne peut l'établir. L'hémorrhagie intestinale, celle du rectum principalement, est un accident dont l'origine névropathique ou herpétique ne peut être mise en doute. Un de mes internes vint un jour me demander conseil pour son père, âgé de quarante-huit ans, et qui depuis environ deux ans avait chaque mois une entérorrhagie qui lui faisait craindre un cancer de l'intestin. L'absence de tout signe physique et surtout la bonne mine du malade ne tardèrent pas à me rassurer; et comme d'ailleurs cette hémorrhagie était intermittente, comme elle revenait par accès dans l'intervalle desquels la santé restait parfaite à part un léger degré d'hypochondrie, et enfin comme elle se trouvait toujours accompagnée, sinon précédée, de malaise, de pesanteur et de douleur, je pensai qu'il s'agissait d'une hémorrhagie névropathique, liée à l'herpétisme. Le malade, sec et nerveux, avait eu antérieurement des éruptions prurigineuses et des douleurs articulaires : il fut soumis à la médication bromurée dont il se trouva très bien ; depuis cinq ans, il n'a plus perdu de sang et jouit d'une santé parfaite.

HÉMORRHAGIE ANALE. — Les hémorrhagies de l'anus sont, comme celles qui précèdent, soumises à l'influence du système nerveux. Connues dans l'espèce sous le nom d'hémorrhoïdes fluentes, elles existent chez les deux tiers environ des herpétiques, surviennent vers la fin de la période d'accroissement, et constituent un accident qui peut devenir sérieux s'il n'est bien dirigé, mais qui dans le cas contraire est sans doute plus utile que dangereux.

Cet accident a été observé dans tous les temps : les anciens le connaissaient, car Hippocrate a écrit un livre particulier sur les hémorrhoïdes, et celles-ci occupent dans la médecine indienne une place considérable sous le nom d'*arsas*. Le médecin de Cos faisait provenir le flux sanguin des veines et reconnaissait que ces vaisseaux étaient le siège des tumeurs hémorrhoïdales, dont il décrivit plusieurs formes, entre autres la forme murale ; il regardait tout à la fois comme cause et comme produit de cette fluxion l'atrabile, humeur imaginaire à laquelle Galien fit jouer plus tard un rôle capital. Cette théorie, qui impliquait l'idée d'une évacuation sanguine salutaire, fut reprise par les médecins du moyen âge, et à partir de Stahl l'expression de veine dorée, *vena aurea*, fut employée pour désigner les hémorrhoïdes. Aétius décrivit des hémorrhoïdes ouvertes et des hémorrhoïdes fermées. Avicenne admit sous d'autres noms la même division, hémorrhoïdes sanguines et non sanguines , sèches ou fluentes. Ces deux divisions ont survécu; on en a ajouté une troisième, celle des hémorrhoïdes séreuses. Les hémorrhoïdes sèches consistent en simples fluxions avec ou sans extravasion sanguine dans les tissus; les hémorrhoïdes fluentes se révèlent par des hémorrhagies plus ou moins abondantes, ce sont les plus communes, et enfin les hémorrhoïdes séreuses, beaucoup plus rares, se traduisent par un flux séro-muqueux.

Telles sont les différentes manières d'être de l'affection hémorrhoïdale. Plus commune chez l'homme que chez la femme, cette affection est considérée par tous les auteurs comme essentiellement héréditaire; mais l'hérédité en somme ne porte que sur la prédisposition morbide, c'est-à-dire sur l'état névropathique spécial qui tient sous sa dépendance, avec les hémorrhoïdes, toutes les autres manifestations de l'herpétisme; aussi l'affection hémor-rhoïdaire est-elle amenée par tout ce qui trouble le système nerveux: boissons stimulantes, excès vénériens, grossesse, etc.

Les caractères généraux de cette affection sont la douleur, l'intermittence et un malaise précurseur. De même que la menstruation et la plupart des flux et des hémorrhagies d'origine nerveuse, les hémorrhoïdes sont habituellement précédées de désordres divers : fatigue, courbature, pesanteur anale, douleur de ventre, irritabilité du caractère; après quoi survient à l'anus un sentiment de tension douloureuse, de cuisson et de prurit, qui persiste pendant un certain temps et disparaît après avoir été suivi d'une exsudation sanguine plus ou moins abondante, d'un simple flux, ou sans avoir amené aucun écoulement.

L'intermittence et, dans certains cas, une sorte de périodicité, jointes à l'influence critique exercée par la perte de sang sur quelques états morbides dont elle amène la détente, ont fait naître l'idée d'un rapprochement entre le flux hémorrhoïdal et la menstruation. Ainsi les disciples de Stahl considéraient ce flux comme étant par nature salutaire et même nécessaire; ils y voyaient une disposition que le médecin doit surveiller et entretenir, une voie de guérison ouverte par la nature sage et prévoyante : c'était une exagération.

Le flux hémorrhoïdal est l'effet d'une manière d'être spéciale du système nerveux en vertu de laquelle il se produit du côté de l'anus, et quelquefois ailleurs, des désordres vaso-moteurs qui n'ont absolument rien de nécessaire, et si, chez l'hémorrhoïdaire, il existe fréquemment de l'eczéma, de l'asthme, des arthrites et bien d'autres accidents, c'est parce que le système nerveux est simultanément ou successivement troublé sur plusieurs points, mais non parce que le flux anal a cessé tout à coup. Ce flux étant la conséquence d'un désordre nerveux, il peut disparaître sans qu'il y ait lieu de craindre qu'il ne se reproduise ailleurs et qu'il ne se manifeste sur un autre point, et la preuve, c'est qu'avec des hémorrhoïdes fluentes il existe parfois des poussées congestives dans d'autres régions, comme dans le cas d'un malade, dont il a été parlé plus haut, chez lequel il survenait de temps à autre une forte tuméfaction à la région postérieure du cou.

La fluxion anale n'a pas moins de grandes analogies avec l'hyperhémie utérine qui précède l'écoulement menstruel, car dans les deux cas il existe des sensations de pesanteur, des douleurs irradiant dans les directions les plus diverses, et un malaise général qui se continue jusqu'à l'apparition du flux sanguin. Tous ces phénomènes, connus depuis Stahl sous le nom de *molimen hémorrhagique*, sont comme les actes préparatoires de l'hémorrhagie, et celle-ci est en quelque sorte leur solution régulière et naturelle; néanmoins, si elle vient à manquer, il n'y a pas lieu de craindre, comme les Stahliens, toute sorte de troubles graves du cerveau, de la poitrine ou de l'abdomen, pas plus qu'il n'y a à redouter ces désordres en l'absence de la menstruation. Le mécanisme suivant lequel s'opère le flux hémorrhoïdal est du reste comparable à celui qui détermine le flux menstruel : l'issue des globules sanguins a lieu par diapédèse dans les deux cas; mais comme les veines anales sont souvent dilatées et amincies, elles se rompent parfois, et il s'ajoute à la diapédèse une hémorrhagie par rupture.

La membrane muqueuse de l'anus se trouve, dans ces conditions, mal nourrie, et beaucoup d'hémorrhoïdaires étant habituellement constipés, on comprend que cette membrane, irritée par le passage des matières fécales, soit fréquemment dépouillée de son épiderme, atteinte de fissures, et une cause de gêne et de douleurs insupportables, surtout chez des personnes le plus souvent hypochondriaques. Ces différents phénomènes, je les observe en ce moment même chez un officier de cavalerie des plus distingués qui, pour ce seul fait, est presque décidé à abandonner la carrière militaire. Signalons, au nombre des complications, les fistules à l'anus et les hémorrhagies suivies d'une anémie grave et parfois mortelle; toutefois ces accidents

peuvent être évités avec certaines précautions. Disons
enfin que les hémorrhoïdes sont des affections dignes
de toute l'attention du médecin tant au point de vue des
indications thérapeutiques que du diagnostic, et qu'elles
constituent un signe des plus importants pour la détermination des maladies chroniques.

MÉTRORRHAGIE. — L'histoire des hémorrhagies utérines est un sujet délicat à traiter, en raison surtout de
la fréquence de ces accidents et des nombreuses causes
qui leur donnent naissance. Mais si difficile que soit ce
sujet, nous osons aborder ici la question des métrorrhagies liées à l'herpétisme, notre travail n'eût-il d'autre
résultat, que d'attirer sur elles l'attention des observateurs, que nous croirions être arrivé à un résultat utile.

D'après nos recherches, les hémorrhagies herpétiques
de l'utérus sont des désordres assez communs qui se
présenteraient tantôt sous la forme de ménorrhagie,
tantôt sous celle de métrorrhagie. Les ménorrhagies
qui précèdent ordinairement les métrorrhagies sont
caractérisées par un flux menstruel beaucoup plus abondant qu'à l'état normal, elles ont une durée de huit à dix
jours, avec de l'accablement, du malaise et de la fatigue.

Les métrorrhagies surviennent habituellement quelques jours après la cessation de la menstruation; elles
consistent en un écoulement peu abondant et sous
forme de taches sales et noirâtres, se continuant
durant plusieurs jours ou même pendant la plus grande
partie du temps qui sépare deux époques menstruelles.
Cet écoulement est accompagné d'une céphalée plus ou
moins vive, de douleurs de reins, d'un grand anéan-

tissement et quelquefois de névralgies lombo-abdomi-
nales. Plusieurs malades observées par moi ont ainsi présenté, le plus souvent, à la suite de ménorrhagies, un
écoulement sanguin presque continu, les inquiétant d'autant plus que leur tendance à l'hypochondrie était plus
grande. Dans certains cas, une hémorrhagie un peu
abondante ou un flux semi-sanguinolent survient périodi-
quement vers le onzième ou le douzième jour après la ces
sation des règles, et dure pendant douze ou vingt-quatre
heures au plus, ce qui fait penser à quelques femmes
qu'elles ont deux fois leurs règles chaque mois. L'utérus,
toujours tuméfié avant la perte de sang, reprend peu
à peu son état normal; mais souvent le malaise, les douleurs et les fatigues qui précèdent et accompagnent ces
hémorrhagies se continuent pendant un certain temps,
de telle sorte que les femmes qui en sont atteintes éprouvent de grandes difficultés à rester debout et à marcher.

La physionomie de ces hémorrhagies, leur intermittence, les douleurs, la fatigue et le sentiment de malaise
général qui les accompagnent sont autant de circonstances
qui, jointes à l'absence de toute lésion organique révélée
par le palper abdominal et le toucher rectal, conduiront
à reconnaître une affection névropathique. L'absence de
troubles hystériques et la présence des manifestations
de l'herpétisme serviront à compléter le diagnostic.

Les hémorrhagies cutanées dont il nous resterait à
parler seront traitées plus loin sous le nom de purpura.

III. — HYDROPISIES.

L'herpétisme étant une névrose, on conçoit qu'il puisse
se manifester dans quelques cas par des hydropisies

spéciales du genre de celles que nous avons appelées ailleurs névropathiques[1]. Ces hydropisies siègent de préférence aux membres, et surtout aux faces dorsales des pieds et des mains; elles consistent en une tuméfaction œdémateuse ferme, à peine dépressible, limitée, peu étendue, douloureuse à la pression, et accompagnée de sensations de chaleur, de fourmillements ou même d'hyperesthésie et de prurit cutané. Ces caractères, bien différents de ceux des hydropisies liées soit à une gêne circulatoire soit à une altération du liquide sanguin, rendent le diagnostic de ces désordres généralement facile.

Dans beaucoup de cas, associées à des névralgies, les hydropisies en question s'observent au poignet, s'il existe une névralgie cervico-brachiale, aux pieds avec la sciatique, aux paupières et à la face en même temps qu'une névralgie du nerf trijumeau. D'autres fois, elles accompagnent des éruptions circonscrites des membres ou du tronc, et sont, comme elles, subordonnées à un trouble de l'innervation vaso-motrice.

Les hydropisies liées à l'herpétisme ont une marche continue ou intermittente et une durée très variable; mais leur siège et leur délimitation en font des accidents de peu de gravité. Les hydropisies des cavités séreuses n'ont guère été observées dans ces conditions, et leur existence est tout au moins problématique; nous en dirons autant de l'œdème aigu des organes qui, le plus souvent, accompagne une hyperhémie active.

---

1. Voyez notre *Traité d'anatomie pathologique*, Paris, 1875-79, t. I, p. 582.

IV. — HYPERCRINIES.

Les hypercrinies sont des désordres qui consistent dans l'exagération des sécrétions; ces désordres, fréquemment observés dans l'herpétisme, ont pour siège habituel la peau, la membrane muqueuse digestive, le foie et les reins.

HYPERCRINIES CUTANÉES, SUEURS ET SÉBORRHÉE. — Le trouble sécrétoire de la peau affecte les glandes sudoripares ou les glandes sébacées. L'hypercrinie des glandes sudoriques se traduit par des sueurs abondantes qui envahissent le tronc, la tête, les membres eux-mêmes, et surviennent aussi bien le jour que la nuit. Dans le jour, le moindre mouvement, une émotion un peu vive suffisent pour que le corps se couvre de vapeur d'eau; dans la nuit, cette vapeur se condense à la surface de la peau, mouille la chemise et oblige parfois les malades à changer de vêtements. Ces sueurs sont, en général, visqueuses et accompagnées de sensation de froid et de pâleur des téguments. Une malade pour laquelle je fus consulté présentait ces symptômes en même temps que des douleurs articulaires, des poussées d'urticaire, de l'acné du visage, et un pouls augmenté de fréquence.

Cet excès de transpiration peut être limité à la tête aux mains et aux pieds, ou généralisé, continu ou intermittent; il dure pendant un ou plusieurs mois, et cède difficilement à l'action des agents thérapeutiques connus. Les lotions froides, l'opium joint à l'agaric sont les moyens à l'aide desquels j'ai, dans l'espèce, obtenu les succès les plus certains. Les sueurs générales se produisent de préférence en été, dans le courant de juillet, au moment des grandes chaleurs, et par conséquent il n'y a pas lieu d'être surpris si cette saison est celle où les herpétiques contractent des bronchites.

Les transpirations abondantes de l'herpétisme coexistent assez ordinairement avec un mauvais état des voies digestives, la diminution de l'appétit, et un amaigrissement manifeste qui ne manque pas d'inspirer des inquiétudes aux malades et aux familles, surtout quand il s'y ajoute une toux sèche et quinteuse. Il est commun de craindre alors un début de phthisie pulmonaire, et si le médecin ne connaît pas bien la manière d'être des sueurs dans ces deux maladies, il partage ces craintes et porte un pronostic grave. Ces accidents cessent au bout d'un certain temps, mais souvent ils reparaissent plus tard et produisent les mêmes effets sans conséquences plus sérieuses.

L'hypercrinie des glandes sébacées est généralement limitée à une des régions du corps, et en particulier à celle du nez ou du cuir chevelu ; elle consiste en une sécrétion excessive de matière sébacée qui se concrète à la surface de la peau où elle produit des croûtes ou des pellicules d'un blanc grisâtre (acné sébacée). C'est là un désordre sur lequel j'aurai à revenir plus loin.

HYPERCRINIES GASTRO-INTESTINALES. — EMBARRAS GASTRIQUE ET DIARRHÉE. — Le désordre secrétoire du tube digestif affecte isolément l'estomac et l'intestin, ou ces deux organes à la fois.

Le trouble de l'estomac, généralement connu sous le nom d'embarras gastrique, et que je désignerais volontiers sous le nom de *dyspepsie fétide*, consiste en un état spécial, remarquable à la fois par ses caractères et par son évolution. La langue est blanche, saburrale, l'haleine extrêmement fétide, repoussante, nauséabonde, l'appétit nul ou presque nul ; la digestion des aliments est difficile, elle est ordinairement suivie de régurgitations, et quelquefois de vomissements muqueux et alimentaires. Cet ensemble de phénomènes conduit à admettre l'existence d'un trouble de l'estomac, déterminé par l'exagération de la sécrétion muqueuse et la diminution de la sécrétion du suc gastrique.

La sécrétion intestinale, ordinairement altérée dans ces conditions, a pour effet, de la diarrhée ou de la constipation ; mais la caractéristique de cet état est un accablement et un malaise excessifs. Les malades se plaignent de fatigue, de courbature, de brisement des membres ; ils sont sans force, anéantis et parfois dans l'impossibilité de marcher, surtout vers le soir, où se développe un léger mouvement de fièvre. La soif est d'ailleurs vive et les urines sont rares et rouges, quoique la température soit peu élevée. Ces accidents persistent d'une façon à peu près continue pendant un ou plusieurs mois, après quoi ils cessent pour reparaître quelquefois plus tard.

Le désordre hypercrinique des intestins est caractérisé par une *diarrhée spéciale* qui survient peu de temps après les repas avec accompagnement de faibles douleurs. Cette diarrhée a depuis longtemps attiré l'attention des auteurs, qui l'ont désignée sous des noms divers. Effectivement, si l'on parcourt les nombreuses descriptions qui ont été données de ce symptôme, on en trouve qui se rapportent à notre sujet, tout particulièrement celles qui ont trait aux diarrhées nerveuse, arthritique, etc. Franck, Tissot, Gintrac, Gueneau de Mussy[1], ont vu des flux diarrhéiques coïncider ou alterner avec des manifestations herpétiques; mais ce qui nous conduit à admettre l'existence d'une diarrhée liée à l'herpétisme, ce sont les caractères particuliers que présente ce syndrome chez les personnes affectées de cette maladie. Cette diarrhée se montre tout à coup à la suite d'une émotion un peu vive ou d'un refroidissement, et ne dure que peu de temps; plus tard, elle s'impose en quelque sorte et persiste pendant un ou plusieurs mois. Les garde-robes, au nombre de deux à quatre par jour, ont lieu souvent le matin, ou encore peu après les repas, lors du contact des matières alimentaires avec la membrane gastro-intestinale, et comme si cette muqueuse, impressionnable à l'excès, était le point de départ d'une excitation allant se réfléchir sur les nerfs vaso-moteurs de l'intestin, de façon à exagérer la sécrétion des glandes de cette partie du tube digestif. Elles sont précédées d'une sensation de tension et de douleur abdominale, rarement de coliques violentes; les matières rendues sont liquides, jaunâtres, et dans quelques cas renferment des aliments incomplètement digérés. Les malades supportent assez bien ce dérangement, ils conservent leurs for-

---

1. N. Gueneau de Mussy, *Gazette des hôpitaux*, 1861, p. 257. — Comparez : E. Bottentuit, *Des diarrhées chroniques et de leur traitement par les eaux de Plombières*, Paris, 1873.

ces; néanmoins ils maigrissent, pâlissent, en sorte qu'il devient nécessaire de les soumettre à un traitement régulier et efficace.

L'opium est l'un des agents qui combattent le mieux ce genre de diarrhée, et ce fait est favorable à l'opinion qui lui attribue une origine réflexe. D'un autre côté, les expériences d'Armand Moreau, d'après lesquelles la sécrétion d'une anse intestinale dont on a lié les deux bouts se trouve exagérée par la section des nerfs qui s'y rendent, portent à croire que la diarrhée herpétique est soumise à une influence nerveuse, d'autant plus que jusqu'ici elle n'est expliquée par aucune lésion intestinale; elle tiendrait ainsi à une excitation qui se réfléchirait sur les centres vaso-moteurs et déterminerait la dilatation des vaisseaux des intestins.

HYPERCRINIE BILIAIRE. — Au lieu de la diarrhée dont il vient d'être question, certaines personnes ont chaque matin une ou plusieurs selles molles, presque liquides, et légèrement verdâtres. Ces selles sont sans doute encore le résultat d'une action nerveuse qui cette fois partirait de l'estomac ou de l'intestin pour se réfléchir sur les nerfs et les vaisseaux du foie. Ainsi les désordres hypercriniques que nous étudions en ce moment ont la plus grande analogie avec les affections spasmodiques dont il a été parlé plus haut, puisque les uns et les autres proviennent d'un trouble du système nerveux sensitif et ne sont que la conséquence d'une action réflexe sur les centres et les nerfs vaso-moteurs.

POLYURIE. — De même que les sécrétions sudorale et

spermatique, la sécrétion urinaire est parfois troublée et surtout exagérée chez les herpétiques. Les urines de ces malades, comme celles de la plupart des névropathes, sont abondantes, principalement à la suite des repas, après l'ingestion du thé et du café noir par exemple, ou encore au commencement des froids, à chaque variation de température. La nécessité de se lever la nuit pour uriner est du reste commune en pareil cas : c'est un besoin qui résulte non seulement d'une excitabilité excessive du col de la vessie, mais encore de l'exagération de la sécrétion urinaire. Cette polyurie est parfois accompagnée d'un excès d'acide urique et même de la présence de sable dans les urines.

Je signalerai enfin l'existence, chez quelques-uns de mes malades, d'une albuminurie datant de plusieurs années et sans altération appréciable de la santé générale. L'un d'eux, un homme de quarante-cinq ans, extrêmement nerveux, migraineux, hémorrhoïdaire et eczémateux, se lève pour uriner la nuit, depuis plus de quinze ans. Il y a douze ans qu'un médecin a constaté dans son urine, qui est claire et abondante, l'existence d'une faible quantité d'albumine, un gramme environ par litre. Depuis six ans, j'ai constamment trouvé un précipité albumineux en traitant ce même liquide par l'acide nitrique et la chaleur. Néanmoins cet homme continue à se bien porter ; il n'est ni enflé, ni anémié, ses forces sont excellentes, et il n'a jamais présenté le moindre symptôme pouvant faire soupçonner une intoxication urémique.

§ 4. — **Désordres intellectuels.** — Affections
hypochondriaques.

Les herpétiques sont des gens intelligents, d'une volonté ferme ou chancelante suivant la prédominance de leurs facultés intellectuelles ou affectives. Les hommes instruits, rigides dans le devoir, profondément religieux, de même que les personnes changeantes, jalouses et vindicatives sont généralement entachés de cette maladie; on pourrait donc dire que les herpétiques constituent la meilleure et la pire portion de l'humanité. S'il a le jugement droit, l'herpétique devient parfois un inventeur; s'il ne voit pas juste, il verse dans le spiritisme, le magnétisme, le mysticisme. L'esprit de cet homme est inquiet, chercheur, insatiable, le plus souvent triste, à moins que la tristesse ne soit remplacée par une gaieté exagérée, folle, comme si la pondération faisait défaut. L'inquiétude porte sur les choses les plus diverses, matérielles ou spirituelles, et le plus souvent sur la santé. Cette dernière tendance a depuis longtemps frappé l'attention des observateurs, qui l'ont étudiée sous le nom d'*hypochondrie*.

L'hypochondrie est un état pathologique caractérisé par la préoccupation constante, la crainte excessive et continuelle de maladies bizarres, imaginaires, ou par l'intime persuasion que des maladies réelles, mal appréciées, ne peuvent se terminer que d'une manière funeste. Cette affection est la conséquence habituelle d'un acte réflexe sur la portion de l'encéphale qui préside aux phénomènes intellectuels; partant, elle mérite d'être décrite à côté des spasmes et des troubles vaso-moteurs, car elle est comme eux soumise à l'exagération de la sensibilité. De même que les herpétiques sont très fortement impressionnés par la joie ou par le malheur, de même ils ressentent vivement la souffrance des organes, et non seulement cette souffrance leur est pénible, mais elle réagit sur leur système nerveux et en modifie plus ou moins profondément la fonction.

Le plus insignifiant désordre pathologique suffit pour troubler l'esprit de ces malades, souvent influencé rien que par le fait d'un changement de temps, de l'élévation ou de l'abaissement de la température. Le plus léger trouble digestif leur donne des idées tristes, de la mauvaise humeur, leur fait voir tout en noir, les place dans un défaut total de résolution et dans la crainte que les événements à venir ne se terminent de la manière la plus fâcheuse. Ces malades sont irritables, impatients, et particulièrement préoccupés de leur santé; toute modification de leur état habituel les trouble, et toute sensation un peu extraordinaire leur fait redouter un grand danger et la mort même. Leurs préoccupations sont excessives; ils s'inquiètent de leurs excréta, examinent attentivement leurs déjections dans lesquelles ils trouvent toute sorte de choses et qu'ils ne manquent pas de conserver afin de les montrer au médecin. Quelques affections ont le privilège d'occuper leur esprit, particulièrement celles du cœur, des poumons, et aussi les maladies vénériennes. La plus légère dyspepsie suffit à provoquer chez ces personnes des palpitations plus ou moins vives, fréquemment accompagnées d'un sentiment d'angoisse que l'inquiétude et la peur d'une maladie grave augmentent encore. Toute l'attention se concentre sur ce phénomène, le malade tient la main continuellement appliquée sur son cœur, il le sent bondir et il lui semble qu'il va sortir de sa poitrine ou cesser de battre ; en tout cas, il se croit atteint d'une maladie sérieuse et mortelle.

La souffrance du pharynx, celle du larynx, la cuisson de la gorge et la toux, éveillent dans l'imagination de ces pauvres gens l'idée d'une affection pulmonaire, et cette affection est toujours la plus redoutable, à savoir la phthisie. Disons que la lecture des livres de médecine, les conseils demandés à un médecin, contribuent parfois à faire germer cette idée, et, lorsqu'elle existe, à lui donner plus de poids. Trop souvent en effet, les médecins qui n'ont pas une connaissance suffisante des hémorrhagies névropathiques ont de la tendance à se préoccuper de ces accidents qui sont sans danger, et contribuent à augmenter encore les inquiétudes. Il m'est arrivé plusieurs fois de voir des malades qui avaient été considérés comme phthisiques, uniquement parce qu'ils avaient eu une hémoptysie, et qui néanmoins, à part leur hypochondrie, continuaient de se bien porter.

La lecture des livres de médecine est l'une des choses les plus dangereuses ; Rousseau, dont l'herpétisme est manifeste, nous l'apprend dans un passage que je tiens à citer : « Ma santé, dit-il, ne se rétablissait pas, j'étais pâle comme un mort et maigre comme un squelette, mes battements d'artères étaient terribles, etc. Pour m'achever, ayant fait entrer un peu de physiologie dans mes lectures, je me mis à étudier l'anatomie, et passant en revue la multitude et le jeu des pièces qui composent ma machine, je m'attendais à sentir détraquer tout cela vingt fois le jour. Loin d'être étonné de me trouver mourant, je l'étais que je pusse encore vivre, et je ne lisais pas la description d'une maladie que je ne crusse être la mienne ; je suis sûr que si je n'avais pas été malade, je le serais devenu par cette fatale étude. Trouvant dans chaque maladie les symptômes de la mienne, je croyais les avoir toutes, et j'en gagnai par-dessus une bien plus cruelle encore, dont je m'étais cru délivré : la fantaisie de guérir. »

Les maladies vénériennes et même seulement la crainte d'avoir ces maladies sont, pour les malheureux herpétiques, la cause de tourments inimaginables, surtout parce qu'il s'agit d'un mal désagréable, honteux, impossible à combattre et qui peut avoir en fin de compte des suites funestes. La blennorrhagie est une source d'ennuis d'autant plus grands qu'elle a plus de tendance à la récidive. Le chancre vénérien préoccupe moins, si ce n'est lorsqu'il ronge ou qu'il est considéré comme pouvant avoir les conséquences d'un chancre syphilitique. Ce dernier, ou seulement l'idée d'avoir la syphilis, est un des plus grands tourments de beaucoup d'herpétiques durant leur jeunesse, et quelquefois pendant une grande partie de leur existence. Ce trouble mental, depuis longtemps connu et désigné sous le nom de *syphilophobie*, a été fort bien décrit par quelques auteurs[1].

---

1. Voyez la description qui a été faite de ce désordre pathologique dans mon travail avec le D‍r Léon Gros : *Des affections nerveuses syphilitiques.* Paris, 1861, p. 135.

Un fait important, méconnu par ces auteurs, et que je tiens à établir ici, c'est l'état morbide qui préside au développement de ce symptôme. Après avoir pensé qu'un syphilitique quelconque pouvait en être atteint, j'ai fini par m'apercevoir qu'il n'en était rien et que la syphilophobie ne se rencontrait que dans une certaine classe d'individus. Il m'avait paru tout d'abord que cet accident était plus commun chez les étrangers que chez les Français, mais c'était là une erreur que je parvins à redresser lorsque j'eus reconnu que les étrangers qui venaient me consulter, surtout les Russes et les Turcs, étaient pour la plupart herpétiques. La vérité en tout cela, c'est que ce sont particulièrement les individus atteints d'herpétisme et d'hypochondrie qui prennent la peine de se déplacer et de quitter leur pays, pour prendre les conseils d'un médecin, soit à Vienne, soit à Paris, ou même successivement dans ces deux villes, et qu'ainsi l'herpétisme est la condition de la syphilophobie, le terrain sur lequel germe et se développe ce trouble de l'esprit. Par conséquent, ce désordre mental n'est qu'une manifestation de l'herpétisme, éveillée par la syphilis, ou seulement par la crainte d'avoir contracté cette maladie, comme le montre le fait suivant :

Un gentilhomme russe, âgé de vingt-neuf ans, m'était adressé en 1876 par le docteur Sperk, de Saint-Pétersbourg. En entrant dans mon cabinet, il commença par me dire qu'il devait remonter à l'origine de son mal, avant de me faire connaître l'histoire complète de ses souffrances, préambule qui me mit immédiatement sur la voie du diagnostic. Neuf ans auparavant, étant à la campagne, il s'était aperçu de l'existence sur la verge d'un ulcère qui dura près de six semaines et qui ne fut suivi d'aucune autre manifestation. Pendant quatre années il ne vit rien apparaître, et oublia la syphilis ; mais au bout de ce temps, ses cheveux venant à tomber et son sinciput se découvrant peu à peu ainsi qu'il arrive souvent chez les herpétiques à cet âge de la vie, il se trouva tout à coup poursuivi par la crainte de la syphilis. Après avoir consulté à Saint-Pétersbourg, il commença ses pérégrinations, alla d'abord à Vienne où il s'adressa au professeur Hébra, qui l'envoya à un de ses élèves, médecin d'eaux minérales dans le Tyrol. Celui-ci ne trouvant aucune trace de syphilis, le malade retourna à Vienne où il consulta le professeur Sigmund, qui le soumit à une cure par les frictions mercurielles. Au bout de quelques jours, ce traitement effraya le patient, qui s'enfuit à Saint-Pétersbourg ; mais peu après, étant toujours inquiet de la chute de ses cheveux, il vint de nouveau à Vienne, consulta Zeissl qui nia la syphilis. A partir de ce moment, notre malade se confia aux médecins de Saint-Pétersbourg, prit de l'arsenic et recommença l'usage des frictions mercurielles ; puis, étant plus tourmenté que jamais, il se décida à prendre le chemin de Paris et vint me voir.

C'est un homme nerveux, grand et robuste, dont le corps est très velu et le système osseux fortement développé ; il est migraineux et hémorrhoïdaire. Ayant commencé à perdre ses cheveux il y a deux ans, il a aujourd'hui le sinciput à peu près totalement glabre, partout ailleurs ses cheveux sont intacts ; de nombreuses pellicules existent dans les sourcils et sur le corps. Sa calvitie qu'il considère comme liée à la syphilis, ce qui est absolument inexact, le préoccupe beaucoup; mais de plus, il veut absolument voir des exostoses spécifiques dans la saillie des épines des tibias et dans quelques inégalités disséminées sur la face antérieure de ces os, comme aussi dans la saillie des arcades sourcilières. Il prétend que ces saillies existent seulement depuis quelques années, et j'ai beaucoup de peine à lui faire admettre qu'elles sont naturelles, et que si jusqu'ici elles étaient moins apparentes, c'était uniquement parce que le développement de son système osseux n'était pas achevé. Nulle part, d'ailleurs, il n'existait la moindre trace de lésions syphilitiques. Je laissai ce malade continuer l'usage de l'arsenic, ajoutant à ce moyen l'emploi de l'hydrate de chloral de façon à ramener le sommeil la nuit, et l'engageai à faire un traitement hydrothérapique, me gardant bien de lui dire qu'il était hypochondriaque. Cependant, lorsque je crus avoir acquis sa confiance, je lui déclarai un jour mon opinion sur sa maladie, et il reconnut que j'avais raison. Il m'avoua que toutes les fois qu'il rencontrait un de ses compatriotes, ce qui lui était arrivé à Paris et une fois au théâtre de Vienne, et que ce compatriote le regardait fixement pendant un instant, il ne pouvait s'empêcher de croire que l'on remarquait sur sa figure qu'il était syphilitique et qu'il perdrait le nez ou une autre partie de la face. La perte du nez est ce qui préoccupe le plus les Russes qui ont eu la syphilis, cela sans doute parce que la nécrose du cartilage de la cloison est relativement fréquente en Russie, par suite du froid qui prédispose aux lésions des fosses nasales.

L'angine glanduleuse étant une affection commune

chez les herpétiques, il en résulte que beaucoup de ces
malades, venant à contracter la syphilis, se croient
atteints de syphilis pharyngée. J'en ai connu plusiéurs,
des médecins même, qui étaient dans ces conditions
et prétendaient avoir des ulcères de la gorge, des amygdales ou du voile du palais devant les défigurer ou les
tuer, alors qu'ils ne présentaient autre chose que la
rougeur habituelle de la pharyngite granuleuse dont ils
étaient depuis longtemps atteints. Les affirmations les
plus absolues de l'absence de toute lésion syphilitique
ne parvenaient pas à les rassurer : habituellement ils
exigeaient un examen laryngoscopique; l'un d'eux, étu-
diant en médecine, m'apporta même un instrument tout
spécial pour l'examiner, et c'est avec beaucoup de peine
que je parvins à lui faire comprendre qu'il n'avait
rien.

L'hypochondrie des herpétiques se manifeste quelquefois sous la forme d'accès aigus, accompagnés
d'état gastrique, de malaise général et de diminution
ou de perte de l'appétit. Tout récemment, j'ai eu l'occasion de donner des soins à deux malades chez lesquels des accidents de cette nature durèrent de six
semaines à deux mois. Négociants l'un et l'autre, ils se
croyaient perdus et voulaient vendre leurs établissements, si je ne les en avais empêchés. Leur grande
préoccupation était l'état de leur cœur qui leur semblait
gros, prêt à déborder, et qui d'un instant à l'autre, selon
eux, devait cesser de battre. La vie, dans ces conditions,
ne leur paraissait plus possible, aussi à chaque moment
s'attendaient-ils à être frappés par la mort. Ils passaient
presque tout leur temps dans cette attente terrible, tristes,

inquiets, en proie à une angoisse constante, ne mangeant plus et ne pouvant prendre le moindre sommeil.

Une dame sans progéniture, atteinte de migraines, d'hémorrhoïdes et aussi d'un eczéma sec et symétrique des jambes avec prurit violent, fut prise tout à coup, en présence d'un portrait d'enfant placé dans son salon, d'une sorte d'extase qui se termina par des pleurs. Depuis plusieurs jours elle avait la langue saburrale, l'haleine fétide, et des névralgies intercostales telles qu'une pression même légère de la paroi antérieure et supérieure du thorax provoquait des accès de sanglots. Son médecin l'ayant crue atteinte d'aliénation mentale, elle devait être transférée dans une maison de santé, lorsque je fus consulté. Il fut décidé que cette malade serait soignée tout d'abord chez elle. Sous l'influence de quelques purgatifs, de la morphine, du chloral et d'un régime lacté, une amélioration notable se produisit au bout de quelques mois. Les douleurs névralgiques, après un calme momentané, reparurent plus tard, cette fois sans aucun trouble mental, la quinine et l'hydrothérapie achevèrent la guérison. Aujourd'hui cette malade se porte bien; elle est entièrement débarrassée de son état gastrique, qui a duré plus d'une année.

Ces quelques exemples d'hypochondrie observés dans le cours de l'herpétisme ne donnent qu'une faible idée des formes nombreuses et diverses de cette affection. Chez les individus qui sont en même temps atteints de pertes séminales involontaires, les désordres mentaux revêtent ordinairement les caractères des affections désignées sous les noms de *claustrophobie* ou d'*agoraphobie*.

Un homme âgé de quarante-sept ans, grand, robuste,

d'une sensibilité excessive, chauve, migraineux, dyspeptique, hémorrhoïdaire et de plus affecté d'angine granuleuse, d'eczéma et par moments de torticolis, de névralgies, de gravelle et de douleurs articulaires, me racontait un jour qu'il avait toujours craint le monde, où il redoutait d'être remarqué, qu'en outre il lui était difficile, sinon impossible, de rester en chemin de fer à cause de la claustration et que, toujours pour les mêmes motifs, au théâtre, il ne se plaçait jamais sur un fauteuil, mais bien sur un strapontin. Un autre malade atteint d'acné de la face, de migraines et d'hémorrhoïdes, avait tellement la frayeur de l'espace que malgré son âge, vingt-cinq ans, il ne pouvait sortir sans être accompagné de sa mère, et que même avec celle-ci, il lui était impossible de faire une course de deux cents mètres ou de traverser une rue sans être pris de vertiges, de frayeurs, de tremblements, au point d'être obligé de s'arrêter. Un jour, il vint avec sa mère me trouver à mon hôpital distant de chez lui d'environ 400 mètres; c'était un grand effort qu'il avait fait pour me voir. Je voulus le reconduire; mais, après une centaine de mètres de marche, mon malade, tout à coup atteint d'une vive rougeur du visage, de refroidissement des extrémités, fut pris de tremblement des membres, et prétendit qu'il n'y voyait plus, qu'il allait mourir, que son cœur débordait et se rompait; pendant dix minutes il s'arrêta, et ce ne fut qu'à grand'peine qu'il me fut possible de le ramener chez lui.

En résumé, l'herpétique, en raison du développement excessif de son système nerveux, et surtout de sa vive sensibilité physique et morale, est un être dont les facultés mentales ne sont pas parfaitement pondérées. Il est ordinairement mobile, indécis, triste, inquiet, préoccupé de sa santé, hypochondriaque en un mot; quelquefois aussi il laisse voir d'autres désordres plus sérieux (claustrophobie, agoraphobie), de sorte que son esprit peut présenter toute une série de phénomènes divers, depuis la versatilité la plus insignifiante jusqu'à la monomanie la plus complète, celle de la maladie en particulier.

ART. II. — PÉRIODE DES LÉSIONS MATÉRIELLES

Les lésions matérielles de l'herpétisme apparaissent ordinairement à un âge avancé de la vie et constituent une seconde phase des manifestations de cette maladie. Ce serait une erreur de croire qu'elles ne se rencontrent jamais qu'à cet âge, et qu'elles n'existent pas chez l'enfant et l'adolescent; mais comme elles n'ont pas alors le caractère de ténacité et de permanence qu'elles auront plus tard, il y a lieu de les attribuer plus spécialement à l'âge adulte et surtout à la vieillesse.

Ces lésions ont pour siège, tout d'abord les parties tégumentaires, la peau et les membranes muqueuses; plus tard les articulations, les os et surtout le système circulatoire.

Les manifestations tégumentaires, variables de forme, habituellement superficielles, n'entraînent à leur suite aucune destruction des tissus, si ce n'est dans quelques cas la chute des poils et des ongles. Celles du système circulatoire se révèlent par l'épaississement et quelquefois aussi par l'amincissement, la dilatation des tuniques des artères et des veines avec leurs conséquences : oblitération ou rupture de ces vaisseaux, épanchements sanguins et désordres nutritifs des organes. Les lésions articulaires et osseuses ont pour caractère, sinon dès leur début, du moins plus tard, des productions ostéophytiques et des destructions cartilagineuses suivies de déformations spéciales qui leur ont valu la dénomination d'ostéites ou d'arthrites déformantes. Nous allons passer en revue chacun de ces désordres.

§ 1. — Lésions cutanées. Herpétides exanthématiques.

La peau est l'un des organes les plus exposés aux désordres matériels de l'herpétisme. Cette maladie y détermine des lésions variables ayant la plupart des formes élémentaires généralement décrites en pathologie cutanée, et comme toutes ces formes se rencontrent assez souvent chez un même individu, on conçoit le peu d'importance de la classification de Willan. Bazin a fait des herpétides cutanées l'objet d'une étude spéciale, et ce qu'il en a dit est généralement exact. Toutefois, cet auteur, partageant les idées de son époque et considérant comme rhumatismales la plupart des douleurs localisées aux articulations, notamment l'affection désignée à tort sous le nom de rhumatisme chronique, a été conduit à rattacher à l'arthritis et à décrire sous le nom d'arthritide un certain nombre de lésions cutanées se rapportant en réalité à l'herpétisme.

Les affections herpétiques de la peau se révèlent par

des éruptions superficielles qui disparaissent sans laisser de cicatrices. Ces éruptions, malgré leurs formes diverses, ont une physionomie spéciale et caractéristique qui résulte d'une communauté d'origine, à savoir un désordre primordial du système nerveux.

Le *prurit*, un de leurs caractères les plus constants, les précède souvent, les accompagne toujours et les suit quelquefois. Ce symptôme consiste, soit en une sensation comparable à celle que détermine la présence d'une multitude d'insectes en mouvement à la surface de la peau, ou en un sentiment de cuisson semblable à celui qui résulte d'une brûlure superficielle, soit en des sensations de picotements qui rappellent celles que produisent des piqûres d'orties ou d'épingles, ou enfin, en des élancements et des battements désagréables. En général plus marqué la nuit que le jour, il est plus intense si l'éruption est sèche que si elle est accompagnée d'un exsudat, c'est-à-dire humide : ainsi, les démangeaisons sont plus vives dans l'urticaire que dans le psoriasis, dans la période érythémateuse de l'eczéma que dans la période vésiculeuse de cette affection.

La *symétrie*, signe distinctif non moins important, tient à ce fait que les éruptions herpétiques occupent ordinairement des régions qui se correspondent : l'eczéma dartreux, par exemple, se rencontre sur les parties latérales du cou, derrière les oreilles, sur les joues, les plis du coude, la face interne des deux cuisses. Le psoriasis et la plupart des herpétides sont également symétriques, et cette circonstance est une nouvelle preuve à l'appui de l'origine nerveuse de ces affections.

La *mobilité* est un autre caractère de ces désordres,

qui souvent abandonnent un point pour reparaître sur
un autre, viennent et s'en vont avec la même rapidité,
d'où l'idée de répercussion des affections dartreuses si
répandue parmi les auteurs du moyen âge. En réalité
cette mobilité n'est qu'un effet de la subordination de
ces affections au système nerveux.

Les éruptions herpétiques se manifestent quelquefois
dès l'enfance, mais elles se montrent de préférence au
moment des grands actes physiologiques de l'organisme :
la puberté, la ménopause, la grossesse, ou encore aux
changements de saison, et sous l'influence d'une irritation quelconque du derme.

Le début de ces manifestations est tantôt insidieux
et lent, tantôt brusque et rapide. Leur marche a lieu par
poussées d'une intensité variable, elle est plutôt chronique
qu'aiguë. Leur pronostic est bénin en ce sens qu'elles
n'ont aucune tendance à la destruction ; mais elles
sont parfois accompagnées de malaises divers, d'état
gastrique et de légers mouvements fébriles, comme
les lésions articulaires dont il sera question plus
loin.

Le siège des herpétides cutanées n'a rien de bien particulier ; cependant ces lésions occupent de préférence
la tête et le cou, les orifices naturels, le voisinage des
articulations, sans doute à cause de l'abondance des ter-
minaisons nerveuses en ces points. Les éléments éruptifs,
aux contours ordinairement sinueux et irréguliers, ont
une disposition variable : d'abord isolés et disséminés
sur une certaine surface, ils se réunissent ensuite pour
former des plaques rosées ou rouges qui se confondent
et s'étendent à une ou plusieurs régions du corps. Ils

sont constitués les uns par de simples élevures (urticaire, lichen), les autres par une production abondante de squames (psoriasis, pityriasis, etc.), les derniers enfin par une exsudation séreuse à réaction alcaline tellement faible qu'ils sont plus souvent secs qu'humides (eczéma, pemphigus, etc.).

Ces éruptions, si l'on tient compte de leurs caractères objectifs et de leur mode de terminaison, peuvent, malgré leurs nombreuses variétés, se grouper sous un petit nombre de chefs : éruptions érythémateuses et papuleuses; éruptions squameuses; éruptions vésiculeuses.

I. — ÉRUPTIONS ÉRYTHÉMATEUSES ET PAPULEUSES

Ces éruptions comprennent un certain nombre de types qui se distinguent, morphologiquement, par des taches rouges d'une intensité variable et plus ou moins saillantes à la surface de la peau.

ÉRYTHÈMES. — L'érythème est constitué par des taches plus ou moins larges et irrégulières d'un rouge vif, qui disparaissent sous la pression du doigt pour reparaître immédiatement après. Ces taches, qui se confondent insensiblement à leur limite avec la peau de voisinage, présentent ordinairement une faible élévation de température, et une légère douleur à la pression; fréquemment elles sont accompagnées de sensations de cuisson ou de picotements, et font à la surface de la peau une saillie assez légère, mais suffisante pour que l'on admette un érythème simple, un érythème papuleux et un érythème noueux.

L'*érythème simple* est caractérisé par des taches à peine saillantes, qui, si elles sont petites et disséminées, constituent l'éruption désignée sous le nom de *roséole*. Bazin admet l'existence d'une roséole herpétique, qui est souvent précédée et accompagnée de symptômes fébriles et se termine dans l'espace de trois semaines. Cette roséole consiste en des taches à peine proéminentes, rosées, irrégulièrement arrondies, confluentes dans certaines régions, notamment au niveau des articulations du cou et sur le devant de la poitrine. Cette éruption procède par poussées successives, et disparaît en donnant parfois lieu à une légère desquamation; elle s'observe chez l'enfant et chez l'adulte, principalement dans la saison chaude.

L'*érythème papuleux* se manifeste sous la forme d'une éruption de plaques d'un rouge vineux, légèrement proéminantes et semblables à des papules. Ces plaques, tantôt éparpillées, tantôt rapprochées et plus ou moins confluentes, tantôt enfin disposées en forme de cercle ou de demi-cercle, sont tout à fait rondes ou irrégulièrement circonscrites, douloureuses au toucher et diversement colorées. Tout d'abord rouges ou rosées, elles prennent une teinte vineuse, puis deviennent violacées, s'affaissent, s'aplatissent et s'effacent, en laissant à leur suite une légère desquamation.

Les mains, les avant-bras, la face et la nuque sont les régions où siège de préférence cette affection, qui procède par poussées successives et se trouve fréquemment accompagnée de fièvre, de douleurs et de gonflements articulaires assez intenses pour gêner les mouvements.

L'*érythème noueux* se révèle par la présence de plaques

rouges, dures, ovales, élevées vers leur centre, d'une étendue variant de quelques millimètres à deux ou trois centimètres, et qui disparaissent toujours par résolution.

Cette éruption, plus commune chez la femme que chez l'homme, occupe de préférence les endroits où la peau n'est séparée du périoste que par une couche très peu épaisse de parties molles; ainsi, elle se rencontre sur la partie interne des jambes, au niveau du bord postérieur et à la face interné du cubitus. Elle est annoncée, le plus souvent, par quelques jours de malaise, par de l'anorexie, un mouvement fébrile modéré, des picotements ou des démangeaisons sur les parties où elle doit se développer. Elle se manifeste sous forme de saillies isolées et éparses plus ou moins confluentes. Ces saillies, d'abord rosées et rouges, deviennent plus tard violacées, puis parfois jaunâtres ou verdâtres, comme les ecchymoses, et s'effacent après une durée d'une quinzaine de jours; mais elles procèdent par poussées, aussi bien que les douleurs et le gonflement articulaires qui les accompagnent, de sorte que la durée totale de cette éruption peut être d'un ou deux mois.

Urticaire. — Cette affection consiste en des élevures arrondies, des plaques blanches ou rosées, prurigineuses, qui paraissent et disparaissent rapidement sans laisser la moindre trace. Elle s'observe le plus souvent chez des personnes peu avancées en âge, à la suite d'émotions morales, de veilles, de fatigue intellectuelle, de l'usage de boissons excitantes. Ces diverses circonstances ne sont toutefois que l'occasion de la manifestation ortiée, dont la véritable cause est, en somme, la prédisposition héréditaire[1]. L'urticaire, en effet, est commune chez les descendants d'herpétiques; c'est un fait que nous avons été à même de constater trop souvent pour qu'il y ait, à cet égard, le moindre doute dans notre esprit. Elle se rencontre à tous les âges de la vie, car je l'observe, en ce moment même, chez un vieillard de quatre-vingts ans.

Un de nos amis, pharmacien, né d'un père asthmatique, d'une mère grande, sèche, migraineuse et hémorrhoïdaire, fut atteint, pendant sa jeunesse, d'urticaire et de migraines; depuis lors, nous l'avons soigné pour une arthrite des deux genoux, puis pour une urticaire et enfin pour des accès d'asthme; il est, de plus, hémorrhoïdaire. Son fils unique a été pris, à l'âge de sept ans, sans cause appréciable, d'une urticaire qui a duré une quinzaine de jours. Je connais beaucoup de faits semblables; inutile de les rappeler, car ils n'en diraient pas davantage.

Les papules de l'urticaire ont une coloration rosée ou blanche, une forme circulaire, tandis que les plaques, le plus souvent irrégulières, offrent des bords saillants, festonnés, et une apparence de carte géographique. Les unes et les autres sont discrètes ou confluentes, fermes, plus ou moins saillantes, ne dépassent jamais la face profonde du derme et tiennent vraisemblablement à un trouble vaso-moteur des limphatiques du tégument. Dans quelques cas, il existe au centre de ces saillies une petite tache noire qui n'est qu'une hémorrhagie capillaire déterminée par l'excès de congestion cutanée. Un mou-

---

1. Un jeune enfant de ma clientèle, dont les parents sont herpétiques, est atteint d'urticaire toutes les fois qu'il mange un œuf.

vement fébrile se développe d'ordinaire avant l'apparition de l'éruption, et cesse lorsque celle-ci vient à se
montrer; mais il reparaît quelquefois chaque jour à
l'approche de la nuit, et se trouve suivi d'une poussée
éruptive. Chaque poussée est accompagnée de sensations de prurit, de picotements et de cuissons tellement
intenses, que le malade est constamment occupé à se
gratter et ne peut prendre de sommeil.

L'éruption ortiée a une marche aiguë, elle dure
de sept à huit jours, et se termine par résolution; mais
si la congestion est intense, il reste à sa suite une
tache ecchymotique qui ressemble à une piqûre d'in-
secte. Quelquefois, l'urticaire a une marche lente et
une durée totale beaucoup plus longue (urticaire
chronique), elle se présente sous l'aspect de papules
rosées ou blanchâtres, de plaques arrondies, échancrées
ou allongées, semblables à celles que produisent les
piqûres d'orties. Ces plaques, les unes complètement
pâles, les autres décolorées à leur centre, et entourées
d'une auréole rouge, sont disséminées plutôt que
confluentes, accompagnées d'un gonflement œdémateux
dans les régions pourvues d'un tissu conjonctif lâche,
et associées à un prurit excessif, cause d'insomnie,
de fatigue et d'amaigrissement. Ces éruptions procèdent par poussées successives qui ont chacune une
durée éphémère et qui disparaissent en laissant à leur
suite une légère tuméfaction de la partie affectée. Elles
se montrent de préférence vers le soir ou dans la
nuit, se reproduisent avec opiniâtreté durant des mois,
des années, et peuvent même exister pendant toute
la vie.

PURPURA. — Il existe une forme de purpura qui, par son évolution aussi bien que par les phénomènes qui lui font cortège, mérite d'être rapprochée des érythèmes et de l'urticaire dont il vient d'être question. Cette éruption que caractérisent des taches de quelques millimètres de diamètre, rouges et ne s'effaçant pas sous le doigt, occupe le plus souvent les membres et de préférence les membres inférieurs. Elle est précédée de tiraillements douloureux, de picotements au niveau des articulations, celles des genoux et des cous-de-pied notamment, et quelquefois accompagnée de symptômes fébriles de peu d'intensité. Apparaissent ensuite, au niveau des articulations doulou-reuses ou sur d'autres régions, des taches d'un rouge sombre, livides ou presque noires, qui ne changent pas d'aspect sous la pression du doigt. Elles sont constituées par l'extravasation du sang, légèrement saillantes, aplaties et circonscrites pendant un certain temps par de la congestion et de l'œdème; elles ont une forme arrondie, et une étendue qui varie depuis celle d'un grain de chènevis jusqu'à celle d'une lentille. Au bout de vingt-quatre à quarante-huit heures, elles prennent une teinte plus foncée, d'abord brun rouge, puis jaune, et disparaissent sans desquamation après une durée de huit à dix jours. Néanmoins, pendant le cours de cette évolution, il se manifeste quelquefois de nouvelles douleurs et, en même temps, il survient une seconde ou même une troisième éruption; de sorte que la ma-ladie peut se prolonger pendant plusieurs semaines.

Cette forme de purpura présente dans sa marche une ressemblance frappante avec l'érythème noueux et l'urticaire; de plus, elle est, comme ces éruptions, généralement accompagnée de tuméfaction articulaire et souvent aussi d'un œdème de voisinage plus ou moins étendu. Elle a été fatale chez une jeune fille de dix-neuf ans que j'ai observée lorsque j'étais interne. Cette personne, un peu surmenée, mais forte et bien constituée, se plaignait à son entrée à l'hôpital de douleurs articulaires dans les genoux et dans quelques autres articulations sans gonflement marqué; quelques jours plus tard un purpura apparut sur les jambes, les douleurs gagnèrent le dos et les épaules, puis il survint une diarrhée sanguinolente, une péritonite mortelle. Entrée le 2 décembre, cette malade succombait le 11 du même mois. Indépendamment des taches de purpura, qui étaient en grande partie effacées, il existait à l'autopsie une vive injection de la synoviale des genoux, des fausses membranes et une faible quantité de pus dans le péritoine. La dernière portion de l'intestin grêle était occupée par des taches rouges disséminées, semblables aux taches de purpura, et à leur niveau la membrane muqueuse était ramollie et comme gangrenée; là sans doute était le point de départ de la péritonite qui avait amené la mort.

Cette éruption s'observe chez des individus vigoureux, souvent à la suite de fatigues, chez les personnes nerveuses atteintes de rhumatisme chronique ou simplement prédisposées à cette affection. Or, si nous remarquons qu'elle est précédée de phénomènes douloureux et souvent brusques, nous sommes conduits à la rattacher, comme celles qui précèdent, à un désordre de l'innervation vaso-motrice, et à la rapprocher des hémorrhagies viscérales qui s'ob-

servent à la suite d'une lésion matérielle de l'encéphale.

LICHEN. — Caractérisé par des élevures solides,
etites, l'épaississement, la sécheresse et le prurit de la
peau, le lichen est une affection tantôt aiguë, tantôt
chronique. Dans sa forme aiguë, cette affection apparaît au moment des grandes chaleurs, envahit de préférence la face dorsale des mains, les avant-bras, et se
traduit par une éruption de papules qui ont une coloration rosée et sont le siège de démangeaisons modérées.
Annoncé, sinon accompagné, par des phénomènes
fébriles de peu d'intensité, de l'inappétence, de la courbature et de la céphalalgie, le lichen aigu dure peu;
les papules perdent rapidement leur coloration rouge,
elles s'affaissent et disparaissent par desquamation fur-
furacée.

Le lichen chronique, de beaucoup le plus commun, se
manifeste par une éruption de papules acuminées, de
la grosseur d'un grain de millet, réunies et groupées de
manière à former des plaques inégales et rugueuses qui
siègent de préférence sur la partie antérieure et interne
des membres, à la face et au cou. Ces papules ne
présentent aucune coloration anormale, mais la peau
se sèche et s'épaissit peu à peu à leur niveau, et dans les
régions mobiles comme les coudes, les mains, le creux
poplité, elles deviennent le siège de gerçures, de cre-
vasses et de fissures plus ou moins profondes.

Le prurit, qu'augmentent la chaleur du lit, l'usage des
boissons excitantes, celui du café en particulier, est
pénible pour le malade, qu'il oblige à se lever pen-

dant la nuit, à se promener, à se coucher sur le sol,
et à exercer des grattages continuels. Les papules excoriées et irritées se couvrent à leur sommet de petites
croûtes ou de squames, qui, adhérentes sur un point
et libres dans le reste de leur étendue, simulent les
lichens qui recouvrent les vieux arbres.

Cette affection évolue avec lenteur, car souvent, après
un léger degré d'amélioration, il se produit des poussées
nouvelles qui viennent ajourner la guérison ; aussi est-il
difficile d'en fixer la durée. Assez habituellement, elle
laisse à sa suite un épaississement et une coloration
brune de la peau qui disparaissent lentement.

Le lichen se montre de préférence dans le jeune âge
ou dans l'âge mûr ; il est provoqué par certaines professions comme celles d'épicier, de boulanger, de teinturier,
qui exigent le maniement de substances irritantes, par
l'usage des boissons excitantes, et il coexiste fréquemment avec des migraines, de la gastralgie, de l'entéralgie, etc., phénomènes nerveux qui ne sont que des
manifestations d'un même état morbide général.

II. — ÉRUPTIONS SQUAMEUSES

Ces éruptions se présentent sous la forme de taches
rouges étalées, disséminées et étendues qui se couvrent
de squames sèches, blanchâtres, furfuracées ou lamel-
leuses. De là deux genres d'affections squameuses : le
pityriasis et le psoriasis.

PITYRIASIS. — Cette éruption a pour caractère l'altération des couches superficielles du derme avec exfolia-

tion de petites squames furfuracées. Elle se présente
sous deux aspects un peu différents suivant l'intensité des
phénomènes congestifs qui lui font cortège, d'où un
pityriasis alba et un *pityriasis rubra;* mais en somme
cette division a peu d'importance. L'éruption est caractérisée par des plaques irrégulières rouges ou rosées,
peu ou pas saillantes, séparées d'abord par des intervalles
de peau saine, mais qui se réunissent et s'étendent ensuite à une grande surface. Ces plaques ne tardent pas
à se couvrir de squames qui se détachent sous la forme
d'une poussière blanchâtre ou grisâtre; elles sont accompagnées de vives démangeaisons qu'augmente la chaleur,
et se développent sur tous les points du corps, particulièrement aux parties supérieures du tronc et à la tête.

Le pityriasis herpétique, dont la marche est ordinairement chronique, se montre parfois sous forme de
poussées aiguës et diffère si peu de l'*eczéma rubrum* que
beaucoup d'auteurs renoncent à l'en distinguer. Il est
plus fréquent dans l'adolescence et l'âge adulte qu'aux
autres époques de la vie. Très peu grave par lui-même,
il ne compromet jamais l'existence, mais il est dans
quelques cas d'une gêne excessive, tant par les démangeaisons qu'il occasionne que par les inconvénients
sérieux qu'il présente lorsqu'il siège sur la face et le
cuir chevelu.

Psoriasis. — Manifestation commune de l'herpétisme,
le psoriasis est caractérisé par la présence de squames
épaisses, blanches, nacrées, reposant à la surface de la
peau sur des plaques irrégulières, saillantes, d'un rouge
foncé ou cuivré. Il se montre sur toutes les parties du

tégument externe, mais il a une prédilection marquée pour les régions des coudes et des genoux, la partie antérieure de la tête, la racine des cheveux, etc.

Les plaques psoriasiques, tantôt disséminées, irrégulières ou arrondies, tantôt agminées et groupées, sont recouvertes de squames épaisses, formées par des lamelles épidermiques superposées et imbriquées. Ces squames offrent à leur face profonde les empreintes des papilles du derme sur lesquelles elles sont moulées, tandis qu'à leur face libre elles sont irrégulières et imbriquées. Sèches et adhérentes à la peau, elles ont une coloration blanche, argentée, plus rarement une teinte un peu terne qui les fait ressembler à des taches de bougie ou de plâtre gâché; elles tombent et se reproduisent d'une façon incessante. La surface du derme sous-jacent est hérissée de nombreuses inégalités rouges, violacées, ou cuivrées, et quelquefois semée de fentes et de gerçures, surtout si la paume des mains, la plante des pieds, et les plis articulaires sont le siège de la localisation.

Dans le plus grand nombre des cas, cette éruption se fait remarquer par une symétrie pour ainsi dire parfaite, même lorsqu'elle existe sur une grande surface; elle est le siège d'un prurit qui, quoique peu intense, s'exagère quelquefois pendant la nuit et devient insupportable. A part ce désordre, la santé générale n'est pas troublée; mais on voit souvent coexister avec le psoriasis des migraines, des hémorrhoïdes, des gastralgies et même, à une période avancée, les lésions de l'arthrite sèche ou noueuse.

C'est en effet ce qu'il m'a été donné d'observer chez plusieurs malades et notamment chez un homme de soixante-huit ans, traité à deux reprises différentes dans mon service. Cet homme avait chaque année vers le mois de mars, depuis l'âge de quinze ans, une éruption de psoriasis qui ne disparaissait jamais totalement. Ce psoriasis occupait d'abord les sièges d'élection, puis il finissait par se généraliser. Dans les années 1880 et 1881, il formait de larges plaques blanches écailleuses sur les membres qu'il couvrait presque entièrement, et, fait digne de remarque, les parties restées saines étaient d'une symétrie parfaite aussi bien sur les membres que sur le tronc ; à la plante des pieds, à la paume des mains et à la tête, il n'existait que des taches isolées et disséminées.

Ce malade souffrait en outre, depuis sa jeunesse, d'une angine granuleuse, il avait une calvitie ancienne de tout le sommet de la tête, et se plaignait depuis un certain nombre d'années d'élancements douloureux dans la continuité des membres et particulièrement dans les articulations des genoux. Lorsqu'on venait à les mouvoir, ces articulations étaient le siège de craquements secs et rudes, fort désagréables ; celles des phalanges des mains présentaient pour la plupart les déformations connues sous le nom de nodosités de Héberden. Les artères les plus superficielles étaient élargies et indurées.

Le psoriasis est une affection chronique qui procède par poussées successives et peut durer toute la vie ; il présente aux changements de saison des exacerbations qui ont porté quelques auteurs à décrire un psoriasis aigu. A moins d'occuper la surface entière de la peau, cette éruption ne détermine pas de désordres fonctionnels graves ; aussi la mort qui survient dans son cours, en est-elle le plus souvent indépendante. Le psoriasis offre des différences de siège qui méritent de nous arrêter.

Le *psoriasis capitis* s'observe de préférence à la racine des cheveux, et débute presque toujours par la région frontale; il est constitué par des plaques arrondies, sèches, disséminées quelquefois jusque dans les cheveux. Ces plaques sont recouvertes de squames minces au-dessous desquelles la peau est rouge, épaissie et plutôt rugueuse que lisse. Les bulbes pileux ne sont pas atteints, et, si les cheveux viennent à tomber, ils repoussent. Cette affection, rarement limitée au cuir chevelu, se rencontre presque toujours simultanément sur le front, le thorax, et surtout aux coudes et aux genoux.

Le psoriasis qui affecte la paume des mains et la plante des pieds reste quelquefois limité à ces seules régions; mais d'autres fois il envahit la main et le pied tout entiers. Il est caractérisé par la présence de larges squames et par des fissures profondes qui intéressent l'épiderme et le derme, enfin par une teinte rouge de la peau qui est épaissie; aussi les mouvements sont-ils douloureux, et la préhension et la marche se tronvent-elles souvent gênées ou empêchées. Le psoriasis du prépuce et du scrotum est caractérisé, comme le précédent, par des squames minces, molles, et par des fissures; il peut rendre les érections douloureuses ou même s'opposer à l'accomplissement du coït.

L'hérédité est la principale cause du psoriasis. Plus fréquente dans le sexe masculin que dans le sexe féminin, cette affection se montre surtout dans l'adolescence, elle est une des manifestations les plus communes et les plus tenaces de l'herpétisme.

III. — ÉRUPTIONS VÉSICULEUSES

Ces éruptions sont caractérisées par la présence, à la surface de la peau ou des membranes muqueuses, de vésicules qui disparaissent sans laisser de cicatrices et qui en raison de leurs dimensions ont été classées sous les trois chefs que voici : eczéma, herpès, pemphigus.

Eczéma. — Le nom d'eczéma sert à désigner une éruption de vésicules petites, acuminées, agminées, développées sur une plus ou moins grande étendue de la surface de la peau, rouge et enflammée. Cette éruption se rencontre dans les différents points du tégument externe, de préférence à la partie antérieure ou interne des membres où la peau présente une grande finesse, et dans les régions qui sont le siège d'une transpiration abondante, comme les régions des mamelles, des oreilles, de l'anus, du scrotum, etc.

Qu'il soit ou non précédé de malaise, d'inappétence ou même d'un mouvement fébrile, l'eczéma débute par un sentiment de chaleur, de cuisson, et par des démangeaisons, bientôt suivies de rougeur pointillée de la peau et un peu plus tard de l'apparition de vésicules agminées si petites qu'elles peuvent passer inaperçues (*eczéma rubrum*). Ces vésicules, remplies d'une sérosité limpide, ont une durée très courte de trente-six à quarante-huit heures, après quoi les unes se flétrissent tandis que les autres se rompent, mettent à nu la surface du derme et donnent lieu au suintement d'un liquide clair et visqueux, alcalin, qui renferme quelques leucocytes et empèse le linge. Cette sécrétion, une fois établie, peut persister jusqu'à un mois et plus ; elle se transforme, lorsqu'elle est abondante, en croûtes minces, humides, jaunâtres, qui se détachent bientôt et sont remplacées par des taches rouges, disparaissant sans laisser de cicatrices; mais lorsqu'elle est rare, elle produit des croûtes minces, des squames et une sécheresse remarquable de la surface malade, circonscrite aux orifices naturels, elle se traduit plus particulièrement par des fissures.

Un prurit d'ordinaire intense s'associe à cette affection qui, plus pénible la nuit que le jour, est une cause d'insomnie; il diminue lorsque la sécrétion s'établit, et cesse dans la dernière période du mois, c'est-à-dire lorsque l'eczéma devient squameux; aussi sa recrudescence à ce moment est-elle le signe précurseur d'une nouvelle poussée de vésicules.

L'éruption eczémateuse passe par trois phases successives, elle est tout d'abord vésiculeuse, puis sécrétante et enfin squameuse; elle dure depuis un mois jusqu'à plusieurs années et récidive fréquemment après des intervalles de temps variables suivant les conditions atmosphériques et aussi suivant l'âge des individus. Cette affection se distingue dans l'herpétisme par un prurit intense, une circonscription habituelle et un état de sécheresse relative. Elle coexiste en général avec des bronchites, de l'asthme, de la dyspepsie, etc., qui sont autant de manifestations du même état général, et non des métastases d'une répercussion dartreuse.

L'eczéma, rare dans l'enfance, se montre de préférence vers l'âge de la puberté et surtout de vingt-cinq à quarante ans; chez les vieillards, il se voit à l'état de récidive, et se rencontre plus fréquemment chez la femme que chez l'homme.

HERPÈS. — Ce nom sert à désigner une éruption de vésicules réunies en plusieurs groupes à la surface de la peau enflammée. Cette éruption se manifeste sur toutes les parties du corps, particulièrement sur les lèvres, les joues, le cou, le tronc, les membres, et se traduit tantôt par un ou quelques groupes de vésicules irrégulières disséminées (herpès phlycténoïde), tantôt par plusieurs groupes disposés sous la forme d'une bande plus ou moins large, d'une ceinture (herpès zoster ou zona).

L'herpès phlycténoïde est habituellement précédé d'un état de malaise général, avec diminution de l'appétit, léger mouvement fébrile, sentiment de cuisson et de démangeaison. Il se montre sous la forme de taches rouges circonscrites, réunies sur un ou plusieurs points, et qui donnent presque aussitôt naissance à des vésicules saillantes dures, du volume d'un grain de millet ou d'un pois. Chacune de ces vésicules est d'abord entourée d'une aréole rouge distincte, qui s'unit peu à peu aux aréoles des vésicules voisines, de sorte que toute la surface du groupe est bientôt uniformément rouge. Au bout de vingt-quatre heures, la sérosité claire et transparente qui remplit ces vésicules se trouble, devient opaque, blanchâtre, puis celles-ci se flétrissent, s'affaissent et sont remplacées vers le troisième jour par des croûtes minces, brunâtres ou jaunâtres, qui se détachent au septième ou huitième jour de l'éruption et laissent à leur place des macules rouges s'effaçant peu à peu ou de légères excoriations.

L'herpès zoster ou zona, ainsi nommé parce qu'il entoure le tronc ou les membres comme une demi-ceinture, se distingue par sa disposition subordonnée à la distribution des cordons nerveux. Il est constitué par plusieurs groupes de vésicules isolés et disséminés le long de ces cordons, principalement au niveau des points d'émergence des nerfs intercostaux. L'herpès des membres offre une disposition semblable, car il forme sur le trajet des nerfs qui s'y distribuent, et surtout au niveau des filets terminaux des nerfs cutanés, des groupes de trois à six vésicules.

La durée d'un groupe de vésicules est de huit à dix jours, et comme ces groupes apparaissent successivement, il en résulte que la durée totale du zona varie entre deux et trois septénaires et même plus s'il existe une complication ulcéreuse ou gangréneuse des vésicules. Les phénomènes généraux cessent au moment de l'éruption, mais les douleurs névralgiques, le sentiment de cuisson et de brûlure persistent fréquemment au point même de troubler le sommeil et de produire l'insomnie. Les névralgies survenant à la suite du zona se continuent dans quelques cas, notamment chez les vieillards, pendant plusieurs mois ou même une année, et résistent à tous les traitements.

L'herpès zona, s'observe de préférence chez les personnes âgées, ou atteintes de névralgies. L'herpès phlycténoïde survient à la suite d'une vive impression morale, d'un refroidissement, de la menstruation, d'un accouchement, etc. Il siège sur l'une des parties suivantes : les joues (*herpes facialis*), les lèvres (*herpes labialis*), la voûte palatine, les parties génitales (*herpes præputialis*), et consiste en un petit nombre de groupes de vésicules qui peuvent se renouveler fréquemment. Cette forme d'herpès, que les anciens considéraient comme un phénomène critique d'un heureux présage, ne paraît pas différer du zona proprement dit, et comme celui-ci, elle doit être attribuée à un désordre de l'innervation.

Les rapports qui existent entre le zona et certaines excitations nerveuses ne sont plus contestés. La distribution de cette affection sur le trajet des nerfs aussi bien à la face qu'au cou, au tronc et sur les membres, et la localisation des groupes de vésicules au niveau des émergences des branches nerveuses cutanées, sont autant de circonstances qui ne permettent pas de douter de cette relation; mais ce qui la prouve d'une façon encore plus manifeste, c'est l'apparition du zona à la suite d'une névralgie, d'une tumeur, de la contusion ou de l'inflammation d'un nerf.

L'herpès est par conséquent une éruption vésiculeuse subordonnée à une irritation nerveuse d'une nature quelconque, même mécanique; aussi sa grande fréquence dans l'herpétisme s'explique-t-elle par l'excitabilité spéciale du système nerveux dans cette maladie; c'est, du reste, ce qui a lieu pour toutes les éruptions dont il a été question jusqu'ici.

Pemphigus.—Expression rare de l'herpétisme, le pemphigus est une éruption qui consiste en des bulles arrondies, remplies d'un liquide citrin et transparent, qui se rompent et produisent des croûtes minces et foliacées.

Cette éruption, qui n'épargne aucune des régions cutanées, est précédée de douleurs vagues et de lassitude; elle se montre tout d'abord sous forme de taches ou de plaques érythémateuses d'un rouge foncé au niveau desquelles l'épiderme est soulevé par un liquide séreux, puis ces taches se couvrent de bulles qui augmentent de volume et acquièrent les dimensions d'un gros pois, d'une noisette ou d'une noix. La sérosité qui distend ces bulles empèse le linge; tout d'abord claire, transparente et alcaline, elle ne tarde pas à se troubler, à s'épaissir, et à se transformer en croûtes jaunâtres ou brunâtres, minces et foliacées, se continuant avec l'épiderme circonvoisin. Ces croûtes tombent vers le septième jour et laissent à leur place une tache violacée qui disparaît lentement.

Le pemphigus évolue par poussées successives qui souvent finissent par envahir la plus grande partie du corps. Chacune de ces poussées est précédée et accompagnée de démangeaisons tellement vives qu'elles peuvent empêcher le sommeil, d'autant plus qu'à ces sensations désagréables s'ajoute encore la douleur qui résulte de la dénudation des parties affectées.

Lorsque le pemphigus est partiel, l'appétit se conserve et les fonctions digestives continuent de s'accomplir régulièrement, au moins dans l'intervalle des poussées bulleuses. S'il est généralisé, le malade, obligé de garder le lit, s'épuise vite par la douleur, par l'exsudation excessive du derme, et quelquefois aussi par une diarrhée abondante, phénomène sérieux pouvant être suivi de mort.

Le pemphigus se rencontre chez l'adulte et chez le vieillard dans des circonstances diverses; il se montre aussi à la suite de l'accouchement, mais cet acte physiologique n'en est que la cause prédisposante. Une jeune femme sujette aux migraines, et qui avait eu plusieurs attaques d'éclampsie au sixième mois d'une première grossesse, put, grâce à un régime lacté exclusif, arriver à terme et accoucher sans aucun accident; cinq à six jours après l'accouchement apparurent sur les membres, et principalement au niveau des articulations, des plaques rouges saillantes accompagnées d'un prurit intense, excessif, comme s'il s'agissait d'une urticaire. Ces taches ne tardèrent pas à se couvrir de vésicules et de bulles qui vinrent mettre hors de doute l'existence d'un pemphigus. Par suite de poussées successives, les cuisses, l'abdomen, le thorax et enfin la tête devinrent le siège de cette même éruption, que le traitement ne parvint guère à améliorer et qui dura près de trois mois. La mère de cette malade avait eu à plusieurs reprises des éruptions eczémateuses, son père était manifestement herpétique.

ACNÉ. — Cette affection, qui a pour siège les glandes sébacées, est caractérisée par des élevures ou nodules rouges, coniques ou hémisphériques, du volume d'un grain de chènevis, solides ou remplis de matière sébacée et de pus. Elle résulte d'un trouble de la sécrétion glandulaire dont le produit, ne pouvant trouver une issue au dehors, agit comme un corps étranger, et détermine une irritation ou même la suppuration des tissus voisins.

Cette affection s'observe d'une façon presque exclusive au visage, dans le dos et sur la poitrine; elle commence par des élevures miliaires ou lenticulaires formées par des comédons, c'est-à-dire par l'accumulation, dans les follicules pilo-sébacés, de cellules épithéliales infiltrées, parsemées ou remplies de granulations graisseuses et par un ou plusieurs petits poils ordinairement séparés de leurs bulbes; c'est l'extrémité terminale de ces poils

et le dépôt de poussières qui forment les grains noirs
situés au niveau des orifices folliculaires. Une pression
pratiquée sur les follicules permet d'en faire sortir les
comédons entourés de la gaine épithéliale de la glande
sébacée. Le séjour trop prolongé de ces produits de
sécrétion détermine l'inflammation des tissus voisins, et
donne lieu à des boutons rouges peu élevés au-dessus
du niveau de la peau et désignés sous les noms *d'acné
punctata*, *rosea*, etc., ou bien à des pustules reposant
sur une base indurée rouge (*acné pustulosa*), ou encore
à des nodules de la grosseur d'un pois ou d'une fève,
ayant l'apparence de protubérances solides (*acné indurata*).

Ces diverses formes sinon ces différents degrés de
l'acné se développent lentement, et comme il n'y a tout
d'abord qu'un petit nombre de follicules qui s'enflam-
ment suivant une évolution régulière, depuis l'acné
punctata jusqu'à l'acné *indurata*, il en résulte que l'on
peut les observer simultanément chez un même malade.

Si nous laissons de côté les acnés artificielles et médicamenteuses et quelques autres qui ne peuvent nous
arrêter, nous devons reconnaître que l'affection acnéique
est commune chez les herpétiques, et qu'elle se manifeste
au moment des grands changements physiologiques,
la puberté et la ménopause, principalement lorsque le
système nerveux se trouve surexcité[1]. Ainsi s'explique sa
fréquence chez les individus atteints de pollutions nocturnes, chez ceux qui s'adonnent à l'onanisme, et en-

---

1. Bien que l'acné soit très répandue en Orient, le docteur Riegler, qui a
habité Constantinople pendant 12 ans, dit qu'il l'a très rarement observée
chez les eunuques.

core chez certaines femmes atteintes de dysménorrhée.

Ces données permettent de se faire une idée de la pathogénie de l'acné, car elles portent à croire que cette affection, comme toutes les dermopathies de l'herpétisme, n'est que le résultat d'un désordre du système nerveux, d'un trouble trophique en vertu duquel l'épiderme se trouve sécrété en plus grande abondance au niveau du goulot pilo-sébacé. Nous allons voir des désordres du même genre se produire du côté des organes annexes de la peau.

Bibliographie. — Bazin, art. Acné, *Dict. encyclop. des sciences méd.* Paris, 1864. — V. Cornil, *Note sur l'anat. path. de l'acné.* (*Journ. de l'anat. et de la physiol.*, mai 1879). — E. Vidal et H. Leloir, *Recherches anat. sur l'acné* (*Comp. rend. hebd. des séances de la Soc. de biologie*, 1882, sér. 7, t. III p. 264).

§ 2. — Lésions des poils et des ongles.

Une attention sérieuse doit s'attacher à ces lésions tant à cause de leur fréquence dans l'herpétisme que de leur signification seméiologique et de leur mode pathogénique ; aussi croyons-nous devoir étudier chacune d'elles isolément.

I. — LÉSIONS DES ONGLES

Ces lésions sont communes chez les herpétiques parvenus à l'âge de quarante à cinquante ans. Beaucoup plus fréquentes aux pieds qu'aux mains, elles se montrent sous des formes un peu différentes qui ne sont que les degrés d'un même processus pathologique.

Dans une première forme, les ongles s'allongent rapidement, s'épaississent, s'incurvent à leurs extrémités libres, tantôt directement en bas ou en avant, tantôt obliquement ou sur les côtés; d'abord brillants et lisses, ils sont plus tard semés de stries transversales supportées par des extrémités digitales légèrement renflées.. Or ces phénomènes étant semblables aux modifications que subissent les ongles des doigts à la suite d'une plaie avec section plus ou moins complète des nerfs de l'avant-bras, il y a lieu de croire qu'ils ont, comme ces dernières, leur source dans un désordre de l'innervation vaso-motrice. Une seconde forme, dont le début est quelquefois aigu, se manifeste par une rougeur des extrémités digitales accompagnée de sensations de chaleur, de battements, ou encore d'engourdissement et d'élancements douloureux. L'ongle blanchit à son extrémité par suite d'un dépôt épidermique, tandis que vers sa partie moyenne il se produit une sorte d'atrophie caractérisée par de petites dépressions circulaires qui lui donnent la forme d'un crible ou d'une écumoire; la matrice reste intacte. Cette disposition, que j'ai observée aux mains d'un jeune professeur de trente-deux ans qui en était atteint depuis six ans, se voit rarement aux ongles des pieds. Dans cette dernière région, l'altération unguéale présente habituellement les caractères de celle que les auteurs désignent sous le nom de *psoriasis* des *ongles*.

Cette dernière affection, dont le début est insidieux, a pour caractères des cannelures transversales plus ou moins profondes, et surtout un épaississement écailleux des extrémités antérieures des ongles. Ceux-ci saillants, déformés, relevés en avant et en haut, ne recouvrent qu'une partie du doigt et présentent à leur extrémité libre une disjonction des lamelles épidermiques, qui tombent sous forme d'écailles fines et minces (fig. 1). D'autres fois les ongles, inégaux et irréguliers, se terminent à quelques millimètres de la matrice par une sorte de bourrelet qui fait corps avec les parties sous-jacentes. Lorsque cette altération s'étend jusqu'à la matrice, l'ongle tombe et se trouve remplacé par des écailles épidermiques informes qui se détachent à leur tour, en sorte que la guérison, quoique possible, se fait toujours longtemps attendre. C'est qu'en effet il ne s'agit pas ici d'un mal local,

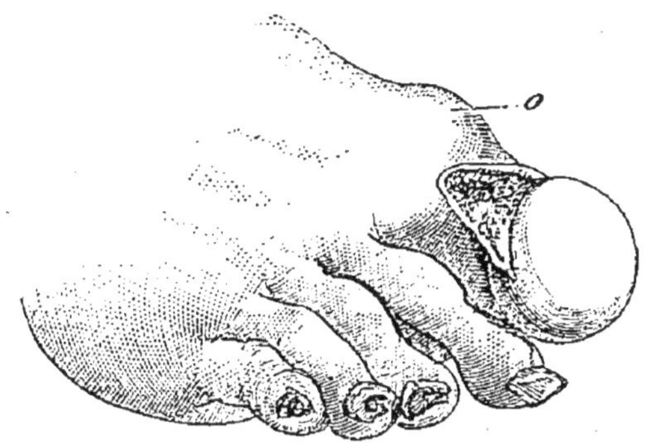

Fig. 1. — L'extrémité du pied droit d'un malade atteint tout à la fois de lichen des jambes, de calvitie, d'arthrites déformantes, d'hémorrhoïdes, etc. Les ongles sont écailleux, épaissis, relevés en haut. 0, oignon.

mais d'un désordre plus éloigné, d'un trouble de l'innervation vaso-motrice et trophique, comme semble le démontrer l'expérimentation physiologique (Voyez ma thèse : *De la maladie expérimentale*, etc., p. 118, Paris 1872).

La marche lente et progressive de cette affection, les poussées aiguës du début, les sensations diverses qui la précèdent et qui l'accompagnent, sont autant de circonstances en faveur de cette manière de voir, qui est encore conforme à l'observation anatomique, puisque nous avons pu, dans ces circonstances, constater l'altération des nerfs.

A côté de la modification des ongles, il y aurait lieu de placer certaines formes d'ichthyose qui sont également sous la dépendance du système nerveux. Ainsi, à plusieurs reprises, nous avons rencontré dans ces conditions des ichthyoses partielles et symétriques des membres; nous avons également observé du vitiligo aux deux mains, et encore un mal perforant du pied.

II. — LÉSIONS DES POILS

Ces lésions, malgré des divergences notables dans leur période initiale, n'en ont pas moins un mode de terminaison presque toujours identique, à savoir l'atrophie et la chute des poils. Elles se montrent sur les parties les plus velues : le cuir chevelu, les sourcils, la barbe, le pubis, sous la forme de plaques irrégulières, rougeâtres ou à peine colorées qui se rapprochent peu à peu et finissent par se confondre. Situées de préférence à la base des poils, ces plaques se couvrent bientôt de squames minces et petites, faciles à détacher; elles sont le siège d'un prurit parfois intense, et d'élancements ou de picotements insupportables. Les poils, d'abord secs et friables, entourés d'une gaine épidermique qui remonte plus ou moins haut sur leur tige, s'atrophient, deviennent aigus, lanuleux, se décolorent, se cassent avec facilité et tombent; puis ils repoussent pendant quelque temps avec les mêmes caractères et finissent par disparaître définitivement. La chute des poils peut s'étendre à la plupart des régions du corps, comme chez un malade[1] que j'avais cru d'abord atteint de lèpre, parce qu'il avait fait un séjour de trois ans en Cochinchine, èt qui avait le corps entièrement glabre ; le plus souvent, il est vrai, elle se limite à une région, et notamment au cuir chevelu.

La localisation de cette altération au cuir chevelu aboutit généralement à la calvitie ; celle-ci se présente sous trois formes principales. La plus commune de ces formes est tout à fait caractéristique et permet de reconnaître l'herpétisme à première vue. Elle occupe tout le sommet de la tête, depuis le front jusqu'au sinciput, et se trouve limitée par une couronne de cheveux qui s'arrête aux régions temporales, ce qui donne à la tête une physionomie à part que rend plus caractéristique encore l'état lisse et luisant du cuir chevelu.

Une forme beaucoup plus rare, et que j'ai eu l'occasion de rencontrer deux fois seulement, consiste en des taches rondes, sorte de tonsures plus ou moins larges, ayant une grande ressemblance avec les plaques de la teigne pelade, dont elles diffèrent par l'absence de spores microphytiques (fig. 2).

La troisième forme est remarquable par la canitie prématurée des cheveux, à l'exception de ceux de la circonférence de la tête qui conservent leur coloration normale, tranchent sur les autres et constituent tout

---

1. Chez ce malade suivi par moi depuis quatre ans, les poils ont repoussé très gros d'abord aux membres, puis au pubis et enfin au tronc et à la tête. Les sourcils et la barbe ne se sont reproduits que très imparfaitement. Quant aux cheveux, après être repoussés, ils sont tombés de nouveau par places, ce qui a donné lieu à des tonsures plus ou moins régulières, à la surface desquelles émergeaient quelques cheveux blancs et atrophiés (fig. 2) pouvant servir à différencier ces plaques de celles de la teigne pelade. Indépendamment de ce désordre, ce malade est atteint de lésions des ongles, d'arthrites déformantes et de plaques d'eczéma lichénoïde sur la région antérieure des deux jambes.

autour de la tête une couronne d'une largeur d'environ
un à deux centimètres, semblable à celle de certains
religieux, les dominicains par exemple.

Si, à l'aide du microscope, on étudie ce qui se passe
dans ces conditions, on constate l'existence d'une série
de désordres nutritifs, à savoir : la multiplication des
éléments normaux de la gaine du poil, une production
excessive de cellules graisseuses, et une véritable
séborrhée se traduisant par des pellicules ou des lamelles qui s'accolent aux cheveux et au cuir chevelu,

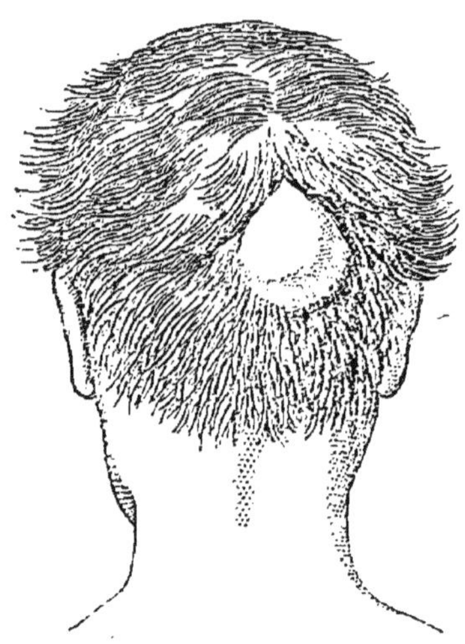

Fig. 2. — Partie postérieure de la tête d'un homme atteint de lichen,
hémorrhoïdes, arthrites déformantes, etc. Indépendamment d'un grand
nombre de cheveux qui sont tombés au niveau du synciput, il existe,
en arrière, une large tonsure qui s'est produite et a disparu sous nos yeux.

puis une formation exagérée de cellules cornées qui,
remplissant la gaine en question, donnent lieu à des
amas susceptibles d'obstruer l'embouchure des glandes
sébacées, d'où les comédons, etc.

La gaine épithéliale étant distendue par les cellules cornées, la gaine radiculaire ne descend plus jusqu'au
bulbe et se réfléchit sur le poil qui diminue de volume

immédiatement au-dessous de l'embouchure des glandes
sébacées. La racine du cheveu, comprimée et en quelque
sorte soulevée, se montre sous la forme d'un pinceau
divergent de cellules cornées; elle s'éloigne de sa papille
qui est elle-même atrophiée, et ne s'y rattache que par
un cordon épithélial rétréci. Maintenu pendant quelque
temps par cette couche cornée, le cheveu parfois change
seulement de couleur; mais le plus souvent il finit par
tomber, ne laissant à sa place qu'un cordon de cellules épithéliales annexé aux glandes sébacées, et qui
disparaît à son tour[1]. Les muscles qui s'attachaient au
poil prennent alors leur insertion sur les faisceaux lami-
neux du derme et ne servent plus qu'aux glandes sébacées. Celles-ci contrastent par leur volume avec l'atrophie
de tout l'organe pileux; elles conservent leur structure
normale, et leur sécrétion donne au cuir chevelu un aspect
luisant, comme si on avait répandu un vernis à sa surface.

Cette affection, décrite par quelques auteurs sous le nom
de *pityriasis capitis*, est tenace, de longue durée, sujette
à récidives, et ne guérit, d'ordinaire, qu'aux dépens d'une
calvitie définitive. Elle commence dans la jeunesse, mais
se manifeste surtout dans l'âge adulte, plus communément chez l'homme que chez la femme, sans doute
parce qu'il expose davantage son cuir chevelu à l'action
de l'air extérieur. Il est reconnu, du reste, que les sueurs,
les cosmétiques de mauvaise qualité, ont la propriété
de provoquer cette lésion qui est essentiellement héréditaire, comme toutes les manifestations de l'herpétisme.

1. Ch. Remy, *Sur l'état anatom. du cuir chevelu comparé à différents âges de la vie* (*Journal de l'anatomie et de la physiologie
de l'homme et des animaux*. Paris, 1879, pl. III et IV).

La disposition particulière de la calvitie, l'intégrité à peu près constante des cheveux formant couronne à la base de la tête, la nature de la modification du derme, ce sont là autant de circonstances qui facilitent le diagnostic des lésions herpétiques du cuir chevelu et conduisent à l'idée que ces lésions sont sous la dépendance d'un désordre de l'innervation trophique, ainsi que le prouve d'ailleurs l'expérimentation (Voyez *Thèse citée*, p. 118). L'alopécie syphilitique, affection disséminée et généralisée du cuir chevelu, sans calvitie consécutive, ne peut être confondue avec le désordre qui nous occupe; néanmoins, celui-ci est une cause d'ennuis pour les herpétiques qui viennent à contracter la syphilis.

Dents. — Ces organes ne nous ont pas paru subir de modifications spéciales dans l'herpétisme, excepté toutefois chez les personnes qui ont des névralgies rebelles de la cinquième paire. Les dents alors se carient au niveau du collet et tombent, ou bien s'usent, s'atrophient et disparaissent jusqu'à la racine.

§ 3. — Lésions des membranes muqueuses. Herpétides énanthématiques.

Les membranes muqueuses sont, après la peau, les parties de l'organisme les plus exposées aux manifestations de l'herpétisme. Les lésions qu'on y observe ont pour siège spécial les voies respiratoires et digestives, qui sont en rapport avec le monde extérieur, comme si leur développement était en partie subordonné à l'action d'un agent venu du dehors, tandis que les membranes muqueuses des autres appareils conservent le plus souvent leur intégrité.

Semblables en cela aux éruptions cutanées, ces lésions ont pour caractère de se limiter aux régions les plus superficielles des membranes muqueuses, de ne produire aucune destruction, et de n'être jamais suivies de cicatrice. Elles se traduisent par une rougeur plus ou moins vive de la membrane muqueuse qui est tantôt lisse et luisante, couverte d'un mucus épais englobant des cellules épidermiques ou de squames blanchâtres là où existe un épithélium pavimenteux (psoriasis lingual), tantôt inégale, dépolie, surmontée de petites élevures papillaires ou de vésicules qui ne tardent pas à se rompre, en laissant à leur place des érosions superficielles. Comme les herpétides cutanées, les éruptions des membranes muqueuses sont accompagnées de sensations diverses de picotements, de cuisson, de brûlure et de sécheresse, tellement pénibles dans certains cas que les malades s'en préoccupent vivement.

Ces sensations diverses viennent mettre le médecin sur la voie du diagnostic; mais celui-ci repose avant tout sur les caractères des troubles fonctionnels et des lésions matérielles propres aux manifestations muqueuses de l'herpétisme.

La marche de ces affections est lente et chronique, mais de temps à autre il s'y ajoute des poussées plus ou moins aiguës qui sont accompagnées de phénomènes fébriles et généralement confondues avec des désordres d'une autre nature. Leur pronostic, subordonné à l'importance de la fonction troublée, dépend aussi du siège de l'altération; c'est pourquoi nous allons passer successivement en revue les herpétides des voies respiratoires, celles des voies digestives et celles des voies urinaires.

I. — HERPÉTIDES DES VOIES RESPIRATOIRES

La membrane muqueuse des voies respiratoires, qui s'étend depuis l'ouverture extérieure des fosses nasales jusqu'aux extrémités bronchiques, se continue, par le canal nasal et le conduit lacrymal, avec la conjonctive, et, par la trompe d'Eustache, avec la muqueuse de l'oreille moyenne, d'où la fréquente association de la blépharite et de l'otite avec l'altération des voies respiratoires proprement dites.

Cette altération, rarement généralisée, est presque toujours limitée à une région : la membrane muqueuse du nez et des paupières, celle du voile du palais, du fond du pharynx et de la trompe d'Eustache, et enfin les membranes laryngée, trachéale et bronchique. Or, si les caractères anatomiques ne varient pour ainsi dire pas sur ces différents points, par contre, les phénomènes cliniques sont assez différents pour exiger la description d'un coryza ou rhinite, d'une pharyngite, d'une laryngite et d'une trachéo-bronchite herpétiques.

RHINITE. — Manifestation commune de l'herpétisme, la rhinite est caractérisée par de la rougeur de la pituitaire, et par un trouble de sécrétion de cette membrane, qui est le siège de sensations de chatouillements, de picotements, de cuisson et de sécheresse ayant pour conséquence habituelle l'éternuement.

Le désordre sécrétoire constitue le principal symptôme. Le mucus, rare et généralement très épais se concrète facilement au contactde l'air, il devient sec

et dur, et se trouve rejeté par les malades sous la forme
de petits godets ou de moules représentant les dépressions de la cavité naso-pharyngienne, telles que les
fossettes de Rosenmüller, l'embouchure des trompes
d'Eustache, etc.

La présence de ces croûtes, qui mettent plusieurs jours
à se former, donne lieu à la sensation d'un corps étranger,
à l'enchifrènement, à l'obstruction des fosses nasales,
enfin à une gêne particulière dont les malades cherchent
à se débarrasser. Dans ce but, ils font de profondes inspirations nasales suivies d'expiration avec effort, qui ne
sont pas toujours couronnées de succès; d'autres fois, les
croûtes se détachent en partie et deviennent flottantes.
Elles sont enfin le plus souvent rejetées par la bouche à
la suite d'une toux pénible et saccadée, et ces divers phénomènes se reproduisent avec une variable intensité
à chaque formation d'une nouvelle croûte, suivant la
difficulté de l'expulsion. La membrane muqueuse des
fosses nasales est injectée, épaissie, rouge, sèche et luisante, principalement dans la région postérieure, où sa
sensibilité est exagérée.

Cette affection a une marche lente et une durée toujours longue, mais quelquefois des poussées viennent la
transformer en un état aigu qui disparaît au bout d'un
certain temps, alors que l'état chronique reprend la
place. Notons qu'elle coexiste fréquemment avec l'angine granuleuse et des éruptions eczémateuses ou
psoriasiques de la peau, ou encore avec d'autres manifestations se rapportant à l'herpétisme.

BIBLIOGRAPHIE. — Beverley Robinson, *Contribution à l'étude
du catarrhe rétro-nasal*, trad. fr. par E. Tillot (*Annales des*

maladies de l'oreille et du larynx, 1876, t. I, p. 100). Vérité, *Concrétions muqueuses de la partie postérieure des fosses nasales*. Note lue à la Société de chirurgie (27 avril 1881).

BLÉPHARITE. — La blépharite herpétique, tantôt associée au coryza, tantôt indépendante de cette affection, se traduit par de la rougeur, des troubles sécrétoires et sensitifs. La rougeur, ordinairement sombre, se montre dans le voisinage du bord libre des paupières, surtout aux paupières inférieures; la surface interne de ces voiles est lisse, parsemée de vaisseaux, ou bien inégale à cause de la présence de granulations miliaires grisâtres foncées et jaunâtres, résultant de l'hypertrophie des follicules lymphoïdes et de la saillie des glandes de Meibomius.

L'altération de ces glandes exagère leur sécrétion, et le produit qui en résulte tend à gagner l'angle interne de l'œil où il forme des masses molles et blanchâtres; mais, en même temps, il se concrète au niveau du bord libre des paupières, et donne naissance à de petites écailles qui s'attachent aux cils, d'où il n'est pas toujours facile de les détacher. Des sensations diverses de picotements, de brûlure et de cuisson accompagnent généralement cette lésion et obligent les malades à se gratter et à se frotter les paupières.

La blépharite herpétique est une affection chronique, lente et tenace. Elle dure pendant des années avec ou sans poussées aiguës, finit quelquefois par amener le renversement du bord libre de la paupière, et par suite un trichiasis; elle s'étend rarement à la conjonctive oculaire.

PALATO-PHARYNGITE. — Cette affection, généralement désignée sous le nom d'*angine granuleuse*, d'*angine glanduleuse*, etc., est caractérisée par la rougeur avec état lisse ou granuleux de la membrane muqueuse pharyngée, en même temps que par un désordre sécrétoire et un trouble de la sensibilité subjective de cette même membrane.

Le voile du palais et le pharynx sont d'ordinaire simultanément affectés. Le voile palatin offre, sur toute sa face antérieure ou simplement au niveau de ses piliers, une rougeur sombre, parsemée de varicosités capillaires et de granulations miliaires légèrement saillantes, grisâtres et translucides. La membrane muqueuse du pharynx est le siège d'une rougeur uniforme ou disséminée parcourue par des vaisseaux dilatés et variqueux par places. Sa paroi est épaissie, comme œdématiée, tandis que les amygdales sont intactes ou seulement tuméfiées au niveau de leur partie muqueuse. Le fond de la gorge est sec, lisse, brillant, et, comme le voile du palais, il offre une surface tantôt luisante, à peine granuleuse, tantôt inégale, parsemée de saillies sphériques fermes, isolées, abondantes rougeâtres ou grisâtres. Ces saillies s'étendent jusqu'au larynx et dans l'arrière-cavité des fosses nasales, ce dont il est facile de se rendre compte à l'aide d'un miroir. Leur étude histologique démontre qu'elles sont constituées par l'hyperplasie des follicules lymphoïdes qui, à l'état normal, occupent le tissu sous-muqueux du voile du palais et du pharynx, au voisinage des conduits excréteurs des glandes muqueuses, et aussi par l'hypertrophie de ces glandes, en sorte que les dénominations d'angine folliculaire et d'angine glanduleuse sont ici également exactes. En même temps que ces lésions, on constate parfois la présence de végétations villeuses, dont quelques-unes, maintenues par un pédicule, acquièrent presque le volume du petit doigt. (Voyez mon *Atlas d'anat. path.*, pl. 27, fig. 9.)

La sécrétion muqueuse, toujours modifiée en pareil cas, est abondante, visqueuse, épaisse, et ordinairement imprégnée de poussières qui lui donnent une teinte noirâtre ou grisâtre; elle se dessèche facilement et se concrète en traînées ou en masses opaques transparentes, qui sont rejetées sous la forme de crachats ronds semblables à des boules de gomme, ou s'étalent à la surface du pharynx comme une couche de vernis, formant dans quelques cas par leur desséchement des croûtes solides dont le malade ne se débarrasse qu'à la suite d'efforts énergiques.

La sensibilité des parties affectées est plus ou moins altérée; les malades se plaignent d'éprouver au réveil une sécheresse pénible et désagréable dans la gorge et dans les fosses nasales; ils ne peuvent avaler qu'avec difficulté, mais avant tout ils cherchent à se débarrasser de la gêne qu'ils éprouvent, toussent et expectorent de petits pelotons d'un mucus concret, semi-transparent, sinon des crachats devenus noirâtres par la présence de poussières. Ils éprouvent en outre, dans le jour, des sensations de cuisson qui les gênent fortement, et ils ressentent enfin, de temps à autre, tantôt le matin au réveil, tantôt vers le soir, dans le pharynx et dans le larynx, des picotements et du chatouillement qu'ils cherchent à calmer par une expiration brusque et bruyante (c'est le *hem* caractéristique), sinon par une toux sèche et gutturale. En même temps l'esprit est chagrin, inquiet, et pour peu qu'il existe des sensations de constriction et du spasme pharyngien, le malade se croit atteint d'une affection grave, d'un cancer par exemple. Constamment occupé de sa gorge, il consulte plusieurs médecins, et si l'un d'eux lui annonce que sa luette est un peu longue, ce qui arrive quelquefois, il ne manque pas d'aller voir un spécialiste qui se fait rarement scrupule de la lui réséquer.

La palato-pharyngite herpétique est une affection rebelle, de longue durée, essentiellement chronique, qui présente des poussées aiguës à l'occasion de la moindre cause, un changement de saison, un refroidissement, etc. La membrane muqueuse du pharynx devient alors le siège d'une rougeur plus intense, et se tuméfie ; les amygdales se gonflent, la douleur est plus accentuée mais pas plus désagréable. Cet état dure de huit à quinze jours et disparaît sans apporter de modifications sensibles dans celui qui le précédait et qui généralement le suivra.

Par ses rapports de continuité avec la gorge, la membrane muqueuse du larynx est fréquemment altérée dans ces conditions, et de là une gène de cet organe avec sensation de sécheresse et de picotements, de la raucité de la voix ou même de l'aphonie. D'un autre côté, la muqueuse pharyngée étant en communication avec l'arrière-cavité des fosses nasales et la trompe d'Eustache, on conçoit que ces parties puissent être simultanément atteintes, et partant, il n'y a pas lieu d'être surpris de la fréquence de la surdité chez les herpétiques. La membrane muqueuse de la trompe d'Eustache est, chez eux, lisse, violacée, surmontée de granulations qui rétrécissent ce canal, et affectée de désordres sécrétoires. Le mucus visqueux qu'elle sécrète, se trouvant retenu, met obstacle à l'accès de l'air dans l'oreille moyenne, ce qui entraîne une surdité presque toujours légère , mais quelquefois aussi tout à fait sérieuse et gênante.

Un moyen propre à balayer les mucosités qui en pareil cas obstruent les trompes d'Eustache, est de faire une forte expiration, la bouche étant fermée et le nez pincé : les produits de sécrétion sont alors déplacés par l'air et peuvent être expectorés.

Bibliographie. — Chomel, *De l'affection granuleuse du pharynx* (*Gaz. des hôp.*, 1846, et *Gaz. méd. de Paris*, même année, n° 16). *Angine folliculeuse du pharynx*, Paris, 1848. —P. Bouland, *Études pratiques sur la pharyngite folliculeuse ou granulée* (*Rev. méd. chir. de Paris*, 1849, t. VI, p.5). —H. Green, *A treatise on diseases of the air passages*, etc., New-York, 2e édit., 1849, 3e édit., 1855. — Noël Gueneau de Mussy, *Traité de l'angine glanduleuse*, etc., Paris, 1857. — Stifft, *Die chron. Pharyngitis* (*Deutsche Klinik*, 1862). — E. Wagner, *Archiv der Heilkunde*, 1865, p. 316.— Lasègue, *Traité des angines*. Paris, 1868. — De Smeth, *De la pharyngite folliculeuse* (*Presse méd. belge*, 1869). —Berchoud, *De la pharyngite chronique*, thèse de Montpellier, 1869. — Domenico Severi, *Osservazioni di anatomia palhologica : faringite granulosa* (*Bullet. d. scienze med. di Bologna*, 1873). — Isambert, *De l'herpétisme et de l'arthritisme de la gorge et des premières voies* (*Annales des maladies de l'oreille et du larynx*, 1876, p. 100). — W. Meyer, *On adenoïd vegetations in the nasopharyngeal cavity*, etc. (*Medico chirurg. Transact.*, 1870, t. LIII, p. 191). — H. V. Luschka, *Ueber Papillargeschwülste des Schlundkopfes* (*Archiv für path. Anat. und Physiolog.*, t. L, p. 161). — J. Sommerbrodt, *Ueber einen Papillargeschwulst im Pharynx* (Ibid., t. LI, p. 136). — Martin Saalfeld, *Ueber die sogenannte Pharyngitis granulosa ibid.*, 1880, t. LXXXII, p. 147).

Laryngite. — Cette affection accompagne, soit la pharyngite granuleuse, soit la trachéite dont nous aurons à parler plus loin; elle a pour siège de prédilection la portion de la membrane muqueuse laryngée, très riche en follicules et en glandules, qui tapisse les cartilages arythénoïdes et la base de l'épiglotte, mais elle peut s'étendre à toute cette membrane, et particulièrement aux cordes vocales inférieures, etc. La portion altérée est épaissie, rouge, ordinairement parsemée de varicosités veineuses et surmontée de follicules et de glandules hypertrophiés. Les conduits de ces glandules ne sont pas seulement dilatés par une sécrétion surabondante, ils sont encore le siège d'une prolifération épithéliale qui peut être comparée à celle que l'on observe dans le cuir chevelu, au niveau des canaux excréteurs des glandes sébacées. Les cellules épithéliales des culs-de-sac sont plus volumineuses et plus allongées qu'à l'état normal ; et si, comme cela arrive parfois, les orifices glandulaires viennent à s'oblitérer, il en résulte une accumulation du produit de sécrétion, des saillies plus ou moins volumineuses, et au pourtour de ces saillies, des granulations formées de tissu adénoïde et semblables à celles du pharynx.

Les malades éprouvent une gêne dans la région du larynx et se plaignent de sensations insolites, de besoins fréquents de tousser et de cracher qui sont l'occasion de craintes chimériques, celle d'une affection de poitrine, par exemple. En même temps la voix, rarement abolie, est éraillée, rauque, désagréable à l'oreille ; plus altérée au réveil, elle s'améliore par la conversation, ce qui tient sans doute à une accumulation de mucosités pendant la durée du sommeil, et à leur disparition par le fonctionnement de l'organe ; elle devient enrouée, lorsque le malade parle beaucoup et fatigue son larynx, en sorte que c'est le matin et le soir qu'elle est le plus sérieusement modifiée. La sécrétion, peu abondante et visqueuse, est constituée par des mucosités mélangées salive, et rejetées par simple expuition, sans toux ou avec l'aide d'une toux brève, parfois rauque et bruyante, sans beaucoup d'efforts.

La laryngite herpétique a une évolution lente et une marche essentiellement chronique, mais de temps à autre elle est traversée, sous des influences diverses, à l'occasion d'un refroidissement surtout, par des poussées aiguës qui donnent lieu à une toux plus fréquente, à de l'aphonie et même à un léger mouvement fébrile; puis ces nouveaux accidents disparaissent et les choses reviennent à leur ancien état. Cette affection, sans gravité au point de vue de la santé générale et de l'existence, n'a pas moins des inconvénients sérieux lorsqu'elle vient à frapper des individus comme les instituteurs, les prêtres, les professeurs et les chanteurs, pour qui la voix est un instrument essentiel, attendu qu'elle peut les obliger à changer entièrement leurs occupations.

TRACHÉO-BRONCHITE. — La trachée et les bronches, de même que le pharynx et le larynx, sont exposées aux localisations de l'herpétisme, et celles-ci se traduisent par des désordres spéciaux qu'il est généralement facile de diagnostiquer.

Les deux extrémités de la trachée et les grosses bronches sont les sièges de prédilection de l'altération qui cause ces désordres. La membrane muqueuse de ces parties, et parfois aussi celle des bronches de petit volume, offrent une rougeur sombre violacée, sont parcourues par des veines dilatées et surmontées de saillies miliaires grisâtres ou blanchâtres, à peine différentes de celles qui se rencontrent dans le pharynx et dans le larynx. Ces membranes, légèrement épaissies, sont inégales, tomenteuses, granuleuses, souvent parsemées de points blanchâtres qui leur donnent une physionomie particulière. Leurs glandes hypertrophiées donnent lieu à une sécrétion muqueuse, épaisse et visqueuse, d'un blanc grisâtre, difficile à rejeter au dehors, et qui, pour ce motif, est toujours accompagnée d'un liquide aqueux, transparent, aéré, semblable à une solution de gomme, non coagulable par l'acide nitrique, et provenant de l'excitation due à la quinte de toux.

Les désordres fonctionnels qui se rattachent à la trachéite ont un début insidieux. Ils consistent en une toux le plus souvent quinteuse, provoquée par une émotion, un changement de milieu quelconque, le passage du froid au chaud ou du chaud au froid. Cette toux, lorsque la trachée en est le point de départ, est sèche, pénible, bruyante, et assez semblables à celle de la coqueluche; elle se manifeste par des quintes qui ont une durée très longue, de plusieurs minutes, sont parfois interrompues par des arrêts de la respiration, et provoquent des vertiges, avec affaissement momentané sans perte de connaissance, turgescence et état violacé de la face. Ces vertiges, qui nous paraissent, comme au professeur Charcot[1], tenir surtout à l'irritation du nerf laryngé supérieur, méritent d'être rapprochés du vertigo *ab aure læsa*. Ils existaient chez un officier de cavalerie de notre clientèle, qui craignait de tomber de cheval au moment où ils se produisaient.

Si les grosses bronches sont le siège plus spécial de

---

1. J. M. Charcot; dans *Comptes rendus de la Société de biologie* et *Gaz. méd. de Paris*, 1876, n° 49.

l'altération, la toux, toujours rauque et difficile, est moins fortement quinteuse et ne donne pas lieu, comme dans le cas précédent, à des vertiges et à des phénomènes asphyxiques. Elle est suivie de l'expectoration d'un liquide abondant et transparent, semblable à une solution de gomme, ou encore à des blancs d'œufs battus, et au sein duquel existent un ou plusieurs petits grumeaux opaques, blanc grisâtres. Dans une période avancée ce liquide devient quelquefois opaque.

Quel que soit son point de départ, la toux est presque toujours précédée de sensations désagréables, de picotements, de cuisson ou de chatouillement, que les malades localisent soit un peu au-dessus du sternum, soit beaucoup plus bas. Ces désordres ne sont pas sans préoccuper les personnes qui en sont atteintes, et quelquefois même le médecin qui, faute de connaissances suffisantes, se croit en présence de lésions tuberculeuses ou syphilitiques graves. Je me souviens d'un malade dans ces conditions qui toussait depuis cinq ans sans avoir pu obtenir d'amélioration ni à Cauterets ni au Mont-Dore, et qui me fut adressé comme ayant une affection spécifique des voies respiratoires.

Les malades, en l'absence de la toux, se trouvent complètement bien; leurs forces sont conservées, ils mangent et digèrent convenablement, éprouvent tout au plus une faible dyspnée, et n'ont pas de fièvre. La percussion ne donne lieu à aucun signe appréciable, si ce n'est, dans quelques cas, à une légère augmentation de la sonorité; l'auscultation révèle tout au plus l'existence de quelques râles ronflants ou sibilants. Toutefois, si, après une durée plus ou moins longue, la membrane muqueuse vient à suppurer, alors les crachats se modifient, deviennent opaques et nummulaires, puis aux râles sonores déjà existants s'ajoutent des râles humides ou muqueux, à bulles plus ou moins volumineuses suivant les dimensions des bronches altérées, et tous les caractères de l'affection généralement décrite sous le nom de catarrhe chronique.

La trachéo-bronchite herpétique est une affection rebelle qui tourmente les malades pendant de nombreuses années, et quelquefois même pendant une grande partie de leur vie. Elle est sujette à des poussées aiguës et à des rémissions d'une durée variable, après quoi elle reprend son cours chronique. Les accès de trachéo-bronchite aiguë surviennent de préférence aux changements de saison, et surtout au printemps et à l'approche de l'hiver.

Les phénomènes présentés par les poussées aiguës varient suivant que l'inflammation reste limitée aux grosses bronches ou s'étend jusqu'aux plus petites. Dans le premier cas, on constate à l'auscultation des râles sonores et muqueux principalement aux bases; dans le second, des râles secs et fins, disséminés dans toute l'étendue du thorax et accompagnés d'une expectoration visqueuse et filante, quelquefois très peu abondante (bronchite capillaire). Ces râles, joints à la fièvre, au dépérissement et aux sueurs, parviennent quelquefois à donner le change au médecin qui, croyant avoir affaire à une tuberculose, porte un pronostic grave et effraye le malade et sa famille, déjà très enclins à perdre courage. C'est ce que j'ai pu constater chez un jeune garçon de douze ans, né d'un père herpétique, et qui fut pris à son retour de vacances, d'une toux rauque quinteuse fatigante, suivie d'une expectoration visqueuse semblable à du blanc d'œuf, en même temps que d'une fièvre intense (96 à 100 pulsations) et d'un dépérissement notable.

Cette forme de bronchite aiguë, qui n'est pas extrêmement rare, produit un affaiblissement général considérable. D'une durée qui varie de trois à six semaines et plus, elle se termine ordinairement par la guérison; mais quelquefois aussi elle peut mettre le malade en danger de mort. L'application de larges vésicatoires dans le dos est la médication la mieux appropriée pour combattre les accidents qui, dans l'herpétisme, affectent les bronches; le sulfate de quinine a des avantages réels contre les poussées aiguës.

EMPHYSÈME. — L'emphysème vésiculaire du poumon, c'est-à-dire la dilatation de la terminaison des canalicules pulmonaires, est une affection commune chez les herpétiques, du moins à un âge avancé de la vie. Cette affection reconnaît tantôt une origine mécanique, et n'est que la conséquence des quintes de toux amenées par une trachéo-bronchite de longue durée, tantôt une origine vraisemblablement trophique, et doit être rapprochée de la calvitie, de l'altération des ongles et des arthrites qu'elle accompagne fréquemment. Elle se manifeste par de l'essoufflement, de la dyspnée pendant la marche, un état violacé des lèvres, et, lorsqu'elle coexiste avec une bronchite, par une toux plus ou moins fatigante suivie d'expectoration muqueuse. La sonorité du thorax est exagérée à la percussion, et le murmure vésiculaire affaibli se prolonge principalement à l'expiration. Ces désordres toutefois sont peu gênants, à moins qu'il ne survienne une bronchite aiguë; dans ce cas l'hématose devient difficile, et il se produit des phénomènes asphyxiques souvent très sérieux.

II. — LÉSIONS DES VOIES DIGESTIVES

La membrane muqueuse des voies digestives, dont la structure et les fonctions varient avec chacun des organes qu'elle tapisse, est diversement influencée par l'herpétisme ; aussi étudierons-nous isolément les altérations de chacune des parties qui la composent.

PSORIASIS LINGUAL. — L'altération par laquelle l'herpétisme traduit ses effets sur la langue a reçu les noms divers de *psoriasis linguæ*, d'*ichthyose de la langue*, de *lichénoïde lingual*, etc. Ces dénominations indiquent assez que les auteurs ne sont d'accord ni sur les caractères ni sur la nature de ces lésions. Cependant, à part les désordres qui ont pour point de départ une irritation locale, comme cela se voit chez les fumeurs et les souffleurs de verre, la persistance de plaques muqueuses syphilitiques, le plus grand nombre des lésions ainsi dénommées relèvent de l'herpétisme. Ces lésions se montrent tantôt sous la forme de taches rouges ou rosées et privées d'épiderme (variété eczémateuse), tantôt sous celle de plaques blanches opalines recouvertes de squames plus ou moins épaisses (variété psoriasique).

La variété eczémateuse, de beaucoup plus rare, suivant nos observations, est caractérisée par la présence, à la surface et plus souvent sur les bords ou à la pointe de la langue, de taches rouges, excoriées ou recouvertes d'un

épithélium aminci, nettement circonscrites par des bords
festonnés et blanchâtres, constitués par turgescence et
l'hypertrophie des cellules qui composent la couche muqueuse de Malpighi. Ces taches, qui résultent d'une
altération des épithéliums consécutive à une dermite superficielle, ont depuis l'étendue d'une lentille jusqu'à
celle d'une pièce de deux francs. Les papilles sont, à leur
surface, quelquefois tuméfiées, saillantes et douloureuses, aussi tourmentent-elles beaucoup les malades,

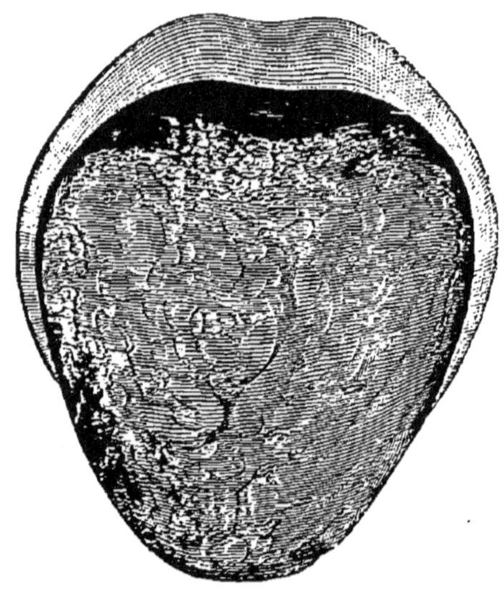

Fig. 3. — Face dorsale de la langue parsemée de plaques blanchâtres
produites par l'épaississement de l'épiderme ou psoriasis lingual.

qui ont déjà une grande tendance à l'hypochondrie ; elles
occasionnent d'ailleurs des sensations désagréables
de cuisson et de brûlure, enlèvent l'appétit, le goût,
et gênent les mouvements de la langue. Quoique très
tenace, cette lésion guérit cependant, comme je l'ai vu,
sous l'influence du chlorate de potasse pris à l'intérieur ;
et si elle récidive parfois, c'est pour céder plus tard.

La variété psoriasique se manifeste par des taches

blanchâtres, opalines, translucides, irrégulières, et disséminées tant à la surface que sur les bords de la langue.
Ces taches, au fur et à mesure que l'épiderme s'épaissit,
deviennent opaques et présentent des teintes variées :
tantôt, d'un blanc argenté, elles rappellent le psoriasis
des coudes et des genoux, tantôt, moins brillantes, elles
ressemblent, comme coloration, à des bourgeons char-
nus sur lesquels on aurait passé un crayon de nitrate
d'argent (fig. 3). De forme le plus souvent lenticulaire ou
nummulaire, elles donnent lieu, lorsqu'elles viennent à
se fusionner, à des plaques étendues et limitées par un
rebord festonné, sorte de cartés géographiques qui s'é-
tendent du V lingual à l'union du tiers antérieur de la
langue avec son tiers moyen, ou même sur toute la face
dorsale, tandis que la face inférieure reste presque toujours
saine. Les doigts appliqués sur ces plaques éprouvent
une sensation de râpe, et lorsqu'on vient à pincer la
langue, on sent qu'elle est ferme et indurée, tant par
suite de l'épaississement de l'épiderme, dont les squames
sont plus épaisses au centre qu'à la périphérie des taches,
qu'à cause de l'hypertrophie des papilles dont le volume
est, à une certaine période au moins, manifestement
augmenté. Dans quelques cas pourtant, la membrane
muqueuse est mince, lisse et brillante, ou même semée
de petits sillons au fond desquels le derme paraît ulcéré
et saignant. Enfin, la face interne des lèvres et des
joues présente parfois des taches blanches semblables à
celles de la langue ; mais le plus souvent, les taches qui
ont ce siège sont l'effet de l'action d'un irritant local.

Le psoriasis lingual est tout à la fois une lésion de la
couche épithéliale et du derme. La modification du revê-

tement épithélial porte principalement sur la partie cornée dont les éléments multipliés forment des couches superposées qui donnent à la langue une teinte blanche argentée. Celle du chorion est produite par la présence de jeunes cellules de tissu conjonctif dans le voisinage des vaisseaux lymphatiques ; ces cellules, venant à s'organiser, déterminent une véritable sclérose linguale. Il est rationnel de croire que cette sclérose, qui affecte la partie la plus superficielle du derme, est le phénomène initial et que l'épithélium est secondairement affecté. Mais il n'y a pas moins lieu de rapprocher cette lésion de celles du cuir chevelu, des ongles, de la gorge, etc. D'ailleurs j'ai pu constater chez un de mes malades la réunion de ces différents désordres, à savoir : psoriasis lingual, acnée sébacée du nez, calvitie, angine granuleuse, lésions trophiques des ongles, migraines, etc.

Comprimées par l'épithélium, les papilles s'atrophient et disparaissent au bout d'un certain temps, de sorte que la langue, de rugueuse qu'elle était tout d'abord, devient lisse et brillante. Dans quelques cas, la multiplication des éléments de la couche épithéliale se continue et donne naissance à un véritable épithélioma ; pour cette raison, le psoriasis lingual est redoutable.

Ce psoriasis, comme la plupart des désordres qui rentrent dans le domaine de l'herpétisme, est le point de départ de sensations diverses et d'une gêne pénible qui tourmentent les malades. Effectivement, ceux-ci se plaignent presque constamment de cuisson, de brûlure, de douleurs diverses, qui, au moment des repas, peuvent devenir intenses, surtout lorsqu'il existe des érosions ou des ulcères à la surface de la langue, et qu'il est fait usage de boissons ou d'aliments irritants, en particulier de substances acides. La mastication par cela même est lente, et les mouvements de la langue, en raison du trouble de la sensibilité, sont difficiles au point que certains malades en sont réduits à se nourrir de soupes et de purées. La parole est alors gênée, la sécrétion salivaire augmentée, et pourtant le sens du goût est en général peu modifié.

Le psoriasis lingual est plus fréquent chez l'homme que chez la femme, sans doute parce que, à côté de la prédisposition, il faut une cause occasionnelle pour lui donner naissance, et que l'homme fume, chique et boit plus que la femme. Par sa constitution anatomique, cette affection se rapproche des lésions du cuir chevelu et des ongles, dont il a été parlé plus haut, aussi doit-on croire qu'elle est, comme ces dernières, subordonnée à une influence nerveuse. Il serait intéressant de chercher à la produire expérimentalement soit par la section, soit par l'irritation des différents nerfs qui se rendent à la langue, et, par conséquent, de reprendre les expériences de Schiff[1] qui, à la suite de la section des nerfs hypoglosse et lingual, avait constaté que la partie correspondante de la langue devenait sensiblement plus rouge.

Le pharynx est fréquemment atteint dans l'herpétisme, mais la lésion dont il est le siège rentre dans le domaine des affections des voies respiratoires, nous en avons parlé plus haut et n'avons pas à y revenir. Quant à l'œsophage, il n'est le siège d'aucune lésion qui

---

1. Schiff, *Influence des nerfs sur les vaisseaux de la langue* (*Arch. f. physiol. Heilkunde*, 1853, et *Gaz. méd. de Paris*, 1856, p. 366).

ait pu jusqu'ici être attribuée à l'herpétisme, si on excepte les cas où la pharyngite granuleuse se propage à son extrémité supérieure.

BIBLIOGRAPHIE. — E. Bazin, *Leçons théoriques et cliniques sur les affections cutanées de nature arthritique et dartreuse*, recueillies par J. Besnier, p. 272, Paris, 1868.—R. Weir, *Ichthyosis of the tongue and uvula* (*New-York med. Journ.*, mars 1875, p. 240).—Trélat, *Rapport entre le psoriasis et l'épithéliome de la langue* (*Bull. de la Soc. de chirurgie*, décembre 1875). — Gooddhart, *Deux cas d'ichthyose de la langue* (*Quarterly Journ. of microscop. Science*, Jan. 1875. — Nedopil, *Ueber die Psoriasis der Zunge und Mundschleimhaut*, etc. (*Archiv f. klin. Chirurgie*, 1876, t. XX, p. 324). —A. Verneuil, *Épithéliome de la langue succédant au psoriasis buccal* (*Tribune méd.* 1876, p. 400). — E. Schwimmer, *Die idiopathischen Schleimhautplaques der Mundhöhle* (*Vierteljahrschr. für Dermatologie und Syphilidol.* 1877, t. IV, p. 511, et 1878, t.V, p. 53). — Fairlie Clarke (*The Lancet,* 1874, t, I, p. 369). — Dubarry, *Atrophie de l'épithélium buccal*, thèse de Strasbourg, 1869, et *Un. méd.*, 1870, n° 26. — M. Debove, *Le psoriasis buccal*. Thèse de Paris, 1873. — Ch. Mauriac, *Du psoriasis de la langue et de la muqueuse buccale.* (*Union méd.*, 1873, n°s 122, 130, 139, 152; 1874, n°s 61, etc., et Paris, 1875). — Van Lair, *Lichénoïde lingual* (*Revue mensuelle de médecine et de chirurgie*, 1880, t. IV, p. 51, 227). — V. Gautier, *La desquamation épithéliale de la langue*, Genève, 1882.

DILATATION STOMACALE. — Les troubles dynamiques et sécrétoires de l'estomac et de l'intestin, tels qu'embarras gastrique, diarrhée, etc., ont été étudiés plus haut; mais il nous reste à faire connaître des désordres qui, bien que purement fonctionnels à leur début, finissent par être accompagnés de lésions matérielles, je veux parler de la dyspepsie chronique et de l'affection décrite sous le nom d'entérite membraneuse.

Toutes les personnes atteintes d'herpétisme n'ont pas forcément des digestions mauvaises, mais le plus grand

nombre, pour peu que leur système nerveux soit
ébranlé par des émotions pénibles, des préoccupations
d'esprit, une fatigue quelconque, sont affectées de troubles digestifs tantôt passagers comme la cause qui les a
produits, tantôt prolongés, et même permanents. Connus
et décrits sous le nom de *dyspepsie*, ces troubles se révèlent par des sensations de tension, de gêne et de
pesanteur à l'épigastre, puis par de la somnolence, des
bâillements, du malaise, de la douleur, de l'oppression
et des éructations. Ces phénomènes se font sentir peu
de temps après le repas, puis s'en éloignent peu à peu,
et enfin il s'y joint de l'insomnie, des crampes d'estomac,
des borborygmes, plus rarement des nausées et des
vomissements. La souffrance de l'estomac devient, à son
tour, l'occasion de désordres réflexes nombreux, tels que
palpitations, vertiges, ennui, tristesse, mauvaise humeur ;
elle est un obstacle sérieux pour le travail physique et
intellectuel, et lorsqu'elle a duré pendant un certain
temps, il devient difficile d'en débarrasser les malades
à cause de la dilatation que subit presque fatalement
l'estomac.

Sous le nom de *dilatation de l'estomac*, nous entendons, non pas la simple distension de cet organe produite par l'atonie des fibres musculaires et qui se montre
dès les premières phases de la dyspepsie, mais l'élar-
gissement permanent de cet organe par suite d'une
modification plus ou moins manifeste de ses parois.
L'estomac est non seulement augmenté de capacité,
mais encore le plus souvent déplacé ; il descend au-
dessous de l'ombilic, et lorsqu'il est distendu, jusqu'à la
symphyse pubienne. Sa forme diffère peu de celle de

l'état normal; ses diamètres sont agrandis, et ses parois peu ou pas épaissies; sa surface interne est lisse, couverte de mucus, ardoisée ou décolorée. La membrane muqueuse est en général amincie, les glandes, légèrement saillantes, ont été peu étudiées dans ces conditions, mais tout porte à croire qu'elles sont altérées, et il y aurait à rechercher si elles ne subissent pas des modifications du genre de celles que l'on constate dans les glandes muqueuses du pharynx, du larynx, etc.

Cette dilatation, dont le début est insidieux, ne fournit qu'un petit nombre de symptômes spéciaux. Ces symptômes sont fonctionnels ou physiques : les symptômes fonctionnels se distinguent par ce fait que la distension de l'estomac et les différents malaises qui l'accompagnent, au lieu de se produire peu de temps après le repas, comme dans la dyspepsie ordinaire, surviennent cinq ou six heures plus tard. Les personnes qui dînent à sept heures du soir, par exemple, éprouvent vers une ou deux heures du matin, et quelquefois plus tard, de l'oppression, des bâillements et un sentiment d'angoisse fort pénible qui les oblige à se remuer, à se tourner dans leur lit, ou même les met dans l'impossibilité de continuer leur sommeil.

L'estomac, qui souvent contient beaucoup de liquides et dans lequel se produisent des gaz en abondance, est le siège de contractions douloureuses qui donnent lieu à des borborygmes, à des éructations, et déterminent par moments un anéantissement considérable, avec décoloration des téguments, sueurs et même lipothymies. Les vomissements sont rares, et lorsqu'ils existent, ils sont aqueux plutôt qu'alimentaires. Une douleur, parfois vive,

est ressentie dans l'hypochondre gauche et dans la région
de l'omoplate du même côté, ou encore entre les deux
épaules. A ces désordres s'ajoutent des palpitations, des
vertiges, de la tristesse, des préoccupations, de la lenteur
dans les idées, une difficulté très grande au travail intellectuel, et enfin des phénomènes divers. Un homme
de quarante-cinq ans, hypochondriaque et de plus
atteint d'une angine granuleuse, souffrait depuis plusieurs années de son estomac lorsqu'il vint me trouver.
Chaque jour, environ vers cinq heures du soir et vers
deux ou trois heures du matin, cet homme éprouvait
des sensations d'engourdissement, de fourmillements
et de faiblesse dans les membres du côté gauche, ce qui
l'effrayait beaucoup et lui faisait craindre une paralysie.
Ces accidents, que l'on aurait attribués autrefois à des
phénomènes congestifs de l'encéphale, me parurent
provenir d'une ischémie passagère de l'hémisphère cérébral droit déterminée sans doute par un acte réflexe qui,
de l'estomac, retentissait sur l'artère de Sylvius et ses
branches. Effectivement, dans ces mêmes moments, mon
malade ressentait dans la région stomacale des ondu-
lations et des contractions douloureuses qui étaient
suivies d'éructations; il accusait en outre des régurgitations de liquides acides et de parcelles alimentaires.
Enfin, s'il venait à s'étendre sur le dos et à se secouer,
il entendait un bruit de glouglou tout particulier qui lui
faisait dire qu'il avait une amphore dans le ventre, et
qu'il se passait chez lui des choses extraordinaires. Un
autre malade entrait un jour dans mon cabinet avec les
traits décomposés par la frayeur qu'il avait conçue en
entendant des bruits semblables, et par les sensations

douloureuses qui étaient la conséquence de la dilatation de son estomac.

Les signes physiques qui s'ajoutent à ces troubles fonctionnels ont une grande importance, car c'est grâce à eux surtout qu'il est possible d'arriver à un diagnostic certain. L'abdomen est ordinairement météorisé, et l'estomac distendu; ce dernier, lorsqu'on vient à le palper ou à l'exciter à travers la paroi abdominale, ne présente jamais, comme dans la dilatation secondaire, de mouvement appréciable de contraction. La percussion, d'un autre côté, est d'un grand secours, elle fournit des signes qui diffèrent suivant la plus ou moins grande quantité de liquide renfermé dans la cavité stomacale. Si le liquide est abondant, elle donne lieu à la production d'un bruit hydroaérique dans la région sus-ombilicale de l'abdomen. Ce bruit se termine en bas suivant une courbe à concavité supérieure, au-dessous de laquelle existe un son mat ou presque mat, tenant à la présence du liquide accumulé dans les parties déclives de l'estomac. Quand, au contraire, le liquide gastrique est en petite quantité, le son hydroaérique existe dans une grande partie du ventre, et si le malade n'a pas de diarrhée, il est certain que l'étendue de ce bruit indique les dimensions de l'estomac. La succussion de l'abdomen est encore pour le médecin un moyen de se renseigner, car, dans le cas de dilatation stomacale avec accumulation de gaz et de liquides, elle est suivie d'un bruit de glouglou très manifeste. Une percussion un peu brusque sur un point de l'estomac peut encore produire un bruit assez semblable.

Ces différents signes mettent hors de doute la dilatation de l'estomac, et l'absence de contraction de cet organe à la suite de l'excitation des parois abdominales aidera à différencier cette dilatation simple de celle qui est la conséquence d'un obstacle mécanique à la circulation des matières alimentaires (dilatation symptomatique). Il sera nécessaire de tenir compte des antécédents du malade et des affections concomitantes, pour distinguer la dilatation se rattachant à l'herpétisme de toute autre dilatation simple, telle que celle qui survient dans l'hystérie ou dans d'autres maladies.

La gastro-ectasie qui nous occupe est une affection sérieuse tant par sa durée que par sa ténacité; si elle n'entraîne pas la mort, elle détermine parfois un amaigrissement considérable, et souvent elle met les malades dans l'impossibilité de tout travail physique ou intellectuel. Elle est difficile à combattre et exige tout d'abord un régime sévère, et dans certains cas, le lavage de l'estomac.

ENTÉRITE MEMBRANEUSE. — L'affection ainsi désignée n'est pas à proprement parler une inflammation, mais plutôt un trouble de la sécrétion intestinale qui se distingue par une constipation opiniâtre, l'expulsion de parcelles membraniformes plus ou moins allongées ou irrégulières, formées de mucus, et de matières ovillées, avec accompagnement de douleurs abdominales ordinairement intenses et surtout pénibles et inquiétantes.

Cette affection, qui se rencontre spécialement chez des personnes nerveuses, hypochondriaques et sujettes aux migraines, aux épistaxis et aux hémorrhoïdes, est insidieuse dans son début, et souvent n'est reconnue qu'à la suite de plusieurs erreurs de diagnostic. Elle commence par une constipation tenace, à laquelle s'ajoutent de temps à autre des coliques plus ou moins vives et le rejet de concrétions muqueuses de formes diverses. Les matières fécales sont ovillées, dures, sèches, diversement colorées, formées de masses isolées ou agglomérées les unes avec les autres, quelquefois recouvertes d'un mucus concrété. Expulsées à des époques irrégulières, et même en dehors des garde-robes, les concrétions muqueuses se présentent sous la forme de masses blanchâtres, épaisses, arrondies ou aplaties, ou bien sous celle d'une membrane réticulée, criblée de petits trous comme une dentelle facile à déchirer; elles revêtent enfin l'aspect de rubans plats, assez épais et peu allongés, dont les fragments rappellent les anneaux isolés du tænia, ou encore celui de tubes cylindroïdes complets, d'une étendue variable et d'un volume qui permet de croire qu'ils se sont moulés sur l'intestin. Des deux faces de ces concrétions, l'une, blanche et réticulée, correspond à la membrane muqueuse intestinale, l'autre, colorée en jaune ou en brun, est lisse et en rapport avec les matières intestinales. De même que la forme, la quantité de ces produits est très variable : insignifiante dans quelques cas, elle arrive d'autres fois à remplir un demi-verre ou un verre ordinaire. Chimiquement, ces concrétions sont formées d'une substance amorphe transparente qui n'est autre que la mucine; histologiquement, elles se présentent sous l'aspect de filaments entrecroisés, de différents calibres, ressemblant à des fibrilles de fibrine ou de tissu conjonctif, bien qu'ils en soient nettement distincts par leur inaltérabilité sous l'influence de l'acide acétique (mu-

cine). Dans les mailles de ces filaments existent des leucocytes granuleux et des cellules épithéliales cylindriques,
des cellules déformées ou globuleuses, provenant de la
métamorphose muqueuse des éléments épithéliaux. La
mort étant exceptionnelle en pareil cas, l'altération de la
membrane muqueuse est mal connue; aussi l'opinion
de Wannebroucq, suivant laquelle la formation des
produits membraniformes en question serait due à
l'irritation du tissu interstitiel de la paroi intestinale,
nous paraît-elle prématurée.

Le ventre est habituellement aplati, les digestions sont
pénibles, troublées par des éructations gazeuses ino-
dores. Les douleurs qui précèdent ou accompagnent la
constipation et l'expulsion des concrétions muqueuses,
sont des coliques violentes qui se font sentir au niveau de
l'ombilic et dans les hypochondres, ou encore des faux
besoins d'aller à la garde-robe, des épreintes qui souvent n'aboutissent à aucun résultat. Ces phénomènes
douloureux sont suivis d'un certain degré d'épuisement
nerveux, qui fatigue les malades, les anéantit, les conduit
fatalement à l'hypochondrie et leur rend la vie insupportable. Dans ces conditions, le prolapsus de la muqueuse
rectale et la fissure à l'anus sont des accidents relativement communs pour lesquels les pauvres patients ne
manquent guère de réclamer des opérations, et, fait digne
de remarque, ces opérations sont presque toujours suivies d'une amélioration momentanée.

L'entérite, dite membraneuse, a une marche lente et
une durée ordinairement longue, c'est une affection
tenace, rebelle à la plupart des moyens médicamenteux.
Les purgatifs peuvent dans quelques cas apporter un

soulagement momentané aux malades, mais l'hydrothérapie et l'emploi du bromure de potassium sont les seuls
moyens capables d'amener une amélioration véritable. Ces
faits ne sont pas en faveur de l'opinion qui attribue l'entérite membraneuse à une lésion purement inflammatoire
de l'intestin ; mais d'ailleurs, ni le palper abdominal, ni
l'examen anatomique ne révèlent l'existence d'une telle
lésion. D'un autre côté, si on tient compte de la multiplicité des désordres que présentent les malades atteints de
cette affection, de leur mobilité, de leur marche irrégulière ou intermittente, on arrive à la conclusion qu'ils
dépendent d'un trouble dynamique de l'innervation nutritive ayant pour effet la constipation et la sécrétion d'un
mucus rapidement concrescible. C'est donc avec raison
que certains auteurs ont cherché à rattacher l'entérite
membraneuse à l'herpétisme ; nous sommes entièrement
de leur avis, tout en faisant remarquer que des concrétions muqueuses peu différentes de celles qui nous occupent peuvent se rencontrer dans plusieurs autres circonstances et en particulier dans des inflammations
superficielles primitives ou secondaires de la membrane
muqueuse rectale.

BIBLIOGRAPHIE. — Gendrin, *Traité philosophique de médecine
pratique. Des fièvres dyspeptiques des assodes*, t. III p. 23. —
Potain, *Bull. de la Soc. anatom*, 1857, p. 163. — Laboulbène,
*Recherches cliniques et anatomiques sur les affections pseudo-
membraneuses*, Paris, 1860, p. 99. — Merland de Chaillé, *Entérite
pseudo-membraneuse* (*Union méd.*, juin, 186⁷, p. 910). — Guyot,
ibid., 1868, n° 72. — Siredey, *Note pour servir à l'étude des concrétions muqueuses et membraneuses de l'intestin* (*ibid.*, 1869, 19
et 23 janvier). — Le Bret, *Contribution à l'étude des concrétions
membraniformes de l'intestin* (*Ann. de dermat. et de syphil.*,
1869, p. 204). — Goodhart, *Casts from the intestine* (*Trans. of*

the Pathol. Soc. of London, 1872. t. XXIII, p. 98). — Wanne-broucq, *De l'entérite interstitielle, entérite pseudo-membraneuse* (*Assoc. franç. pour l'avanc. des Sc.*, 1875, p. 695). — Garcin, *Concrétions membraneuses de l'intestin* (*Marseille médical*, janv. 1875). — Lereboullet, *Contribution à l'étude de quelques accidents dus à la constipation* (*Gaz. hebd.*, 1875, p. 497 et 513). — Poignard, *Les concrétions muqueuses membraniformes de l'intestin*, Thèse inaug. Paris, 1875. — Huchard, *Concrétions membraniformes de l'intestin* (*France médicale*, 1879, p. 34). — J. M. Da Costa, *Membranose Enteritis* (*Amer. Jour. N. S. t. CXXIV*, octobre 1871, p. 321, *et Schmidt's Jahrbücher*, 1872, t. CLV, p. 163). — Germain Sée, *Des dyspepsies gastro-intestinales*, Paris, 1881, p. 225.

III. — LÉSIONS DES VOIES URINAIRES ET DES VOIES GÉNITALES

La membrane muqueuse des voies urinaires est peu exposée aux atteintes de l'herpétisme, car aucune des lésions qui lui sont propres, ne peut être sûrement attribuée à cette maladie. Il n'en est pas de même des voies génitales qui, chez la femme surtout, sont le siège de désordres dont la parenté avec l'herpétisme ne saurait être douteuse. Toutefois, avant d'étudier ces désordres, je dirai quelques mots de la gravelle urique et de la lithiase biliaire.

GRAVELLE URIQUE. — Le dépôt de corps granuleux du volume d'une tête d'épingle ou même plus petits sur le vase dans lequel l'urine s'est refroidie est un fait commun chez les herpétiques. Ce fait se produit par intervalles, tantôt sans cause appréciable, tantôt à la suite d'un changement de régime et surtout lorsqu'à une vie active succède une vie sédentaire. Les urines, le plus souvent claires au moment de l'émission, présentent au bout d'un certain temps dans le fond de l'urinoir un sable rouge qui reste libre ou s'attache aux parois du vase. Dans quelques cas aussi, cette séparation s'opère dans les voies urinaires, et les graviers, agglutinés par le mucus, s'attachent à la membrane muqueuse, ou bien, emportés par les urines, traversent les urétères, tout en produisant par exception des accès de colique néphrétique. En dernier lieu, ils arrivent au canal de l'urètre et déterminent par leur passage des sensations de cuisson, de brûlure, et des spasmes plus ou moins violents. J'ai entendu des malades exhaler de vives plaintes à l'occasion des douleurs et des spasmes du col de la vessie qui, dans ces conditions, accompagnent la gravelle urique. Cette forme de gravelle, ordinairement passagère, ne coexiste jamais avec l'infiltration uratique des cartilages diarthrodiaux, et, partant, elle se distingue de la gravelle goutteuse qui est moins fixe, plus constante et occasionne souvent des accès de colique néphrétique. La lithiase biliaire, que plusieurs auteurs rattachent à l'arthritisme, est une affection spéciale aux gens sédentaires qui brûlent peu, mais elle ne m'a pas paru se rencontrer plus communément dans l'herpétisme que dans toute autre maladie.

BLENNORRHÉE. — Swediaur et quelques auteurs ont admis l'existence d'une blennorrhagie herpétique et d'une blennorrhagie arthritique; c'est là vraisemblablement une seule et même affection, dont l'existence, à notre avis, est d'autant moins certaine que Swediaur lui-même prétend qu'elle est parfois contagieuse. Cependant, il résulte de notre observation personnelle que la blennorrhagie de l'homme est plus commune et a plus

de tendance à se prolonger et à récidiver chez les herpétiques que chez les autres malades. La blennorrhagie de
la femme est dans les mêmes conditions. L'existence
d'une blennorrhée véritablement herpétique chez cette
dernière n'est pas mieux prouvée que chez l'homme, à
moins de comprendre sous cette dénomination l'écoulement passager qui accompagne parfois le prurit des
parties génitales. Cet écoulement blanc crémeux est fort
différent de l'écoulement blennorrhagique; il peut être
comparé à celui qui, chez l'homme, suit dans quelques cas
une excitation génésique trop prolongée, et dont la durée
est ordinairement de quelques jours.

L'herpétisme, en somme, affecte rarement les membranes muqueuses du vagin et de l'urètre; mais suivant
l'un de nos maîtres les plus distingués, le Dr Noël Gueneau de Mussy, cette maladie déterminerait du côté de
l'utérus des éruptions diverses qu'il rapproche des éruptions cutanées : ainsi il décrit un herpès, un eczéma et
une acné de cet organe.

HERPÉTIDES UTÉRINES. — L'herpès du col et du vagin
se montre peu à l'état vésiculaire; il apparaît d'ordinaire
sous la forme de taches circulaires diversement groupées;
ces taches déprimées, privées d'épithélium, de l'étendue
d'une demi-lentille, de coloration rouge ou rosée, ne
tardent pas à disparaître, même spontanément.

L'eczéma est une affection moins facile à déterminer
que l'herpès, à cause de la petitesse et du peu de durée
des vésicules qui le constituent. Pourtant le Dr Gueneau
de Mussy a pu voir des vésicules eczémateuses réunies et
groupées sous forme de plaques à la surface du col uté-

rin; mais d'ordinaire, ces vésicules sont remplacées par
une surface plus ou moins étendue, rouge ou violacée,
granulée, suintante ou couverte d'un dépôt pultacé et jaunâtre. Dans quelques cas, la membrane muqueuse de
l'intérieur de l'utérus est en même temps le siège
d'une sécrétion semi-transparente ou opaque; et alors,
cette sécrétion, à sa sortie, irrite assez généralement la
membrane muqueuse du col, qui est rouge, desquamée
ou superficiellement érodée sur les points de contact avec
le liquide sécrété.

Ces lésions coexistent d'ordinaire avec des éruptions semblables de la peau ou encore avec de l'urticaire; elles ont une durée passagère, disparaissent et
reviennent par poussées successives, puis la rougeur
s'affaisse, pâlit, l'épiderme se reproduit et la guérison a
lieu. Elles se distinguent non seulement par leur dissé-
mination à la surface du col ou du vagin, mais en outre,
alors même qu'elles se sont transformées en érosion, par
leur siège différent de celui de la métrite ordinaire du
col utérin, affection commune chez les femmes qui ont
eu des enfants, et qui s'étend en général à tout le museau
de tanche.

Le Dr Gueneau de Mussy admet en outre, sur le col utérin, des saillies papuliformes, disséminées ou agminées,
coïncidant avec des éruptions papuleuses du tégument
externe, et de plus une affection qu'il désigne sous le
nom d'état acnéique du col. Cette dernière affection se
montre sous l'apparence de petites saillies grisâtres ou
jaunâtres, arrondies, isolées, groupées ou disséminées
sur le museau de tanche, et quelquefois disposées en
couronne au pourtour du méat utérin. Constituées par

la rétention du produit de secrétion des glandules du col, ces saillies laissent écouler, à la suite de l'incision, une masse globuleuse ayant en moyenne le volume d'un gros pois, assez semblable à l'humeur vitrée et comme elle translucide ou opaline. Sur un point de la périphérie de ces masses existe un petit corps jaune, faisant relief à sa surface et de la dimension d'un grain de millet. Ce corps correspond à la tache extérieure que remplace, après l'issue de la masse globuleuse, une dépression ar-rondie, constituée par la cavité glanduleuse dilatée, dont la matière jaune occupait vraisemblablement le goulot.

Le col utérin, plus volumineux alors que dans l'état normal, est violacé, congestionné, et parfois ramolli et ulcéré; aussi doit-on penser que l'acné en question n'est qu'un effet du rétrécissement ou de l'oblitération du canal excréteur des glandules, consécutivement à un travail inflammatoire. Disons, en terminant, que les affections dartreuses de l'utérus, semblables en cela à celles de la peau et de la membrane muqueuse des voies respiratoires, sont assez généralement accom-pagnées de douleurs diverses. Ces douleurs ont pour siège les aines, les lombes, le flanc droit, et aussi d'autres régions du corps.

La *dysménorrhée pseudo-membraneuse*, déjà signalée par Todd comme une des affections qui coïncident avec le rhumatisme noueux, est un désordre relativement fréquent dans l'herpétisme, et dont les caractères se rapprochent de ceux des manifestations ordinaires de cette maladie.

Une de mes malades de la ville, jeune femme de vingt-huit ans, née d'une mère migraineuse et d'un père hémorrhoïdaire et eczémateux, atteinte de migraines depuis plusieurs années, fut soignée par moi pour des éruptions revenant à chaque printemps et pour une névralgie faciale. Régulièrement menstruée, mais non sans douleur, elle n'a jamais eu d'enfant, bien qu'elle soit mariée depuis neuf ou dix ans. A la fin de 1880, cette malade se croyait enceinte à cause d'un retard de quelques jours, quand elle ressentit tout à coup, dans la région hypogastrique, des crises douloureuses extrêmement vives, qui amenè-rent la décoloration des téguments et la décomposition des traits. Après avoir été calmées par la morphine, ces douleurs reparurent et furent de nouveau arrêtées, mais en même temps il existait un petit écoulement sanguin qui se continua pendant plusieurs jours. L'u-térus était manifestement tuméfié et dur au toucher, principalement en arrière. A partir de ce moment, les souffrances devinrent supportables; la malade, très nerveuse, accusait à peine quelques douleurs dans la région des reins et dans les fosses iliaques. L'époque menstruelle suivante ramena de nouvelles crises dou-loureuses, qui furent suivies d'un écoulement sanguin et de l'expulsion d'un produit membraneux grisâtre ayant la forme et les dimensions de la cavité utérine. Examiné au microscope, ce produit se trouva composé de leucocytes, de cellules épithéliales et de fibres de tissu conjonctif, ce qui indiquait qu'il était bien un débris de la membrane muqueuse. L'écoulement sanguin conti-nua encore pendant quelque temps, par contre, les douleurs cessèrent. L'époque menstruelle qui suivit les fit renaître aussi bien que l'hémorrhagie, mais de plus, on constata que l'utérus était enclavé dans une tumeur un peu plus saillante à droite qu'à gauche et qui était sans aucun doute une hématocèle. Il y eut encore deux époques cataméniales mauvaises, et les crises ne reparurent plus; la tumeur sanguine se résorba et la malade finit par recouvrer sa santé antérieure.

Nous avons dans ce fait un exemple complet de dysménorrhée membraneuse. Cette affection est caractérisée par des douleurs excessives, comparables aux douleurs de l'accouchement, qui cessent peu après chaque époque menstruelle pour reparaître à l'époque suivante, et sont accompagnées d'un léger écoulement sanguin ou encore de l'expulsion de produits membraniformes. Bien qu'elle soit considérée comme très rare, elle me paraît beaucoup plus commune qu'on ne le croit généralement, si j'en rapproche un certain nombre de cas de menstruations douloureuses accompagnées et suivies d'écoulements sanguins abondants. Pour ce motif, j'ai pensé qu'il y avait lieu d'en parler ici, d'autant plus qu'elle s'observe à peu près exclusivement chez des femmes nerveuses exposées aux névralgies, aux arthrites sèches, et enfin à tous les désordres de l'herpétisme. Les douleurs qui précèdent et accompagnent les hémorrhagies, et l'expulsion d'un produit membraneux spécial conduisent à penser qu'il s'agit d'un acte nerveux comparable à celui qui préside au phénomène physiologique de la menstruation.

BIBLIOGRAPHIE. — A. Trousseau, *Clinique médicale*, Paris, 1862, t. II p. 361. — N. Gueneau de Mussy, *Herpétisme utérin* (*Archiv. gén. de médecine*, 1871, t. II, p. 416 et 531). — Labadie Lagrave et Huchard, *ibid.*, 1875, série 6, t. XV, p. 678, t. XVI, p. 69, t. XVIII, p. 706, t. XIX, p. 430.

§ 5. — Lésions du système locomoteur.

Ce système, qui comprend les muscles, les os, les articulations et les aponévroses, est fréquemment lésé chez les herpétiques, sinon dans sa totalité, au moins dans quelques-unes de ses parties. Les modifications musculaires, relativement rares, nous occuperont peu ; les lésions osseuses et aponévrotiques nous arrêteront plus longtemps, celles des articulations, en raison de leur fréquence et de leur importance, attireront d'une façon spéciale notre attention.

I. — LÉSIONS DES MUSCLES. — CRAMPE DES ÉCRIVAINS.

Les muscles n'échappent pas absolument aux atteintes de l'herpétisme ; ils sont quelquefois altérés, dans la phase avancée de cette maladie, lorsque le système artériel est lésé. On les trouve alors décolorés, mous, friables, infiltrés de graisse et atrophiés ; mais cette altération, qui accompagne les lésions athéromateuses des artères, est une conséquence indirecte de l'herpétisme. D'un autre côté, les muscles situés dans le voisinage des articulations affectées sont assez habituellement atrophiés, et cette fois encore leur altération n'est qu'un effet éloigné de la maladie générale, car elle est intimement liée sinon au désordre matériel de l'articulation, du moins au trouble nerveux qui le produit. En conséquence, l'herpétisme n'influence pas directement le système musculaire. Cependant les douleurs des muscles sont com-

munes dans cette maladie ; le lumbago surtout est fréquemment observé. Mais, lorsqu'on cherche à se rendre
compte de la nature de ces souffrances, on ne tarde pas à
reconnaître qu'elles sont surtout névralgiques, malgré
la contracture qui les accompagne dans quelques cas.
Une jeune femme nerveuse, dont le péré et la mère
sont manifestement entachés d'herpétisme, fut prise, il y
a un an, d'un léger mouvement de fièvre, de gonflement
de la face, et en même temps de douleurs excessives
dans les muscles du cou (torticolis), à tel point qu'il
lui était impossible de mouvoir la tête et que la plus
légère pression lui était insupportable. Toutefois, en
examinant attentivement cette malade, on finissait par
trouver des points douloureux à l'émergence des nerfs
cervicaux ; depuis lors, elle a eu plusieurs névralgies
de la face, toujours accompagnées, comme la première
fois, d'un œdème prononcé.

Un accident qui paraît tenir non moins intimement
au désordre du système nerveux, s'observe vers l'âge
de trente à quarante ans ; il consiste en un tremblement
musculaire généralement décrit sous le nom de crampe
des écrivains. Trois malades de la ville m'ont présenté
ce genre d'accident. L'un d'eux, avocat distingué du bar-
reau de Paris, était en même temps hémorrhoïdaire et
chauve, bien qu'il eût au plus trente ans ; des deux autres,
l'un, négociant, était atteint d'un psoriasis ancien, de
dyspepsie, etc. ; l'autre, ingénieur et des plus tempérants,
était chauve, hémorrhoïdaire et eczémateux. Le premier
de ces malades, malgré un traitement énergique, bromure
de potassium et hydrothérapie, conserva pendant plusieurs
années son tremblement qui le mettait dans l'impossibi-

lité presque absolue de prendre les notes dont il avait
besoin pour ses plaidoiries ; le second fut guéri après
dix-huit mois de traitement, et le dernier, dont l'affection
remonte à quelques mois, va beaucoup mieux, bien qu'il
soit toujours obligé de se soigner. Le tremblement offrait
la plus parfaite ressemblance chez tous ces malades.
Son début était insidieux : l'écriture d'abord ne paraissait pas tremblée, mais, au bout d'un certain temps,
il se produisait dans les doigts, le poignet et l'avant-bras,
au niveau des muscles fléchisseurs surtout, une sensation
d'endolorissement, d'engourdissement et de fatigue qui
rendait le mouvement difficile ou même impossible, et mettait le malade dans la nécessité de s'arrêter. Effectivement
la main était peu à peu atteinte de faibles oscillations
qui s'opposaient à la formation des lettres et augmen-
taient avec l'insistance que mettaient les malades à vouloir
continuer leur travail. L'idée même de vouloir écrire
semblait favoriser le tremblement, qui redoublait lorsque
le patient croyait être observé ; la main et l'avant-bras
s'agitaient alors de mouvements spasmodiques qui l'o-
bligeaient parfois à une suspension complète du travail.

II. — LÉSIONS DES OS. — OSTÉITES

L'altération que subit le système osseux dans le cours
de l'herpétisme se fait remarquer par la constance de ses
caractères. Elle a déjà été étudiée par Adams, Cadiat,
Féréol, qui ont montré sa relation avec le rhumatisme
chronique. Cette altération, qui consiste en une multiplication avec transformation osseuse des éléments sous-
périostiques, affecte de préférence les épiphyses des os

longs, rarement leur diaphyse et les os larges. Ces parties
sont d'abord le siège d'élancements douloureux et de
sensations subjectives diverses, puis elles se tuméfient
peu à peu, au fur et à mesure de la progression de la
formation osseuse nouvelle.

Il résulte de là qu'au bout d'un certain temps, les
extrémités articulaires sont le siège de saillies plus ou
moins irrégulières ou proéminentes. Ces saillies ont pour
siège habituel les parties latérales des os; ainsi elles
occupent les condyles, les malléoles, les parties internes
et externes des têtes des os du métatarse, du métacarpe, etc. Tant que les parties extra-articulaires sont
seules altérées, ce désordre ne détermine aucune gêne,
si ce n'est celle qui résulte de la douleur dont il peut
être le siège; mais lorsque la saillie s'étend jusqu'aux
surfaces articulaires, l'adaptation des os qui composent
une même articulation devient difficile ou impossible, et
il se produit des luxations plus ou moins complètes. La
rotule, en pareil cas, est souvent déplacée, et le genou dévié, cagneux ou bancal; de même les articulations
métatarso-phalangiennes sont le plus souvent déformées. Celles des gros orteils sont, à ce point de vue, des
plus remarquables, la tête du métatarsien présente
assez habituellement sur son bord interne une saillie
prononcée connue sous le nom d'*oignon*, et cette saillie
fait basculer la première phalange qui se trouve déjetée
en dehors dans l'abduction, ce qui donne au pied une
physionomie toute spéciale.

Lorsque la végétation osseuse s'étend à la diaphyse
des os longs ou même aux os plats, ces organes, dont
l'altération est ordinairement symétrique, s'accroissent en

épaisseur et même en longueur, dans une partie ou dans la totalité de leur étendue; ils acquièrent une dureté et une densité plus considérables, et néanmoins ils sont quelquefois moins résistants. Effectivement, il n'est pas rare dans ces conditions de voir les os longs se courber et présenter des déformations qui peuvent faire croire à du rachitisme ou à de l'ostéomalacie.

Des faits de ce genre ont été rapportés et fort bien étudiés par Paget, qui a cherché à établir une relation entre cette lésion osseuse et le cancer; mais si on prend la peine de lire l'intéressant travail de cet éminent chirurgien, il est facile de reconnaître que plusieurs des observations qu'il renferme ont trait à des malades ayant des manifestations multiples se rattachant à l'herpétisme, maladie dans laquelle les affections cancéreuses sont, comme nous le dirons plus loin, relativement fréquentes. L'ostéite en question, que l'on pourrait appeler ostéite proliférative ou encore hypertrophiante, coexiste habituellement avec les lésions de l'arthrite déformante, dont elle est contemporaine plutôt que consécutive, car elle peut exister sans arthrite, et celle-ci occupe parfois d'autres articulations que celles qui sont en rapport avec l'os malade. C'est ce qui existait chez une malade de mon service, laquelle présentait de plus cette particularité que les lésions osseuses articulaires étaient unilatérales ou hémiplégiques au lieu d'être symétriques.

Une femme âgée de soixante ans, dont la mère succomba probablement à un cancer de l'utérus, a depuis quinze ans une déformation de la main et des doigts du côté droit. Vue par sa face postérieure, la main a la forme d'un dos de fourchette; les dernières phalanges des quatre derniers doigts sont à demi-fléchies sur les avant-dernières, tandis que les premières sont légèrement étendues sur les métacarpiens dont les têtes sont augmentées de volume. Dans le courant de l'année 1879, cette malade, qui est blanchisseuse, éprouvait dans la jambe droite des élancements douloureux assez fréquents, lorsqu'un jour, allant à son travail, elle se trouva atteinte d'une douleur tellement vive dans le genou qu'elle fut obligée de s'arrêter et de se faire reconduire chez elle. Quelque temps après, le membre étant enflé et rouge, la malade entrait dans un service de chirurgie, où sa jambe fut placée d'abord dans un appareil silicaté et plus tard dans une gouttière. Ce traitement ne fut pas suivi d'une amélioration sensible. Le 23 octobre 1880, cette malade était admise dans notre salle.

A cette époque, la marche et la station verticale sont impossibles, le genou droit, arrondi, contient une faible quantité de sérosité (hydarthrose) ; la rotule, notablement portée en haut et en dedans, ne peut être mue sans provoquer des douleurs. La cause de ce déplacement est l'hypertrophie des condyles fémoraux, celle du condyle droit en particulier ; toutefois ce ne sont pas seulement les condyles qui sont augmentés de volume, mais encore le fémur lui-même et le tibia. Ce dernier os, hypertrophié dans toute sa longueur, est en même temps courbé en dedans. Une mensuration de la circonférence de la cuisse pratiquée immédiatement au-dessus du genou donne 43 centim. 1/2, tandis que le point correspondant du côté opposé ne dépasse pas 36 centim. La température du genou malade est d'ailleurs de un degré six dixièmes plus élevée que celle de son congénère. L'articulation tibio-

tarsienne droite est le siège de craquements secs, celle du
côté gauche est intacte. Les organes thoraciques et abdo-
minaux ne présentent aucun désordre. (Bain sulfureux
2 grammes, iodure de potassium, un gramme et plus tard
deux à trois grammes.)

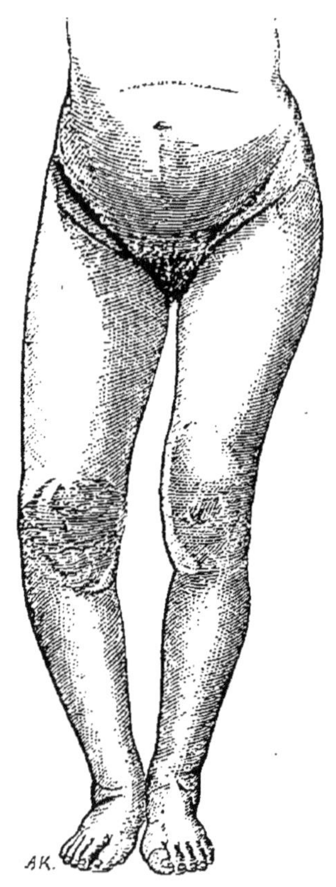

Fig. 4. — Ostéite déformante du fémur et du tibia droits provenant
d'une femme de soixante ans atteinte d'arthrites sèches du genou correspondant et des articulations de la main du même côté. Ce dessin copié
sur une photographie, a été pris lorsque la guérison était déjà avancée.

Dès le commencement de novembre, le gonflement du
genou avait diminué et la malade se trouvait beaucoup
mieux, la différence de température n'était plus du reste
que de 0,6 à 0,8°. Dans les premiers jours de décembre,
la marche devient possible. Le 15 mars, il existe une

amélioration manifeste, car non seulement la température locale des deux genoux est égale, mais la différence de volume tend à disparaître. La circonférence de l'extrémité inférieure du fémur est de 39 centim. au lieu de 43,50 celle du fémur sain est toujours de 36 centim. (fig. 4). La diminution de volume, sensible surtout au niveau du fémur, l'est un peu moins pour le tibia. Cet os présente une concavité interne, et forme avec le fémur un angle obtus dont le sommet est externe. Dans le courant d'avril, l'usage de l'iodure de potassium est suspendu pendant 15 jours : il est repris un peu plus tard, mais l'amélioration progresse peu. Néanmoins la malade peut se lever et marche chaque jour sans difficulté; elle sort très améliorée au commencement de l'année 1882.

Cette forme d'ostéite évolue lentement et progressivement, sans réaction fébrile générale; par contre elle est précédée et accompagnée d'élancements douloureux assez semblables à ceux dont se plaignent les tabétiques, comme si elle avait son point de départ dans le système nerveux. D'ailleurs, si on rapproche cette circonstance de cette autre non moins importante, à savoir la disposition symétrique ou hémiplégique du mal, il n'est pas douteux qu'un désordre de l'innervation préside à la genèse de cette altération assez semblable du reste à celles qui ont été observées à la suite de la section des nerfs [1].

BIBLIOGRAPHIE. — Cadiat, *Bulletin de la Société clinique*, 21 mars 1876. — Feréol, *ibid.*, 2 mai 1876. — Sir J. Paget, *On a form of chronic inflammat. of bones (osteitis deformans)* (*Med. chir. Transact.*, 1877, t. LX, p. 37). — H. Huchard et P. Binet, *Hyperos-*

1. Voy. Schiff, *Rech. sur l'influence des nerfs sur la nutrition des os* (Compt. rend. de l'Acad. des sciences, 12 juin 1854, p. 1051). A. Vulpian, *Leçons sur l'appareil vaso-moteur.* Paris 1875, t. II, p. 353.

tos symétrique des membres d'origine probablement rhumatis-
male (*La France médicale*, 1882, p. 217, 230 et 247). — C. J. Sy-
monds, *A case of osteitis deformans* (*Guy's Hospital Reports*,
1881, t. XXV, p. 99).

III. — LÉSIONS DES ARTICULATIONS. — ARTHRITES

Ces lésions se montrent habituellement pendant l'âge
adulte et le plus souvent vers l'époque de la ménopause ;
très rares pendant l'enfance, elles surviennent quelquefois
à la fin de la période d'accroissement, c'est-à-dire vers
l'âge de 22 à 25 ans ; à cette époque de la vie, comme
aussi à une phase plus avancée de l'existence, elles
peuvent revêtir les allures d'une affection aiguë, tant
par leur évolution que par les phénomènes réactionnels qui les accompagnent, tandis que plus tard elles
sont apyrétiques et ont une marche continue et progressive. De là deux formes cliniques, l'une aiguë, l'autre
chronique ; mais, si ces deux formes sont parfois distinctes et séparées, il importe cependant de savoir que souvent elles coexistent ou se succèdent : il n'est pas rare de
voir des poussées aiguës se produire vers les articulations dans le cours du rhumatisme chronique.

Forme aiguë. — L'arthrite aiguë se manifeste de préférence chez les individus jeunes ; elle est tantôt monoarticulaire et localisée à une grosse articulation, tantôt
polyarticulaire et étendue à plusieurs jointures.

L'arthrite monoarticulaire survient d'ordinaire à la
suite d'une fatigue et surtout d'une marche forcée. L'articulation affectée est tout d'abord le point de départ de
sensations douloureuses assez vives, accompagnées de

picotements et d'élancements auxquels succède, dans quelques cas, un gonflement manifeste et parfois considérable. Ce gonflement est produit, non par la tuméfaction des parties molles qui sont à peine épaissies et rouges, mais bien par la présence d'un épanchement articulaire qui distend la synoviale et fait saillie sous la peau. Au coude, le liquide épanché forme de chaque côté du tendon du triceps brachial un renflement, qui au genou s'observe de chaque côté du tendon du triceps fémoral. A la physionomie déjà très caractéristique du genou s'ajoute la sensation du choc de la rotule sur les condyles, sous l'influence d'une dépression un peu brusque.

La main appliquée sur l'articulation malade perçoit une élévation relative de température, mais la réaction générale est peu prononcée, la fièvre est légère ou nulle et le malaise insignifiant; aussi cette affection est-elle parfois regardée comme une simple *hydarthrose*. Elle guérit d'ailleurs sans ankylose après une durée d'un à deux mois, et la raideur qui peut demeurer à sa suite disparaît vite et totalement.

Par sa localisation, sa fixité et sa faible réaction, cette arthrite, quoique désignée à tort sous le nom de rhumatisme monoarticulaire, se distingue du rhumatisme articulaire aigu, qui est polyarticulaire, mobile, et accompagné d'une fièvre ordinairement intense. D'un autre côté, son siège sur une grosse articulation et l'absence d'un œdème périarticulaire prononcé sont des caractères qui la différencient d'une attaque de goutte; dans quelques cas pourtant, lorsqu'elle vient à se fixer sur l'une des articulations du pied ou des mains, sur les articulations métatarso ou métacarpo-phalangienne par exemple, l'œdème et l'intensité de la douleur sont les seuls signes que l'on puisse invoquer en faveur de la goutte. Il est plus difficile de distinguer l'arthrite herpétique de l'arthrite génitale, qui a pour caractères d'être monoarticulaire, fixe, et de se localiser de préférence aux grosses articulations. Cette dernière a néanmoins comme signes distinctifs l'épaississement des tissus mous périarticulaires, la ténacité et la tendance à se terminer par ankylose ou du moins par une raideur de longue durée, et enfin sa coexistence avec une blennorrhagie ou toute autre affection des organes génitaux.

L'arthrite polyarticulaire aiguë, beaucoup plus commune que l'arthrite monoarticulaire, se localise aux petites articulations, et souvent aussi aux plus grosses, aux genoux, aux coudes, aux poignets, à l'épaule et à la hanche. Elle se révèle tout d'abord par des douleurs lancinantes, plus ou moins intenses, se faisant sentir dans la continuité des membres; puis, à ces douleurs s'ajoutent de la rougeur, une tuméfaction peu considérable de la jointure affectée, et, dans quelques cas, un léger épanchement articulaire. Cette lésion, à peine mobile, détermine une réaction de faible intensité et une élévation presque insignifiante de la température. Par contre, elle est tenace, dure un mois et plus; puis, lorsqu'on croit en avoir triomphé, elle reparaît tout à coup et se continue pendant un plus long temps que la première fois. C'est la forme de rhumatisme assez généralement décrite par les auteurs sous le nom de rhumatisme articulaire subaigu.

Cette forme d'arthropathie évolue plus lentement que la véritable attaque de rhumatisme articulaire aigu; mais, ce qui distingue ces deux affections, c'est surtout la fièvre qui, dans l'attaque de rhumatisme franc ou fièvre rhumatismale, monte à 39° et 40°, est accompagnée de sueurs abondantes, tandis que dans les poussées aiguës du rhumatisme chronique ou arthrite déformante, elle s'élève peu au delà de 38°, même en l'absence de toute transpiration cutanée. La fixité de l'altération est aussi plus grande dans la dernière que dans la première de ces manifestations; mais ce qui les différencie plus essentiellement, ce sont les lésions viscérales concomitantes. En effet, tandis que le cœur est le siège de prédilection de ces lésions dans le rhumatisme franc aigu, le système artériel est celui des localisations morbides dans le rhumatisme dit chronique. Je sais que des observateurs distingués ont décrit des lésions valvulaires appartenant à cette dernière affection, mais leurs descriptions pas plus que les figures qui les accompagnent ne présentent les caractères de l'endocardite de la fièvre rhumatismale, qui sont de s'étendre à toute la valvule mitrale et d'amener le retrait de l'orifice correspondant.

Les lésions goutteuses des articulations ne sont pas moins distinctes que celles du rhumatisme franc, car indépendamment des signes que nous avons déjà indiqués, elles ont une évolution qui diffère de celle des arthrites qui nous occupent, et elles n'entraînent pas ordinairement des déformations aussi prononcées à leur suite. Il est des cas néanmoins où le diagnostic est difficile, c'est lorsque la poussée rhumatismale chronique se porte sur les articulations des métacarpiens ou des métatarsiens avec les phalanges, car pour peu qu'il y ait de l'œdème des parties affectées, la fluxion rhumatismale a la plus grande ressemblance avec la fluxion goutteuse dont elle diffère à peu près uniquement par l'intensité moindre de la douleur.

FORME CHRONIQUE. — L'arthrite noueuse chronique ou arthrite déformante est, comme le rhumatisme à forme aiguë, partielle ou générale, suivant qu'elle se limite à quelques articulations ou s'étend à un plus grand nombre.

ARTHRITE DÉFORMANTE PARTIELLE.—Cette arthrite, connue sous des noms divers : *morbus coxæ senilis, arthrite sèche, arthrite sénile, rhumatisme chronique partiel*, etc., se localise de préférence aux grandes articulations, dont une seule et quelquefois deux ou trois sont primitivement ou successivement atteintes. Cette affection succède à une arthrite aiguë, ou bien elle est chronique d'emblée, et alors son début est obscur et insidieux. La douleur est l'un des premiers phénomènes qui frappent l'attention des malades; d'abord vague, passagère, intermittente, elle se fait sentir au moment des changements de température, et, loin d'être aggravée par le mouvement du membre affecté, elle diminue ou cesse avec la marche. Plus tard, elle devient lancinante et térébrante; se localise au niveau de l'articulation malade, sur le trajet des nerfs ou d'un muscle. Le gonflement suit ordinairement la douleur, mais il ne la soulage pas. Il est produit par la fluxion et l'infiltration œdémateuse des parties molles et des tissus fibreux qui entourent l'articulation, quelquefois par un épanchement séreux intra-articulaire; dans une période avancée, il est presque toujours l'effet de formations ostéophytiques.

Cette première phase de l'affection dure pendant des

mois, ou même des années. Dans une seconde phase, l'articulation douloureuse devient le siège de frémissements vibratoires, de bruits de raclements ou de craquements au moment où les surfaces articulaires sont mises en jeu. Les frottements qui se produisent alors et que les malades perçoivent tout d'abord, sont facilement saisis par l'observateur lorsque, pendant l'exécution des mouvements articulaires, il vient appliquer une main sur la jointure affectée; ils sont rudes, secs, désagréables au toucher, persistants à moins d'une exsudation séreuse articulaire, et de plus en plus nettement appréciables.

Un symptôme non moins important et tout aussi constant, est la déformation articulaire. Celle-ci se manifeste de deux façons : par l'augmentation de volume et la saillie des parties apophysaires situées au voisinage des jointures, et par le déplacement des surfaces articulaires. Le palper permet de reconnaître le premier mode, à savoir la saillie des apophyses toutes les fois que l'accroissement est unilatéral; mais lorsqu'il est bilatéral, la constatation un peu moins facile, n'offre cependant aucune difficulté, si on compare l'os malade à son congénère : c'est de la même façon que l'on devra procéder lorsque l'épiphyse tout entière sera augmentée de volume.

Le second mode de déformation des surfaces articulaires résulte de la production de bourrelets osseux plus ou moins saillants au pourtour des condyles fémoraux et des cavités glénoïdes. Ces bourrelets, faciles à sentir au niveau de quelques articulations, impriment des directions anormales aux os et amènent des luxations incomplètes. C'est, en effet, ce que l'on observe aux articulations des genoux dont les os sont parfois notablement déplacés, et encore à celles de la hanche et de l'épaule, où les têtes fémorale et humérale peuvent être chassées de leur cavité de réception comme je l'ai observé quelquefois.

A part ces cas, les mouvements des articulations malades sont conservés, du moins en partie, et c'est là un fait qui a son importance clinique. En effet, excepté l'arthrite syphilitique, aucune affection des articulations avec de semblables désordres anatomiques ne permet aussi bien la conservation des mouvements, pourvu qu'il n'existe pas de corps étrangers, car l'interposition de ces derniers entre les surfaces articulaires est suivie de douleurs intenses qui peuvent gêner la marche. La plupart des malades accusent de la raideur et de l'engourdissement, principalement le matin, mais une fois échauffés par la marche, ils souffrent peu, et s'il en est qui soient dans la nécessité de se servir de béquilles, c'est lorsque les articulations des pieds, des genoux ou des hanches sont le siège d'un déplacement un peu considérable ou d'une subluxation. Aux membres supérieurs, les mouvements sont quelquefois difficiles et limités, aux épaules surtout, où le déplacement est facile.

Un de nos malades, jusque-là bien portant, est atteint, dans le courant du mois d'août 1880, d'une arthrite de l'épaule gauche qu'il attribue à un refroidissement, et qui s'améliore sous l'influence de l'application d'un vésicatoire volant. Néanmoins, l'articulation malade reste douloureuse, le muscle deltoïde s'atrophie, et au bout de trois mois les mouvements de cette jointure sont accompagnés de craquements et tellement gênés que le malade peut difficilement arriver à toucher son oreille à l'aide des doigts. L'application de nouveaux vésicatoires finit par enlever totalement la douleur, et l'usage de l'iodure de potassium à l'intérieur rend enfin au malade la faculté de la plupart des mouvements perdus, mais seulement après sept à huit mois de traitement.

Les faits de ce genre, parfois difficiles à diagnostiquer à leur début, sont faciles à reconnaître lorsqu'aux douleurs et aux craquements articulaires s'est ajoutée la déformation des articulations. L'arthrite syphilitique tertiaire, avec laquelle il serait à la rigueur possible de confondre l'arthrite déformante chronique, se distingue par l'absence habituelle de craquements et de déformations.

L'arthrite déformante partielle évolue silencieusement sans déterminer de mouvement fébrile; la peau qui recouvre l'articulation reste normale, mais quelquefois aussi elle se tend, devient lisse et brillante à la suite de l'augmentation de volume des parties sous-jacentes. La température locale s'élève peu ou pas, à moins qu'il ne se produise des poussées aiguës. Si, en pareil cas, il survient un épanchement, celui-ci est peu abondant et sans gravité, car le propre de l'affection qui nous occupe est de ne pas suppurer; de plus, il est exceptionnel qu'elle soit suivie d'ankylose.

ARTHRITE DÉFORMANTE GÉNÉRALISÉE.—Désignée sous les noms de *rhumatisme chronique généralisé*, *nodosités des jointures* (Haygarth), de *goutte asthénique primitive* (Landré-Beauvais), de *rhumatisme goutteux* et de *rhumatisme noueux*, etc., cette affection ne diffère du rhumatisme partiel ou arthrite sèche que par la multiplicité des articulations malades. Comme ce dernier, elle succède à des poussées aiguës ou survient d'emblée : dans le premier cas, les douleurs changent de caractère, le gonflement diminue, les craquements et les déformations articulaires se produisent peu à peu ; dans le second, les douleurs articulaires se font sentir tout d'abord, les craquements et les déformations des articulations viennent en dernier lieu.

Les douleurs, qui ont pour siège la continuité des membres et particulièrement le voisinage des articulations, sont intermittentes, cuisantes, lancinantes, et comparables, à part l'intensité, aux élancements douloureux de l'ataxie locomotrice progressive ; comme ces derniers, elles ne sont pas continues, mais paroxystiques, exaspérées par les variations atmosphériques, et souvent accompagnées de crampes et de tiraillements musculaires. Les craquements occupent en général la plus grande étendue de l'articulation, ils impressionnent désagréablement la main à cause de leur rudesse et des vibrations qu'ils déterminent. Ils sont l'effet des mouvements que l'on imprime aux surfaces articulaires, mouvements de flexion et d'extension, de rotation, de circumduction ou de latéralité, suivant les articulations malades. En même temps, la main qui explore l'articulation affectée a quelquefois la sensation de la présence, au sein de la cavité articulaire ou à sa circonférence, de corps libres, fixes ou mobiles, osseux ou cartilagineux, d'hypérostoses pédiculées, ou même celle d'un bourrelet osseux de nouvelle formation, constituant une sorte de cadre au cartilage d'encroûtement.

Les déformations des grosses articulations sont en tout semblables aux déformations de l'arthrite sèche ; au contraire, celles des petites articulations exigent une description à part, car ce sont elles surtout qui donnent au rhumatisme chronique généralisé sa véritable physionomie. Ces articulations, recouvertes d'un tégument normal quelquefois luisant et aminci, sont volumineuses, renflées par suite de l'exagération des protubérances osseuses des extrémités articulaires et des bourrelets de nouvelle formation situés au pourtour des cartilages diarthrodiaux. Les protubérances ou nodosités osseuses qui déforment les articulations phalangiennes sont connues sous le nom de *nodosités d'Heberden*. Elles consistent en des saillies de petit volume, arrondies,

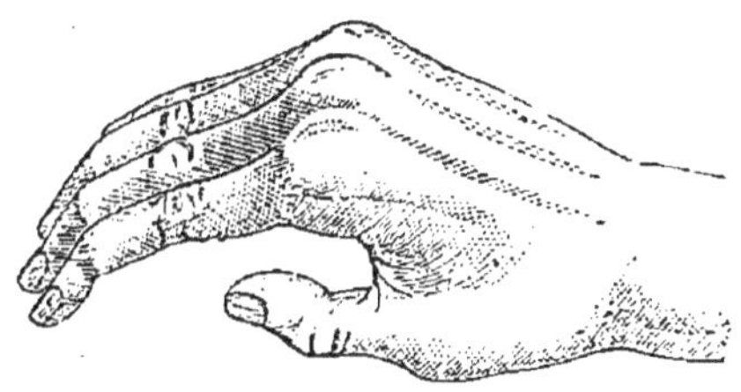

Fig. 5. — Main affectée d'arthrites déformantes avec flexion des phalangettes sur les phalangines et des phalanges sur les os métacarpiens.

fusiformes, ordinairement multiples et plus ou moins régulièrement disposées au pourtour de l'articulation. Ces saillies, fermes, dures, résistantes, sont constituées par des ostéophytes plus ou moins réguliers, acuminés et adhérents, par des ostéoïdes ou corps étrangers mobiles, quelquefois contenus dans un tendon ou un ligament.

Les lésions des extrémités osseuses impriment aux surfaces articulaires des déviations diverses qui donnent aux pieds et aux mains des attitudes vicieuses attribuées trop exclusivement, selon nous, à des contractures musculaires, et qu'il est possible de rapporter à quelques types. Le professeur Charcot, à qui nous devons une étude approfondie du sujet, admet deux types principaux pour les extrémités supérieures. Le plus commun a pour caractères : 1° la flexion à angle obtus, droit ou même aigu de la phalangette sur la phalangine ; l'extension de la phalangine sur la phalange ; 2° la flexion de la phalange sur la tête des métacarpiens ; la flexion à angle moins obtus des métacarpiens et du carpe sur les os de l'avant-bras (fig. 5). Le plus souvent, il existe en outre une inclinaison en masse de toutes les phalanges vers le bord

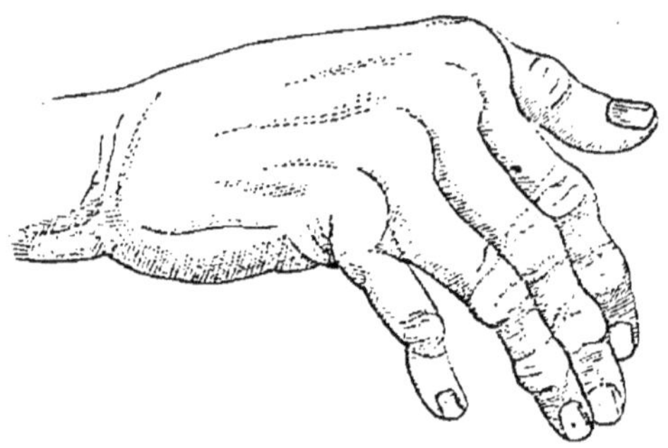

Fig. 6. — Main affectée d'arthrites déformantes et de saillies ostéo-phy-tiques des extrémités articulaires. Les quatre derniers doigts sont déviés en dehors.

cubital de la main, puis une déviation en sens inverse des phalangines sur les phalanges.

Le second type est représenté par l'extension de la pha-langette sur la phalangine, la flexion des phalangines sur les phalanges, l'extension des phalanges sur les têtes des métacarpiens, et la flexion plus ou moins prononcée du carpe sur les os de l'avant-bras, ceux du coude étant presque fléchis. Dans un certain nombre de cas enfin, il existe simplement une déviation en masse des phalanges vers le bord cubital de la main avec flexion des phalanges sur les os métacarpiens et nodosités articulaires (fig. 6).

Chacun de ces types offre des variétés plus ou moins distinctes, que nous nous dispenserons de signaler, mais dont il est facile de se faire une idée.

Le pouce de la main, qui, jusqu'ici, a été passé sous silence, peut être parfois aussi déformé et dévié; l'extrémité du premier métacarpien étant presque toujours tuméfiée, la première phalange se trouve le plus souvent dans la flexion ou dans l'extension. Le gros orteil est le siège d'une modification importante et des plus communes, par suite du renflement et de la saillie de l'extré-

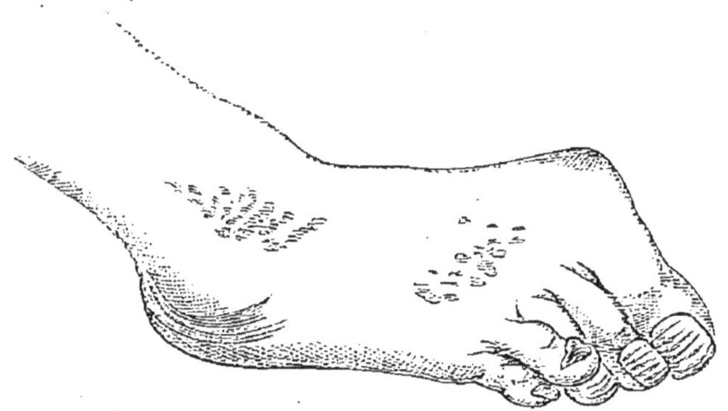

Fig. 7. — Pied d'un jeune homme de vingt-cinq ans, atteint d'arthrites déformantes avec poussées aiguës. Il existe, en même temps, un eczéma des jambes et une altération des ongles.

mité du premier métatarsien. Cette saillie, plus ou moins irrégulièrement arrondie, occupe le bord interne du pied, et distend la peau, qui est à son niveau amincie, rouge ou recouverte d'un durillon. Elle est généralement désignée sous le nom d'*oignon* et regardée à tort par un certain nombre de chirurgiens comme uniquement produite par l'usage des mauvaises chaussures. Elle se rencontre, en effet, chez des personnes qui n'ont jamais eu à supporter cet inconvénient, ce qui prouve que la chaussure, dans l'espèce, joue tout au plus le rôle de cause occasionnelle. La déviation des phalanges est commune; le pouce tout entier se porte en dehors au point de croiser les autres doigts, mais en général toutes les phalanges suivent le même mouvement (fig. 7). Les déformations du cou-de-pied sont plus rares, celles des jambes existent dans un assez grand nombre de cas. Lorsque l'altération est symétrique, les genoux sont tantôt écartés (bancal), tantôt rapprochés (cagneux), suivant que les condyles interne ou externe sont le siège d'un accroissement osseux plus considérable que leurs congénères. Les fémurs sont fréquemment dans la rotation en dehors, et le pied par cela même se trouve écarté de la ligne médiane; la tête fémorale peut être chassée de la cavité cotyloïde, d'où une luxation plus ou moins complète et une gêne notable dans la marche. L'arthrite déformante généralisée est en effet une cause de raideur articulaire, de difficulté ou d'impossibilité des mouvements des membres; trop souvent elle fixe dans le lit les malheureux qu'elle frappe, et les conduit à une infirmité irrémédiable.

Les articulations des vertèbres ne sont pas à l'abri des altérations qui nous occupent; elles sont parfois le siège de craquements secs, et la colonne vertébrale ellemême présente des déviations diverses suivant la région affectée et le degré d'intensité du mal. Il résulte de là des attitudes vicieuses désignées par quelques auteurs sous le nom de mal de Pott rhumatismal, et qui peuvent faire croire à des affections de la moelle épinière, tant à cause des douleurs vives que de la contracture et même de la paralysie qui parfois les accompagnent. Il y a des raisons de croire, en effet, qu'il s'agissait d'une altération de ce genre dans certains cas d'affection médullaire désignés sous le nom de pachyméningite hypertrophique.

A la région cervicale, où cette altération est relativement commune, il se produit, comme chez un malade actuellement dans mon service, une ensellure en vertu de laquelle la face regarde en avant et en haut, tandis que la partie postérieure de la tête semble rentrée dans les épaules; mais quelquefois aussi, comme chez un autre malade, la face regarde en bas, la tête, raide et fléchie, présente une attitude qui rappelle celle de la paralysie agitante. La localisation de la lésion à la région dorsale est généralement suivie d'une courbure à convexité postérieure, peu différente de celle de la tuber-. culose vertébrale, tandis qu'à la région lombaire elle peut accentuer l'ensellure; dans tous les cas, ce désordre apporte des difficultés réelles dans les mouvements de flexion et d'extension.

Les lésions matérielles de l'arthrite sèche ou rhumatisme chronique partiel et du rhumatisme déformant généralisé n'offrent pas de différences sensibles; elles ont pour caractère commun la végétation des tissus articulaires avec tendance à l'organisation, en l'absence de toute suppuration. Ces lésions se localisent sur les différentes parties qui composent l'articulation : membrane synoviale, cartilages diarthrodiaux, os, ligaments, tendons, et y déterminent des désordres simultanés ou successifs plus ou moins considérables.

La membrane synoviale est tout d'abord le siège d'un épaississement et d'une injection rosée, constituée par un ou plusieursplans de vaisseaux qui s'entre-croisent en des sens divers; plus tard, elle prend une teinte rouge, s'épaissit, et les canaux qui la parcourent présentent des varicosités, des dilatations ampullaires, et une disposition, par rapport au cartilage, semblable à celle des vaisseaux de la conjonctive eu égard à la cornée. Effectivement, ces vaisseaux entourent les bords du cartilage diarthrodial et lui forment, par l'envahissement des franges synoviales, comme une sorte de parasol, une couronne qu'il est facile de détacher en la soulevant avec une pince. La possibilité de la pénétration de ces vaisseaux, d'une part dans l'extrémité articulaire inférieure, d'autre part dans l'extrémité articulaire supérieure, permet la production d'une ankylose; mais c'est là un mode de terminaison des plus rares, au moins dans les grosses articulations.

Cette membrane est inégale, rugueuse, surmontée de petites saillies du volume d'un grain de millet à celui d'une lentille, blanchâtres ou rosées, résistantes sous le doigt et constituées par des cellules jeunes de tissu conjonctif, auxquelles s'ajoutent parfois des capsules de cartilage; ou bien elle revêt une apparence fongueuse due à l'hyperplasie et à la vascularisation des franges synoviales qui forment des végétations pédiculées, polypeuses ou arborescentes, point de départ habituel des corps étrangers articulaires. Ceux-ci sont constitués tantôt par des masses conjonctives ou graisseuses dont le pédicule s'est rompu, tantôt et le plus souvent par une substance cartilagineuse ou osseuse provenant de la multiplication des capsules de cartilage que renferment normalement les franges synoviales. Ils ont ainsi un mode de formation des plus simples, et il est facile de comprendre qu'ils soient tantôt sessiles, tantôt maintenus par un pédicule plus ou moins ténu, tantôt enfin entièrement libres, si le pédicule vient à se rompre. L'aspect de ces produits est variable; récemment formés, ils sont brillants, nacrés, de petit volume et réductibles par la dessiccation. Plus tard, lorsque s'est opérée la transformation osseuse, ils sont durs, résistants, blanchâtres et opaques, ou bien mous et translucides par places, si l'ossification n'est pas complète.

Le liquide synovial fait défaut, et de là la dénomination d'arthrite sèche, ou bien il est en petite quantité, filant, jaunâtre ou rosé. Il renferme des globules de sang, des corpuscules granuleux provenant de l'épithélium de la synoviale et des cellules cartilagineuses tombées dans la cavité articulaire après l'ouverture des capsules.

Les cartilages perdent leur aspect brillant et poli, et revêtent une coloration terne et mate; peu à peu leur surface, irrégulière et fissurée, se trouve surmontée de petites houppes très fines, sorte de fibrilles faciles à apercevoir lorsqu'on place la pièce sous l'eâu et qu'on l'examine à la loupe : c'est l'état généralement désigné sous le nom d'*état velvétique*. Bientôt, à la place des houppes se montrent des érosions superficielles, elliptiques ou ovoïdes, à bords irréguliers échelonnés, taillés comme par la dent d'une souris. Ces érosions gagnent en profondeur et peu à peu elles donnent lieu à des pertes de substance ou ulcères qui s'agrandissent avec le temps ; le cartilage friable, et sans élasticité, disparaît sur une plus ou moins grande étendue et laisse voir une couche osseuse éburnée, jaunâtre et sillonnée de rainures diverses.

L'examen histologique nous apprend que la lésion

commence par la couche la plus superficielle du cartilage diarthrodial, et consiste en une multiplication des éléments cellulaires contenus dans les capsules cartilagineuses. Ces éléments s'entourent bientôt d'une nouvelle capsule ou capsule secondaire, puis ils distendent la capsule mère ou capsule primitive, qui prend une forme arrondie ou ellipsoïde. La substance intermédiaire, comprimée par l'agrandissement des capsules, s'atrophie et disparaît, en sorte qu'il vient un moment où le tissu cartilagineux se trouve presque uniquement composé de grosses vésicules. Les moyens de nutrition n'étant pas augmentés, ces éléments ont de la peine à se nourrir, et, de plus, ils sont soumis à des influences mécaniques auxquelles ils ne peuvent résister ; aussi sont-ils appelés à disparaître dans les endroits où les surfaces articulaires sont exposées aux plus grands frottements. Sur les bords du cartilage articulaire, au contraire, la nutrition étant plus facile et la pression beaucoup moindre ou nulle, il se forme de nombreuses ecchondroses qui se réunissent en couronne et, par leur transformation ultérieure, donnent lieu à une zone de tissu osseux sur tout le pourtour du cartilage diarthrodial. Ainsi, malgré des résultats fort différents au centre et à la périphérie du cartilage, le processus n'est pas moins identique, car partout il consiste dans la multiplication des éléments cartilagineux, dont les uns parviennent à se développer et à s'ossifier, tandis que les autres sont détruits et résorbés. La multiplication des éléments cartilagineux ne se limite pas aux cartilages diarthrodiaux, elle a encore lieu dans les ménisques et les fibro-cartilages qui sont également exposées à une compression pendant la marche; aussi sont-ils fréquemment atrophiés, réduits à de simples bandelettes ou perforés à leur centre; ils disparaissent enfin, lorsqu'il se produit une ankylose osseuse.

Les extrémités articulaires des os sont en général tuméfiées, élargies, plus étendues que normalement par la présence, à la limite du cartilage et de l'os, de productions ostéophytiques diverses. Ces productions se montrent le plus souvent sous l'aspect d'un bourrelet dur, blanchâtre, tantôt entièrement osseux, tantôt ostéo-cartilagineux, constitué aux dépens du cartilage et du périoste, suivant la loi qui préside à l'ossification normale (fig. 8). Cette couche osseuse est facile à reconnaître tant par la saillie qu'elle détermine que par sa vascularisation qui est

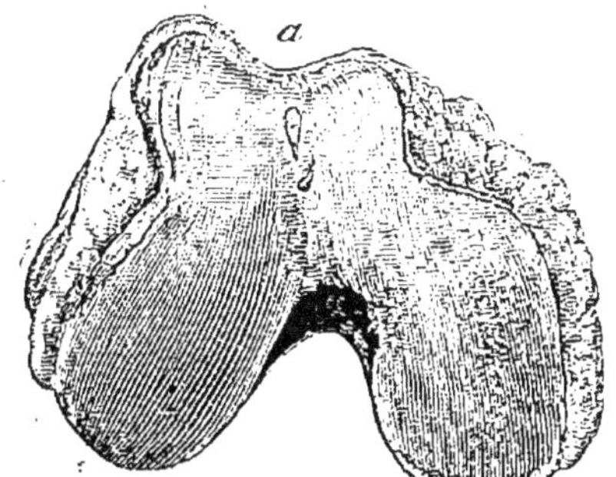
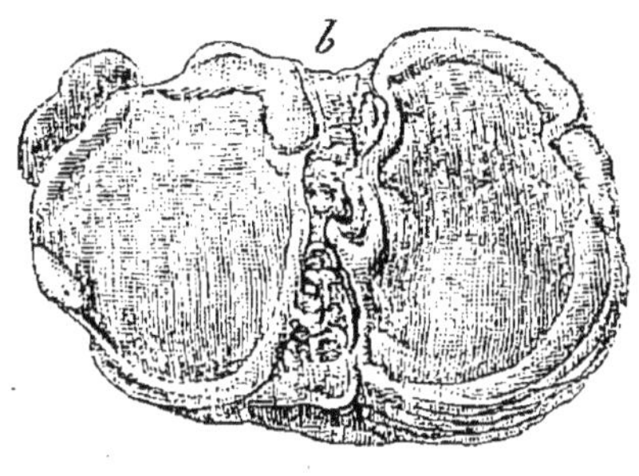
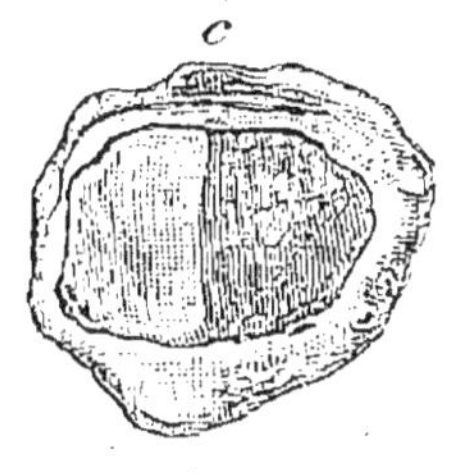

Fig. 8. — Surfaces articulaires du genou avec bourrelets osseux de nouvelle formation : *a*, condyles fémoraux, *b*, cavités glénoïdes du tibia, *c*, rotule. Ces désordres proviennent d'une femme morte de paralysie générale et qui avait en même temps un mal perforant du pied; ils sont identiques aux lésions des arthrites déformantes, preuve que ces arthrites ont bien une origine trophique.

plus grande que celle de l'os sain; de plus, elle se distingue sur une coupe perpendiculaire par sa forme, qui est celle d'un prisme, et aussi par l'existence d'un mince sillon à sa limite avec le tissu normal de l'os. Ces bourrelets s'observent au pourtour des condyles et des cavités glénoïdes de la plupart des articulations, même de celles de l'atlas et de l'axis, comme le montrent des dessins de ces vertèbres représentés dans l'important travail de Robert Adams. Dans quelques cas, au lieu d'un bourrelet continu, c'est une série d'ostéophytes séparé ou réunis qui circonscrivent et limitent la surface articulaire. Ils sont arrondis, acuminés, sessiles ou pédiculisés, et de consistance osseuse.

Les surfaces articulaires, dont le cartilage est aminci ou érodé, présentent une couche de substance compacte qui n'a pas moins de un à deux millimètres d'épaisseur, et si le cartilage a disparu, cette couche est en général blanchâtre, lisse et semblable à de l'ivoire ou à un enduit de porcelaine. Elle est assez ordinairement le siège de rainures et de sillons variables en nombre, dirigés suivant le sens des mouvements, et susceptibles de s'engrener réciproquement avec la surface articulaire correspondante. Dans un cas que j'ai observé et que le Dr Colombel a consigné dans sa thèse inaugurale, ces rainures, séparées par des crêtes régulièrement disposées, existaient tout à la fois sur les condyles fémoraux et les rotules. Après les genoux, les coudes et les articulations des doigts sont les endroits où elles se rencontrent le plus souvent; elles sont communes chez les chevaux qui continuent de travailler avec une affection articulaire; ainsi le frottement paraît jouer un certain rôle dans leur production. Lamelles osseuses superposées, absence de canalicules de Havers, telle est la composition histologique de la couche osseuse éburnée;

mais, par contre, au-dessous de cette couche, les espaces médullaires contiennent un grand nombre de médullocèles et de vaisseaux (Vergely). Plus loin encore les espaces sont agrandis, privés de médullocèles et remplis de graisse, tandis que les trabécules osseuses sont diminuées ou réduites à l'état de filaments ténus, d'où la friabilité du tissu des épiphyses, qui peut être perforé par un scalpel et écrasé sous le doigt. On pourrait croire, en présence de la destruction des cartilages, qu'une ankylose osseuse est chose possible ou même commune. Il n'en est rien, et s'il y a parfois une réunion des surfaces articulaires, c'est par l'intermédiaire d'un tissu conjonctif plutôt que par un tissu osseux.

Les ligaments n'éprouvent aucune modification, ou bien ils sont raccourcis et plus épais que normalement, ou encore amincis et atrophiés. La plupart du temps ils sont indurés et rigides sans présenter de changements appréciables à l'examen microscopique. Dans quelques cas, ils s'infiltrent de sels calcaires, et c'est alors que les capsules fibreuses peuvent devenir de véritables coques osseuses. Les tendons, qui jouent aussi le rôle de liens articulaires, augmentent également d'épaisseur, tout en perdant leur résistance, ou bien ils s'atrophient et disparaissent. Le ligament interarticulaire coxo-fémoral est le siège le plus ordinaire de ces changements que subissent encore d'autres tendons ayant même fonction. Adams rapporte que l'une des observations anatomiques les plus constantes qu'il ait pu faire, en examinant après la mort l'articulation de l'épaule dans le rhumatisme chronique, était l'absence de la longue portion du biceps dans l'article, malgré la

persistance de son adhérence à l'extrémité la plus élevée
de la coulisse bicipitale. Il ajoute que ce fait pourrait
être considéré par un observateur inexpérimenté comme
une preuve de rupture traumatique suivie de luxation
partielle de la tête de l'humérus.

Les muscles voisins des articulations participent aux désordres de l'arthrite déformante. Ils s'atrophient quelquefois dès le début de cette affection; plus tard ils sont
amincis, décolorés, infiltrés de graisse. Enfin, dans le cas
d'une localisation limitée à une grosse articulation,
ils peuvent présenter une dégénérescence fibreuse, avec
ou sans productions osseuses dans leur épaisseur. Le
tissu cellulo-adipeux qui recouvre les articulations est
peu modifié, si ce n'est par la présence de quelques
tractus blanchâtres; la peau est lisse, parcheminée et
généralement très pâle.

Telles sont les lésions anatomiques de l'arthrite déformante; elles nous donnent la clef des désordres fonctionnels observés pendant la vie, et nous renseignent sur
la filiation des accidents qui se rattachent à cette affection. Les phénomènes douloureux précurseurs ou concomitants de ces lésions ne sont pas plus leur effet que le
point de côté de la pneumonie n'est celui de l'inflammation du poumon; ils sont bien plutôt des troubles qui pré-
parent et engendrent le désordre anatomique; c'est de la
même façon que dans le mal perforant et la sclérodermie,
affections dont l'origine trophique est aujourd'hui bien
connue, il existe une période douloureuse prodromique.

Partielle ou générale, l'arthrite déformante présente
assez ordinairement à son début une ou plusieurs poussées aiguës survenant après une période prodromique ca-

ractérisée par des douleurs passagères et lancinantes de la
continuité des membres. Ces accidents ont conduit plusieurs observateurs à l'opinion que le rhumatisme chronique peut succéder au rhumatisme articulaire aigu ;
mais c'est là, suivant nous, une erreur, car si l'on étudie
avec soin les manifestations aiguës des arthrites déformantes, il est facile de reconnaître que ces manifestations
diffèrent notablement de celles de la fièvre rhumatismale.
Malgré l'intensité de la douleur, la tuméfaction et la
rougeur articulaires qui les accompagnent, les poussées
aiguës du rhumatisme noueux ne donnent pas lieu à
l'élévation de température que l'on observe dans le
rhumatisme franc ; et d'ailleurs, elles ont une durée
variable, en général plus longue que celle de cette dernière maladie, et sont précédées de toute une série d'affections que l'on ne rencontre pas chez les personnes
atteintes de rhumatisme aigu. Ces affections sont celles
qui caractérisent la première phase de l'herpétisme, à
savoir : migraines, névralgies, éruptions superficielles et
prurigineuses de la peau, hémorrhoïdes, etc. Le plus souvent enfin, les arthrites noueuses coexistent avec des lésions athéromateuses du système artériel, et présentent
des déformations et des craquements qui n'appartiennent
pas au rhumatisme articulaire aigu. En résumé, l'arthrite
déformante, même lorsqu'elle a un début insidieux et lent,
est traversée, dans beaucoup de cas, par des fluxions articulaires qui ont tous les caractères des poussées initiales
et qui, dans les conditions où elles se produisent, ne doivent être confondues ni avec le rhumatisme articulaire
aigu ni avec la goutte. Ces poussées méritent une étude
attentive, en ce qu'elles nous permettent de séparer plus

sûrement le rhumatisme chronique, à son début, du rhumatisme articulaire aigu et de la goutte; mais je n'insiste pas sur ces considérations, ayant à revenir plus loin sur le diagnostic différentiel de ces maladies.

Deux causes principales sont considérées comme pouvant engendrer l'arthrite déformante désignée à tort par les auteurs sous le nom de *rhumatisme chronique* : l'action prolongée du froid humide et la misère. Le froid humide a sans doute une influence dans la genèse de cette maladie, mais cette influence n'en peut être la cause efficiente, attendu qu'un grand nombre de personnes atteintes de rhumatisme chronique ne l'ont jamais éprouvée; toutefois, il n'y a pas lieu de lui refuser le rôle de cause occasionnelle. La misère, par contre, paraîtrait sans influence sur le rhumatisme chronique, si on considère que cette affection, lorsqu'on sait la séparer de la goutte, n'est pas moins fréquente chez les personnes riches que chez les gens pauvres.

Les nombreux cas d'arthrite déformante que nous avons observés mettent en évidence le fait de la coïncidence de cette affection avec tout un ensemble pathologique, que les auteurs même qui en font une maladie distincte n'ont pas manqué de signaler. Charcot fait remarquer sa coïncidence avec les migraines, Vidal avec la dyspepsie et la diarrhée, Cornil avec l'asthme et l'emphysème, etc. Si nous ajoutons maintenant que, dans sa période avancée, cette arthrite coexiste d'une façon pour ainsi dire constante avec l'altération du système artériel, il n'y a pas lieu de douter de l'existence d'une relation intime entre ces diverses manifestations dont l'alternance même été signalée dans quelques cas, et partant, le rhumatisme chronique des auteurs ne peut être envisagé comme une maladie indépendante, mais bien comme *une modalité symptomatique au même titre que la migraine, la dyspepsie, l'asthme, l'athérome artériel, etc.*

Cette manifestation se montre par exception dans l'enfance, quelquefois entre vingt et trente ans, et le plus souvant entre quarante et soixante ans; elle est presque toujours en rapport avec un acte physiologique, la puberté, la suppression de la menstruation, les excès vénériens, la grossesse, l'accouchement, enfin et surtout la ménopause. Cette dernière phase de la vie est celle dans laquelle l'arthrite déformante est le plus ordinairement observée, de l'avis des auteurs et aussi d'après nos propres faits. Ces circonstances, importantes à relever, donnent lieu de supposer qu'une influence nerveuse préside à la genèse du rhumatisme chronique, et cette manière de voir se trouve confirmée par l'existence des douleurs lancinantes qui précèdent et accompagnent les manifestations articulaires, par la symétrie de ces manifestations, et dans quelques cas exceptionnels par leur disposition unilatérale, sous forme hémiplégique. Ajoutons que ces lésions ont une ressemblance frappante avec celles qui se rencontrent dans l'ataxie locomotrice et que le professeur Charcot a rattachées avec juste raison à l'altération des centres nerveux.

Dans ces conditions, il est facile de concevoir que l'arthrite déformante soit héréditaire. Notée onze fois sur quarante et un cas par Charcot, l'hérédité de cette affection serait beaucoup plus commune si, au lieu de n'envisager comme héréditaires que les cas où il a existé des lésions articulaires chez les ascendants, on regarde comme tels ceux où, en l'absence de tout désordre articulaire, il n'y a pas moins plusieurs des affections coexistantes du rhumatisme chronique, à savoir : migraines, névralgies, asthme, urticaire, hémorrhoïdes, etc. Ce genre d'hérédité se rencontre dans plusieurs de nos observations; d'un autre côté, nous connaissons des malades atteints de rhumatisme chronique dont les enfants sont migraineux, hémorrhoïdaires, sujets aux éruptions cutanées. Le fils d'une dame rendue infirme par une arthrite déformante des mieux caractérisées a toutes ces affections et de plus un psoriasis du cuir chevelu qui lui inspire les plus vives préoccupations; sa sœur est atteinte de migraines, de névralgies, d'hémorrhoïdes, etc.

BIBLIOGRAPHIE. — J. Haygarth, *Clinical history of the nodosity of the joints.* Bath, 1805. — R. W. Smith, *Dublin Journ. of med. sc.*, 1839, t. VI. — Le même, *On chronic rheumatic arthritis of the shoulder* (*ibid.*, 1853, et *Gaz. méd. de Paris*, 1854, p. 87). — Colles, *Dublin Journ. of med. science*, july 1839. — J. Thurnam, *Observat. d'un cas de rhum. chroniq. suivi de l'ankylose de toutes les principales articul.*, etc. (*Gaz. méd. de Paris*, 1838, p. 779). — J. Cruveilhier, *Anat. pathol. gén.* Paris, 1842, livr. XXXIV, p. 1. — Deville, *Arthrite sèche* (*Bull. de la Soc. anat.*, 1846. — Edw. Canton, *Notes on the morbid anatomy of chronic rheumatic arthritis* (*London Med. Gaz.*, 1848. t. VI, p. 410, et t. VII, p. 411). — Vernher, *Beiträge zur Kenntniss der Krankheiten des Hüftgelenkes.* Giessen, 1847. — Santesson, *Om Höftleden og Lidbroonem.* Stockholm, 1849. — Schoemann, *Das Malum coxæ senilis.* Jena, 1851. — Broca, *Gaz. des hôp.*, 1851, n° 22. — Le même, *Bull. de la Soc. anatomique*, 1851, p. 169 et suiv. — J. M. Charcot, *Étude pour servir à l'histoire de l'affection décrite sous les noms de goutte asthénique primitive, nodosité des jointures, rhumat. art. chronique primitif*, etc. Thèse de Paris, 1853. — Hattier, *De l'arthrocace sénile.* Thèse de Paris, 1852. — Trastour, *Rhumatisme goutteux.* Thèse de Paris, 1853. — E. Vidal, *Considérations sur le rhumatisme articulaire chronique primitif*, etc. Thèse de Paris, 1855. — Ritter, *Ueber die chronische* deform. Gelenkentzündung, Dissert. Göttingen, 1856. — Friedländer, De malo coxæ senilis. Breslau, Dissert., 1855. — C. O. Weber, (Archiv f. patholog. Anatom., t. XIII, p. 74). — Roser, Die Arthritis sicca, ein ontolog. Krankheitsbild. (Arch. f. physiol. Heilk., 1856, t. XV, p. 369). — Plaisance, thèse de Paris, 1858 .— Little, Chronic rheumatic arthritis (Transact. of the pathol. Soc. of London, 1860, t. XI, p. 285). — Edw. Canton, Specimens chronic. rheumat., arthrits of the hip, elbow, knee and spine, with extensive calcification of the arteries (ibid., 1861, t. X, p. 162). — Thaden, Ueber Spondylitis deformans (Langenbeck's Arch., t. IV, p. 565). — H. Colombel, Recherches sur l'arthrite sèche. Thèse de Paris, 1862.— Blezinger, Die Spondylitis deformans, Dissert. Tubingen, 1864. — Ch. Robin, Programme du cours d'histologie, p. 340. Paris, 1870. — P. Vergely, Essai sur l'anatomie pathologique du rhumat. art. chronique primitif (forme généralisée). Thèse de Paris, 1866. — De Morgan, Case of rheumatic arthritis (Trans. of the path. Soc. of London, 1868, t. XIX, p. 319). — Bickersteth, Osteoïde disease of the ankte joint (ibid., p. 353). — Jon. Hutchinson, Specimens of chronic rheumatic arthritis (Trans. of the pathol. Soc. of London, 1872, t. XXIII. p. 194). — L. Tripier, Observation d'arthrite sèche ou ostéophyte des articulations scapulo-humérales (Bull. de la Soc. anat., 1866, t. XLI, p. 437). — Bauer, De l'arthrite déformante. Thèse de Strasbourg, 1866. — R. Virchow, Zur Geschichte der Arthritis deformans (Archiv für pathol. Anat. und Physiol., 1849, t. XLVII, p. 298). — Raymond, Rhumatisme chronique avec gravelle (Bull. de la Soc. anat., 1875, t. L, p. 111). — A. Weichselbaum, Arthritis deformans der beiden Schulter und Ellbogengelenke und des linken Huftgelenkes (Archiv für path. Anat. und Physiologie, 1872, t. LV, p. 217). — F. Hoppe-Seyler, Ueber die Zusammensetzung von Flüssigskeiten welche aus Huftgelenken bei Arthritis deformans entleert wurden (ibid., p. 253). — E. Ziegler, Ueber die subchondralen Veränderungen der Knochen bie Arthritis deformans und der Knochensystem (ibid., 1877, t. LXX, p. 502). — Maurice Raynaud, De l'arthrite sèche vertébrale (La France méd., 1877, p. 777).

III. — SYNOVITES

Ces lésions sont rares dans l'herpétisme; cependant nous les avons observées quatre fois chez des malades qui avaient en même temps des arthrites déformantes, et nous avons été conduit à penser qu'elles devaient être de même nature que ces dernières. Elles occupaient les gaînes synoviales du poignet, une fois celles de l'articulation tibio-tarsienne, et formaient sur le trajet de ces gaînes des saillies inégales donnant à la main de l'explorateur une sensation de mollesse sans élasticité, indice d'une production à peu près exclusivement fongueuse et membraneuse. Il n'y avait aucun signe d'épanchement séreux, ce qui rapprochait encore cette synovite de l'arthrite déformante.

§ 5. Lésions des tissus fibreux.

Les membranes aponévrotiques et fibreuses, faisant partie des tissus peu vasculaires, sont, comme les articulations, exposées aux altérations de l'herpétisme.

I. — SCLÉROSE OU RÉTRACTION DE L'APONÉVROSE PALMAIRE

Les aponévroses sont le siège de lésions qui se rapprochent de celles des cartilages et des tuniques artérielles. Les aponévroses des mains sont particulièrement assujéties à ces lésions, et l'affection décrite sous le nom de *rétraction de l'aponévrose palmaire* appartient spécialement à la maladie qui nous occupe.

Étudiée par Dupuytren et Goyrand d'Aix, cette affection siège de préférence aux quatre derniers doigts des mains, débute en général par l'annulaire, plus rarement par l'auriculaire, et semble se localiser volontiers aux doigts soumis à la moindre force d'extension. Elle com-

mence par des indurations lenticulaires sous-cutanées à
la face palmaire des mains. Ces callosités, d'abord indolentes, deviennent douloureuses à la pression, les plis se
creusent, la peau adhère sur les lentilles, mais les mouvements des doigts sont encore possibles. A un degré
plus avancé, les indurations se réunissent et prennent
l'apparence de cordes plus ou moins raides dont le relief
sous-cutané s'accentue peu à peu et ressemble enfin à
celui du tendon d'un muscle contracté qui, partant de
la racine des doigts, viendrait mourir vers le talon de la
main. Le creux de la main se déforme, le pli palmaire
inférieur ou pli de la flexion des doigts est très prononcé,
mais c'est à peine s'il est attiré en haut, le pli digito-
palmaire est au contraire remonté et néanmoins rapproché du pli palmaire inférieur principalement au niveau de l'annulaire, comme si ce doigt se trouvait en
partie engagé dans la paume de la main. La peau soulevée présente, à l'union de la paume de la main avec les
doigts, des rides semi-lunaires à concavité inférieure;
elle n'est ni épaissie ni indurée, mais adhérente, aux
parties sous-jacentes, rigides et fermes.

La première phalange est fléchie sur l'os métacarpien
et la seconde sur la première, tandis que la dernière ne
participe presque jamais à la rétraction. L'extension de
ces parties est impossible et ne sert qu'à faire saillir davantage la corde qui traverse la paume de la main. Les
doigts affectés ont leur nutrition normale; les articulations sont saines et mobiles, mais aucun effort ne les
fait étendre, on arriverait plutôt à les briser qu'à les
redresser.

Après avoir débuté par l'annulaire, cette affection se

porte sur l'auriculaire et reste quelquefois limitée à ces deux doigts; souvent elle gagne le médius et l'indicateur, exceptionnellement le pouce. Les deux mains sont d'ordinaire simultanément atteintes, et leur altération est presque toujours symétrique (fig. 8); il résulte de là

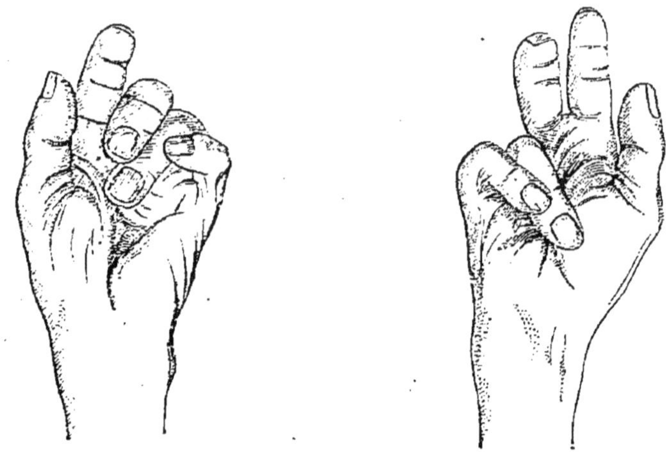

Fig. 8. — Faces antérieures de deux mains affectées de rétraction de l'aponévrose palmaire. Dessins faits d'après une photographie.

que les mouvements de préhension sont très gênés, et les malades se voient réduits à un véritable état d'infirmité.

La dissection anatomique permet de constater une adhérence intime de la peau à l'aponévrose palmaire au niveau de l'annulaire et des indurations qui correspondent aux autres doigts. En ces points, le tissu graisseux interposé entre le derme et les tissus fibreux de l'aponévrose a disparu. Celle-ci, épaissie et renflée par places, forme des saillies qui se trouvent limitées par les dépressions produites au niveau des sillons. Elle est blanche, tendue, ferme et rétractée, principalement sur le trajet des fibres qui se rendent à l'annulaire, au niveau des faisceaux qui se terminent à la peau de la phalange et sur ceux qui forment les expansions digitales. Ces expansions seraient pour Dupuytren la principale cause de la rétraction, car, dans les cas observés par ce chirurgien, il a suffi d'en pratiquer la section pour pouvoir opérer le redressement des doigts. Goyrand d'Aix, par contre, attribue la rétraction à la présence de brides fibreuses de nouvelle formation, mais les brides décrites par ce médecin n'étaient sans doute que des expansions de l'aponévrose épaissie. Quelques auteurs récents font mention de ces mêmes expansions, et, dans un cas de rétraction aponévrotique présenté à la Société anatomique, Ch. Rémy s'exprime à leur sujet comme il suit : La dissection de la main gauche fait voir que la lésion porte uniquement sur l'aponévrose palmaire, qui est épaissie; cette aponévrose s'unit, sans ligne de démarcation, par quelques fibres aux gaînes des tendons fléchisseurs des doigts non rétractés; mais au niveau du doigt annulaire, qui est fortement fléchi, il se détache du bord inférieur de l'aponévrose deux cordons qui se portent parallèlement aux bords latéraux de la phalange et vont s'insérer un peu au-dessous des tubercules latéraux de la phalangine par un premier faisceau, et à l'extrémité inférieure des bords de la même phalangine par un deuxième faisceau. Une mince aponévrose relie ces cordons fibreux aux bords des os, formant ainsi une gouttière profonde au fond de laquelle glissent intacts les tendons des fléchisseurs.

L'examen histologique de l'aponévrose palmaire ainsi altérée a été rarement pratiqué. Féré prétend n'y avoir trouvé dans un cas aucune trace d'un travail phlegmasique; cependant, si on tient compte de l'épaississement habituel et du retrait considérable de cette toile membraneuse, il y a lieu de penser que l'absence de produit inflammatoire ne peut appartenir qu'à la période ultime de cette altération et que, dans une phase moins avancée, il en serait autrement. C'est du reste ce que nous avons pu constater dans un cas qui nous est personnel.

Un homme âgé de soixante ans a toujours exercé la profession de vernisseur, sans que selon lui cette profession ait joué aucun rôle dans l'affection qu'il présente du côté des mains, attendu, nous dit-il, qu'aucun de ses camarades n'est atteint de la même façon. Cette affection a débuté il y a quelques années par la partie interne de la paume de la main, vraisemblablement dans la portion qui correspond au doigt annulaire, et depuis lors elle a progressé au point de produire une déformation considérable.

La peau de la paume de la main, au-dessus de la base du médius et surtout de l'annulaire, est intimement adhérente aux tissus sous-jacents, et on ne peut en aucune façon la faire glisser de haut en bas ou transversalement, même quand les doigts sont fléchis. Elle présente des plis transversaux concaves inférieurement, comme si les tissus sous-jacents auxquels elle adhère s'étaient rétractés vers le poignet.

Les extrémités digitales sont renflées, la peau qui les recouvre est amincie, les ongles sont lisses, brillants, recourbés. Les pouces et les doigts indicateurs ont conservé leurs mouvements ; cependant l'extension complète de ces derniers doigts entraîne la tension de la peau de la paume de la main. Les médius sont en partie fléchis, principalement celui de la main gauche, et si l'on essaye de les étendre, il en résulte une tension palmaire beaucoup plus considérable. Les premières phalanges des deux

derniers doigts font, avec les métacarpiens, un angle
d'environ 120 degrés; les deuxièmes phalanges sont flé-
chies à angle aigu sur la première, mais les phalangettes
ont leur direction normale ou sont renversées en arrière,
dans une extension forcée.

Si l'on cherche à étendre les phalanges, il se produit
dans la paume de la main une sorte de corde rigide, dure
au toucher, se prolongeant jusqu'au poignet. Les têtes
des os métacarpiens, et en particulier celle du premier,
sont augmentées de volume, et les articulations corres-
pondantes sont affectées de craquements rudes aussi bien
que les articulations des genoux. Les gros orteils sont
déviés en dehors, et laissent voir à leur partie interne
des saillies volumineuses produites par les têtes des métatarsiens (oignons). Les ongles des pieds sont épaissis
et cannelés.

Le malade accuse des migraines qui auraient commencé à l'âge de dix-huit ans et cessé vers l'âge de quarante ans, il a eu, à plusieurs reprises, des éruptions
eczémateuses accompagnées de démangeaison et de prurit
anal. Il est sujet aux bronchites et a presque toujours
mal digéré. Son système artériel est altéré, mais l'affection qui l'amène à l'hôpital est une tuberculose pulmonaire aiguë à laquelle il succombe six jours après son
entrée.

Les deux poumons présentent, indépendamment d'une
induration ancienne avec excavation des deux sommets,
une infiltration granuleuse des lobes inférieurs. Quelques fausses membranes récentes existent à la surface du
cœur qui n'a d'autre altération qu'un léger degré de
stéatose; l'aorte et ses branches sont dilatées et parse-

mées çà et là de plaques athéromateuses. Les reins, de petit volume, pèsent 120 grammes, ils sont lisses à leur surface, les artères qui s'y rendent sont dilatées. Le foie est petit et induré, la rate peu modifiée. L'estomac, revenu sur lui-même et rétracté, se trouve réduit aux dimensions du gros intestin. La membrane muqueuse, ardoisée et presque noire, est, dans sa plus grande étendue, couverte d'un mucus épais et visqueux. Plusieurs des articulations ont leur cartilage atrophié ou détruit, avec ou sans bourrelet osseux.

La dissection des deux mains permet de constater que les aponévroses palmaires sont le siège d'altérations semblables, sinon identiques.

La peau adhère normalement au niveau du poignet et de l'éminence thénar ; l'adhérence s'exagère un peu à la partie inférieure de l'éminence hypothénar. En bas, sur la région moyenne de la paume, au-dessus de la base de l'annulaire, elle se confond avec l'aponévrose dont on ne la sépare qu'en la sculptant avec le scalpel. Ce tégument étant enlevé sur la face antérieure de l'annulaire jusqu'à la troisième phalange, les mouvements du doigt ne sont en rien modifiés ; ainsi cette aponévrose est la cause de la flexion forcée des doigts. Les faisceaux longitudinaux sont triplés d'épaisseur, si on les compare aux mêmes faisceaux disséqués sur un sujet fortement musclé. Les quatres languettes longitudinales qui se portent vers chacun des quatre derniers doigts sont parfaitement distinctes. Celle de l'annulaire, au lieu de se perdre en partie dans la peau au-dessus de la racine de ce doigt comme à l'état normal, va s'attacher à la partie supérieure de la deuxième phalange en se divisant en deux moitiés qui se confondent par leur terminaison avec la gaîne fibreuse des tendons des fléchisseurs. C'est cette languette qui bride l'extension, et aussi un peu la gaîne des tendons des fléchisseurs, épaissie et rétractée. Cette gaîne ouverte permet de constater que ces tendons sont absolument normaux. L'examen microscopique de la paume de la main montre que les couches des cellules épithéliales superficielles ont gardé pour la plupart un aspect polyédrique, et que leur noyau encore apparent se colore par le carmin, ce qui donne à cette couche un certain degré d'analogie avec le revêtement épithélial d'une muqueuse. Il faut attribuer cette absence de transformation cornée de l'épiderme à l'immobilité de la région, qui par le fait de la flexion des doigts était garantie de toute espèce de frottement. Les papilles et le derme ne sont pas sensiblement modifiés, la couche profonde de ce dernier ne contient pas d'aréoles graisseuses et se continue avec la couche fibreuse aponévrotique par un tissu conjonctif peu dense. La couche fibreuse, siège de l'altération, est formée par un tissu fibrillaire très condensé, analogue au tissu tendineux, sans éléments cellulaires ou fibres élastiques intercalés, c'est un tissu scléreux semblable à un tissu de cicatrice.

La rétraction de l'aponévrose palmaire, de même que l'arthrite déformante, est à son début le siège de douleurs spontanées, de chatouillements, d'élancements, d'engourdissements qui se manifestent de préférence sous l'influence des variations atmosphériques, de la chaleur du lit. Les mouvements des doigts, gênés tout d'abord, sont plus tard impossibles.

Cette affection a une marche lente, progressive,

fatale pour ainsi dire. Elle se montre d'ordinaire à un âge avancé de la vie, à partir de quarante ans.

Cependant j'ai vu, chez une jeune fille de quatorze ans, une rétraction de ce genre amener une flexion du doigt annulaire de la main gauche, qui disparut au bout de deux ans. Le père, homme sec, migraineux et hémorrhoïdaire, présentait cette même affection, simultanément avec une large plaque de lichen à l'avant-bras et des craquements articulaires. L'hérédité, à laquelle ce fait est favorable, a été signalée par plusieurs observateurs, Menjaud en particulier. Toutefois il y a lieu de remarquer que les auteurs ont uniquement parlé de l'hérédité restreinte, à savoir de la transmission pure et simple de la rétraction de l'aponévrose palmaire; or, si, comme tout porte à le croire, cette affection n'est qu'une des localisations morbides d'une maladie générale, il est manifeste qu'elle peut succéder à toute autre manifestation se rattachant à cette maladie. Effectivement, la rétraction palmaire se rencontre chez des individus dont les ascendants sont névropathes, et coexiste le plus souvent avec les désordres que nous rattachons à l'herpétisme. Aussi sommes-nous de l'avis de Goyrand, Verneuil et autres auteurs qui attribuent cette affection à un état diathésique, contrairement aux assertions de quelques chirurgiens qui tendent à faire jouer le rôle principal à la profession et au traumatisme.

L'exercice manuel auquel on a voulu rattacher cette lésion n'est qu'une cause déterminante, car, d'une part, parmi les individus exerçant la même profession, il n'en est jamais qu'un petit nombre qui soient atteints de l'affection en question, et d'autre part celle-ci se rencontre chez des personnes dont la profession ne fatigue nullement la paume de la main. D'ailleurs comment expliquer la symétrie, quand une seule main est mise en jeu? La symétrie de cette affection, son siège et l'état névropathique des individus qui en souffrent nous paraissent rendre vraisemblable son origine nerveuse; aussi croyons-nous qu'il y a lieu de la considérer comme un trouble trophique. Donc, si on tient compte des antécédents et des affections qui l'accompagnent, des personnes atteintes de rétraction palmaire il est manifeste que ce désordre est sous la dépendance d'un état général de l'organisme et tout au plus occasionné par l'exercice de la main. Cet état, qui est la goutte pour quelques auteurs, a été désigné par d'autres sous le nom d'arthritisme; en réalité, il n'est pas la goutte puisque jusqu'ici il n'a été trouvé aucun dépôt uratique dans les articulations des malades atteints de rétraction palmaire. Il n'est pas davantage l'arthritisme, car ce ne sont pas les personnes affectées de rhumatisme articulaire aigu qui présentent cette rétraction, mais uniquement celles qui ont du rhumatisme chronique, comme le montre l'analyse des faits au nombre de douze qui ont passé sous nos yeux. Ces faits comprennent neuf hommes et trois femmes, dont l'âge a varié de dix à quatre-vingt-six ans, mais ils indiquent néanmoins que la rétraction palmaire est, comme l'arthrite, une affection de l'âge avancé plutôt que de la jeunesse. Au point de vue des professions, nous trouvons : un garçon de magasin, un marchand des quatre saisons, une couturière, un boulanger, un vernisseur, un sellier, un jardinier, un porteur aux halles, un commissionnaire, un individu sans profession, deux autres dont les professions ne sont pas indiquées. Les affections concomitantes et antérieures sont les suivantes :

Migraines 5 fois,

Hémorrhoïdes 4 fois,

Éruptions cutanées et prurit 5 fois,

Épistaxis 2 fois,

Varices 3 fois,

Angine granuleuse 3 fois,

Hypochondrie 2 fois,

Calvitie 5 fois,

Sciatique 4 fois,

Bronchite chronique 5 fois,

Emphysème 3 fois,

Dyspepsie 3 fois,

Lésions artérielles 5 fois,

Tuberculose pulmonaire 3 fois,

Lésions des ongles 4 fois,

Oignons 3 fois,

Arthrites déformantes 7 fois.

BIBLIOGRAPHIE. — Dupuytren, *De la rétraction permanente des doigts* (*Leçons orales de clinique chirurgicale*, Paris, 2e édit., t. IV, p. 475). — Béhier, *Observat. sur une maladie des tendons fléchisseurs* (*Transact. méd.* t. 1, p. 146). — G. Goyrand d'Aix, *De la rétraction permanente des doigts* (*Gaz. méd. de Paris*, 1835, p. 481, et *Mém. de l'Acad. de méd.*, t. III p. 489). — Velpeau, *Sur la rétraction des doigts* (*Gaz. méd. de Paris*, 1835, p. 511). — A.-L. Menjaud, *De la rétraction spontanée et progressive des doigts dans ses rapports avec la goutte et le rhumatisme goutteux*. Thèse de Paris, 1861. — A. Verneuil, *Affect. sing. et non décrite des doigts et des mains*, par Mirault d'Angers, *commentaires et discussion pour prouver que cette affection se rattache au rhumatisme* (*Gaz. hebd. de médecine et de chirurgie*, 1863, p. 113 et 131). — J.-P. Baillod, *Étude sur la rétraction de l'apo-*

névrose palmaire. Thèse de Paris, 1877. — P. Richer, *Rétraction de l'aponévrose palmaire* (*Bull. de la Soc. anat.*, 1877, p. 124). — Ch. Rémy., *Ibid.* p. 275. — Baum, *De la rétraction permanente des doigts* (*Central Blatt f. Chirurg.*, 1878. *Arch. gén. de Méd.*, 1879, t. II, p. 106). — Després, *Rétraction de l'aponévrose palmaire* (*Gaz. méd. de Paris*, 1880, p. 202).

II. — LÉSIONS DES TISSUS FIBREUX DE L'ŒIL ET DE L'OREILLE.

Les tissus fibreux qui entrent dans la composition de l'œil, comme ceux qui font partie de l'organe de l'ouïe, sont aussi, dans quelques cas, le siège d'un état inflammatoire, et cet état est beaucoup plus grave que le précédent, en ce sens qu'il peut arriver à compromettre d'importantes fonctions : la vue et l'ouïe.

La sclérotique ou membrane fibreuse de l'œil est dans ces conditions. Garrod reconnaît l'existence d'une connexion entre l'inflammation de cette membrane et l'arthrite rhumatoïde (arthrite déformante), et il pense que les ophthalmies dites rhumatismales, lorsqu'elles ne sont pas liées à une inflammation de l'urètre, doivent lui être rattachées dans un grand nombre de cas. Cette inflammation apparaît habituellement tout près de la cornée, touche son bord, et parfois gagne cette tunique, sur laquelle elle s'avance en forme de demi-cercle. Elle est accompagnée d'une vascularisation, sous forme de taches d'une étendue de quelques millimètres, constituée par des vaisseaux très fins, développés dans la substance propre de la sclérotique, et par une tuméfaction sous forme de bosselures peu étendues. Cette tuméfaction est due à l'infiltration du tissu sclérotical par de jeunes cellules dont quelques-unes s'organisent en vaisseaux capillaires, tandis que les autres sont résorbées, de telle sorte qu'au bout d'un certain temps la sclérotique, loin de reprendre son épaisseur primitive, se trouve amincie par l'atrophie de ses éléments. Il résulte de là que les taches rouges du début du travail phlegmasique sont peu à peu remplacées par des taches grisâtres ou bleuâtres, et que l'œil perd de sa fermeté.

A part un léger degré de larmoiement et de photophobie lorsque l'altération envahit la cornée, l'iris ou la choroïde, il n'existe pour ainsi dire aucun trouble fonctionnel dans la sclérotite, et la douleur elle-même est nulle ou presque nulle, si ce n'est à la pression, au moment des accidents aigus. Cette inflammation, essentiellement chronique, présente en effet, dans le cours de son évolution, des poussées successives semblables à celles que l'on observe si souvent dans l'arthrite déformante.

En vertu des connexions intimes de la sclérotique avec les autres membranes de l'œil, la sclérotite est quelquefois compliquée non seulement de kératite, mais encore d'iritis et de choroïdite. Les lésions de la cornée ont pour conséquence des opalinités de la circonférence de cette membrane ; celles de l'iritis amènent des déformations de la pupille, des échancrures, par suite des adhérences qui peuvent s'établir entre l'iris et la capsule du cristallin. Les inflammations de la choroïde, beaucoup plus rares, déterminent enfin des troubles visuels pouvant compromettre la vision ; mais un accident plus commun est l'amincissement de la sclérotique, qui peut être suivi d'ectasie, ce qui constitue l'affection connue sous le nom de staphylôme.

Le tympan ou membrane fibreuse de l'oreille est, comme la sclérotique, susceptible de s'altérer dans le cours de l'herpétisme ; il s'épaissit par l'apparition, dans les mailles de son tissu, d'éléments nouveaux, et en particulier de petites cellules rondes, qui s'organisent, lui donnent une plus grande dureté et un certain degré d'opacité. Dans quelques cas même, ces éléments s'incrustent de sels de chaux et donnent lieu à des plaques calcaires, ou bien ils se transforment en graisse et sont peu à peu résorbés. Le plus souvent, la membrane du tympan, comme tous les tissus fibreux enflammés, se rétracte, et, comme elle se trouve en rapport avec la chaîne des osselets, il en résulte des déplacements de ceux-ci et des troubles sérieux de l'ouïe.

Ajoutons que cette fonction peut être profondément compromise si à ces désordres s'ajoutent encore des lésions des articulations, l'ankylose des osselets, ou même des exostoses de la base de l'étrier, et on comprendra que l'altération scléreuse de la membrane du tympan est une affection au moins aussi grave que la sclérotite.

§ 6. Lésions des veines.

Les veines sont des organes qui s'altèrent d'une façon presque constante à un certain âge de la vie de l'herpétique ; ces vaisseaux s'allongent, se dilatent, deviennent flexueux et constituent l'affection désignée sous le nom de *varices veineuses* ou *phlébectasie*. Découvrez un malade déjà âgé atteint de la maladie qui nous occupe, fréquemment vous trouverez, sur les jambes, des dilatations variqueuses des veines superficielles cutanées et sous-cutanées. Les veines de petit calibre, et même des veines plus volumineuses comme les saphènes, sont le siège habituel de cette altération. Les veines du cordon sper-matique (varicocèle), celles de l'anus (hémorrhoïdes) le sont aussi communément.

Les varices des membres sont cylindroïdes ou ampullaires. Les varices cylindroïdes se montrent sous la forme de cordons allongés, noirâtres, rectilignes et peu volu-

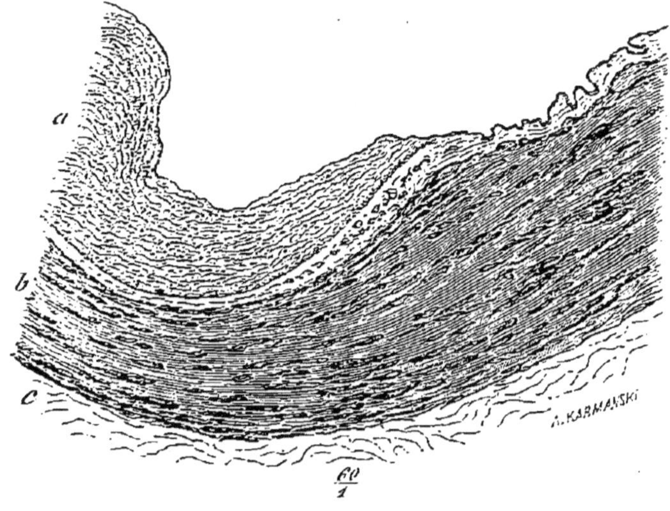

Fig. 10. — Coupe microscopique perpendiculaire à l'axe longitudinal d'une veine variqueuse; *a*, tunique interne épaissie par la multiplica-tion de ses éléments; *b*, tunique moyenne dont les faisceaux muscu-laires sont écartés par la présence d'un tissu conjonctif de nouvelle formation.

mineux, ou encore sous celle de flexuosités serpentines, tandis que les dilatations ampullaires sont caractérisées par la présence de renflements fusiformes ou sacciformes plus ou moins saillants et volumineux.

Les parois veineuses, fermes et indurées, sont allon-gées et épaissies sur tout leur trajet ou seulement par places; le canal qu'elles circonscrivent est agrandi, et, si

on vient à l'inciser, l'ouverture en reste béante comme
celle d'une artère. La membrane interne est plissée, les
valvules sont insuffisantes, réduites à des brides ou aplaties sur la paroi. Cette disposition des veines est due à la
formation, au sein des tuniques veineuses, d'éléments
embryonnaires de tissu conjonctif qui parviennent peu à
peu à constituer un tissu fibroïde (fig. 10). Ce tissu com-

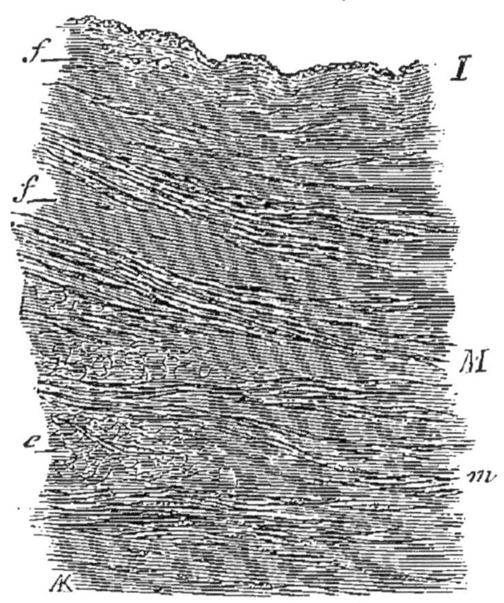

Fig. 11. — Coupe transversale montrant les faisceaux musculaires atrophiés de la paroi d'une veine variqueuse. I, tunique interne, M, tunique moyenne, *ff. c*, tissu de nouvelle formation interposé aux faisceaux musculaires qu'il atrophie.

prime et atrophie les faisceaux musculaires, qui disparaissent en même temps que les lames élastiques, de
sorte qu'à un moment donné il constitue à peu près
toute la paroi veineuse (fig. 11). Celle-ci ne peut alors
résister à la pression sanguine, elle se laisse distendre et
de là des dilatations ampullaires plus ou moins étendues
et parfois même une rupture (Voy. notre *Traité d'anatomie pathologique*, t. II, p. 980).

Le sang qui stagne au niveau de ces dilatations a de la tendance à s'y coaguler et à obstruer le vaisseau. Cette obstruction peut être l'occasion de la guérison, mais quelquefois, à la suite d'une fatigue ou d'un traumatisme, il survient une phlébite aiguë qui suppure et entraîne des accidents sérieux. L'eczéma, les ulcères des jambes sont d'autres accidents qui fréquemment compliquent les varices; ils sont la conséquence d'un trouble de nutrition des tissus, lequel est tout à la fois subordonné à une influence nerveuse et à une influence vasculaire.

La dilatation des veines spermatiques forme, au niveau du cordon et à la partie supérieure des testicules, des paquets mous, plus ou moins volumineux, qui se gonflent au moment des chaleurs et sont fréquemment accompagnés de douleurs inguinales, de tristesse et d'hypocondrie. Quelques auteurs, peu renseignés sur la succession des manifestations de l'herpétisme, considèrent le varicocèle comme un accident purement local, et pensent que l'hypochondrie n'en est que la conséquence; mais c'est là une interprétation erronnée. L'hypochondrie comme le varicocèle sont des effets d'un même désordre général du système nerveux, des dépendances au même titre de la maladie qui nous occupe.

La dilatation des plexus veineux sous-cutané et sous-muqueux de la région anale est désignée sous le nom d'hémorrhoïdes (Voy. p. 43), et celles-ci, suivant que l'un ou l'autre de ces plexus est atteint, sont dites internes ou externes. Les hémorrhoïdes internes sont caractérisées tout d'abord par une simple dilatation veineuse, plus tard par des saillies et des inégalités un peu molles, violacées, grisâtres ou brunâtres, isolées et disposées sous forme de

zone ou de bourrelet. Cette zone de boutons arrondis ou
pyriformes, qui correspond aux plis longitudinaux très
vasculaires de la face interne de l'anus, est constituée par
des aréoles remplies de sang et dont les dimensions
varient depuis la grosseur d'un grain de mil jusqu'à
celle d'un noyau de cerise (fig. 12). Ces aréoles donnent
à la tumeur hémorrhoïdale une apparence caverneuse;
elles sont tapissées par une membrane très mince qui
est la continuation immédiate de la tunique interne
des veines. Une telle structure permet de conce-

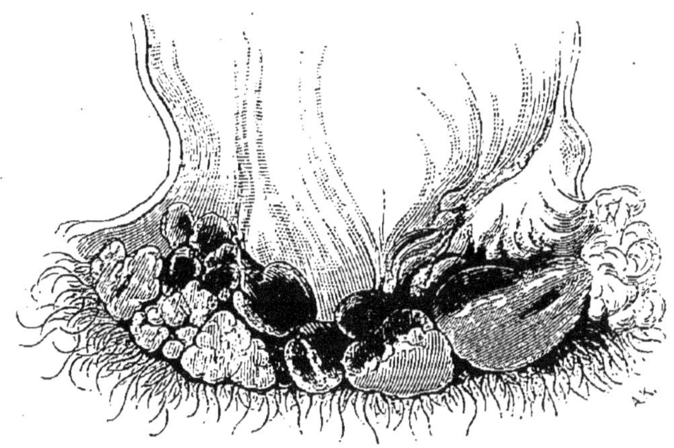

Fig. 12. — Bourrelet hémorrhoïdal de l'extrémité inférieure du rectum.

voir comment les tumeurs hémorrhoïdales internes sont
susceptibles d'une augmentation de volume, peuvent
faire saillie à l'occasion des selles, s'étrangler sous l'influence de la contraction spasmodique du sphincter, se
rompre enfin et donner lieu à des hémorrhagies abondantes. Les hémorrhoïdes externes sont constituées tout
d'abord par des varices situées sous la peau de l'anus;
mais le tissu qui les entoure et la peau qui les recouvre
s'épaississent peu à peu, et il en résulte des boutons durs
qu'il est difficile de distinguer des caroncules de l'anus.

Ces petites tumeurs sont peu incommodes, tandis que les hémorrhoïdes internes sont le siège de gêne, de cuisson, de démangeaisons et de douleurs parfois très vives.

Les hémorrhoïdes sont le plus souvent fluentes, et, lorsqu'elles cessent de saigner, il se peut que les fluxions sanguines s'établissent sur d'autres organes. Ce seul fait indique que les hémorrhoïdes doivent être respectées; néanmoins il ne faut pas s'exagérer leur importance, et tout écoulement sanguin fréquent ou abondant doit être réprimé.

La disparition d'hémorrhoïdes, dans beaucoup de cas, et même à la suite d'opérations chirurgicales, n'est d'ailleurs suivie d'aucun accident sérieux.

Les varices appartiennent à l'âge moyen de la vie; elles se manifestent après la vingtième année et plus souvent après la période d'accroissement. Ces lésions, fréquemment héréditaires, sont ainsi l'expression anatomique d'une maladie générale plutôt qu'un accident local; mais, d'un autre côté, leur coexistence avec un certain nombre d'affections résultant d'un désordre du système nerveux (migraines, névralgies, hypocondrie, asthme, etc.), porte à penser qu'elles sont subordonnées à l'action de ce système et dépendent d'un trouble de l'innervation trophique[1].

§ 7. — **Lésions des artères.** — Athérome artériel et ses conséquences au point de vue de la nutrition des viscères.

Les artères sont, dans la maladie qui nous occupe, le

1. Voyez, pour la bibliographie des varices et des hémorrhoïdes, t. II, p. 986 de mon *Traité d'anatomie pathologique*, Paris, 1879-1881.

siège presque constant de modifications spéciales assez
semblables aux varices veineuses, tant par l'épaississement que par l'allongement de leurs parois. Ces modifications sont généralement désignées sous le nom de
lésions athéromateuses.

Les lésions ainsi qualifiées, sans être dangereuses par
elles-mêmes, ont cependant les conséquences les plus sérieuses relativement à la nutrition des organes ; aussi sont-
elles la cause plus ou moins directe de la mort chez les
herpétiques, et pour ce motif elles méritent une grande
attention.

Le système artériel tout entier est exposé à ces désordres
dont l'un des principaux caractères est la généralisation.
De l'aorte, qui est en quelque sorte son centre d'irradiation, son point de départ, l'athérome artériel gagne les
artères collatérales et terminales, puis les artères viscérales. Les parois de ces vaisseaux se font remarquer par
un épaississement de la tunique interne qui forme des
élevures fermes, blanchâtres, opaques, plus ou moins régulières et saillantes, les unes étalées, les autres mamelonnées et d'une étendue qui varie depuis quelques millimètres jusqu'à un centimètre. Situées de préférence au
niveau des branches collatérales qu'elles rétrécissent,
ces saillies, au bout d'un certain temps, revêtent une
coloration jaunâtre, se ramollissent et s'ulcèrent, si
les éléments qui les composent ne sont pas résorbés. Au
rétrécissement, déterminé par la présence de la nouvelle
formation, succèdent peu à peu l'allongement et la
dilatation des vaisseaux. Ceux-ci, indurés et rigides,
sont en même temps flexueux, élargis, renflés par
places notamment au niveau des points de bifurcation,

et cela dans la plus grande étendue du système artériel.

L'aorte, examinée à une période avancée du processus pathologique, est dilatée ; en outre, elle est allongée et présente des flexuosités manifestes, surtout dans la ré-

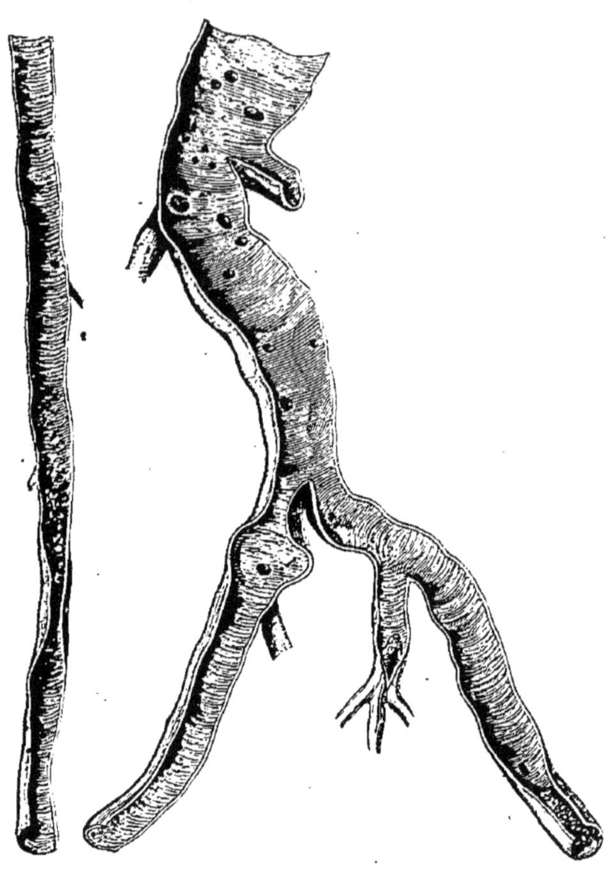

Fig. 13. — Aorte abdominale et artères iliaques dont les parois sont allongées, amincies, sinueuses, dilatées en ampoules sur quelques points, et sur d'autres oblitérées par des caillots sanguins. A gauche, artère fémorale rigide et calcifiée par places. Un tiers environ du volume normal.

gion abdominale (fig. 13). Les artères iliaques sont également flexueuses et larges, et en général plus profondément modifiées que l'aorte.

Les artères fémorales et leurs branches offrent le même genre d'altération ; elles présentent, à leur surface interne,

des stries transversales très manifestes, et sont quelquefois calcifiées au point de former des tubes rigides comme
des tuyaux de pipe (fig. 13 et 14). Les artères des membres
supérieurs, quoique sous l'influence des mêmes mo-

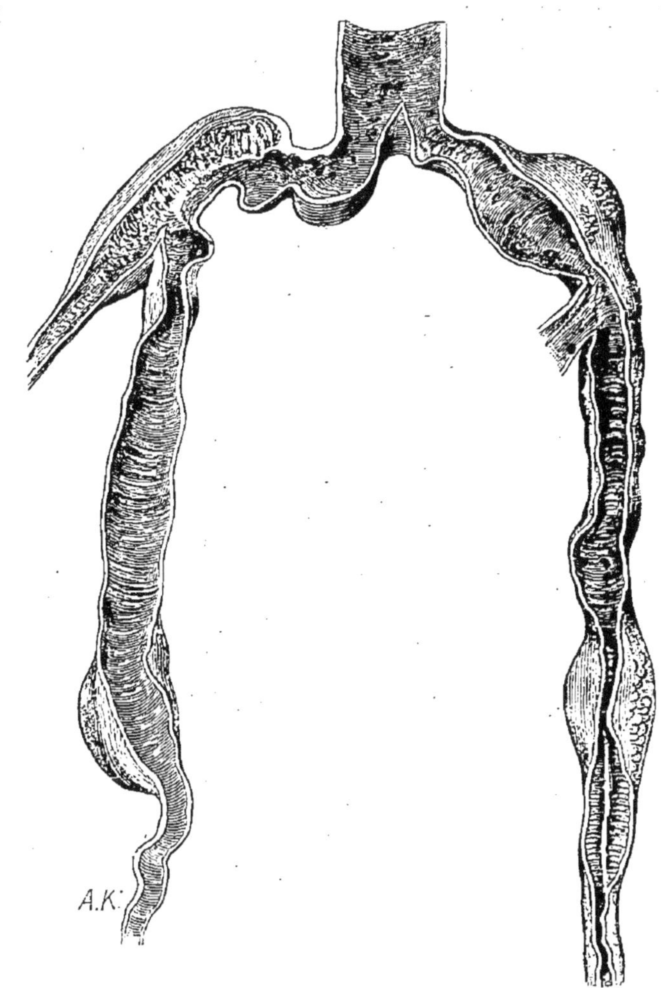

Fig. 14. — L'aorte à sa terminaison et les artères iliaques externe et
interne dilatées, côtelées et obstruées sur plusieurs points par des
caillots sanguins. L'un des pieds était atteint de gangrène sèche.

difications, sont en général moins altérées; pourtant
elles sont fréquemment dilatées, flexueuses et résistantes sous le doigt. Les carotides sont tantôt rétrécies,
tantôt élargies à leur origine, et les artères cérébrales

présentent d'une façon presque constante des diminu-
tions ou des augmentations de calibre. Elles sont le
siège de plaques blanchâtres ou jaunâtres, saillantes à
l'intérieur du vaisseau, et, dans certains cas, elles forment
au-dessous de l'endothélium des traînées allongées, lo-
sangiques, que le courant sanguin parvient quelquefois à
décoller et à relever de façon à boucher la lumière de l'artère[1]. Celle-ci est d'autres fois oblitérée par la formation
d'un coagulum sanguin (thrombose) au niveau d'un point
rétréci ou dilaté, ou bien encore elle se rompt au lieu
de s'oblitérer, et de là une extravasation de sang au lieu
d'un ramollissement de la substance nerveuse. Il importe
de savoir que ces accidents peuvent dépendre l'un et
l'autre d'une même lésion artérielle.

Les artères collatérales de l'aorte qui se rendent aux
organes du thorax et de l'abdomen ne sont pas plus épar-
gnées que celles de l'encéphale. Les coronaires cardiaques
sont fréquemment dilatées, parfois rétrécies, ou même
oblitérées au point que la circulation cardiaque se trouve
gênée ou entravée et qu'il en résulte, pour l'organe central de la circulation, des désordres de nutrition pouvant
entraîner les accidents les plus sérieux. Les artères bronchiques, susceptibles des mêmes altérations, produisent
dans les poumons des atrophies partielles ou encore des
hémorrhagies désignées sous le nom d'apoplexie.

Les artères qui émanent du tronc céliaque, l'artère coronaire stomachique et les artères mésentériques notamment, présentent des désordres analogues, dont les conséquences sont des extravasations sanguines de la membrane
muqueuse digestive et parfois des ulcères qui, en pré-

1. Voyez mon *Atlas d'anatomie pathololologique*, p. 258, et pl. 25, fig. 5.

sence du suc gastrique, acquièrent tous les caractères de l'ulcère rond ou perforant. Quant aux artères rénales, elles sont ordinairement dilatées au niveau de leur tronc et de leurs principales branches, rétrécies ou oblitérées dans leurs divisions terminales, d'où l'induration et l'atrophie des reins, les dépressions multiples et les inégalités de la surface de ces organes.

Tous ces vaisseaux restent béants après l'incision, et se font remarquer par l'irrégularité de leur diamètre, l'épaississement ou l'amincissement de leurs parois. Leur tunique externe, quelquefois injectée, est ordinairement peu modifiée ; par contre leur tunique musculaire et les lames élastiques qui la circonscrivent sont atrophiées ; quant à la membrane interne, elle est irrégulièrement épaissie, mamelonnée dans l'aorte, rugueuse et striée en travers dans les artères iliaques et fémorales, semée de plaques saillantes, allongées et fusiformes, dans les artères cérébrales, et partout ailleurs de saillies mamelonnées plus ou moins irrégulières. Ces vaisseaux ont ainsi une physionomie particulière qui les rapproche des veines atteintes de varices, car ils sont comme ces dernières allongés, flexueux, rigides, dilatés ou rétrécis par places.

Histologiquement, cette forme spéciale d'artérite est caractérisée par la présence, dans les couches les plus profondes de la membrane interne, d'éléments cellulaires nouveaux et d'un substratum particulier. Parmi ces éléments, les uns, petits et arrondis, semblables aux cellules embryonnaires du tissu conjonctif, siègent au voisinage de l'endothélium, les autres, allongés, fusiformes ou étoilés, se trouvent à une plus grande distance de la

surface interne; le substratum intercellulaire a la forme
de lamelles striées, fibroïdes, dirigées parallèlement à
l'axe du vaisseau; il renferme dans ses mailles les cellules isolées ou disposées en amas (fig. 15).

La tunique externe est quelquefois infiltrée de jeunes
cellules qui s'organisent en tissu fibreux; quant aux élé-

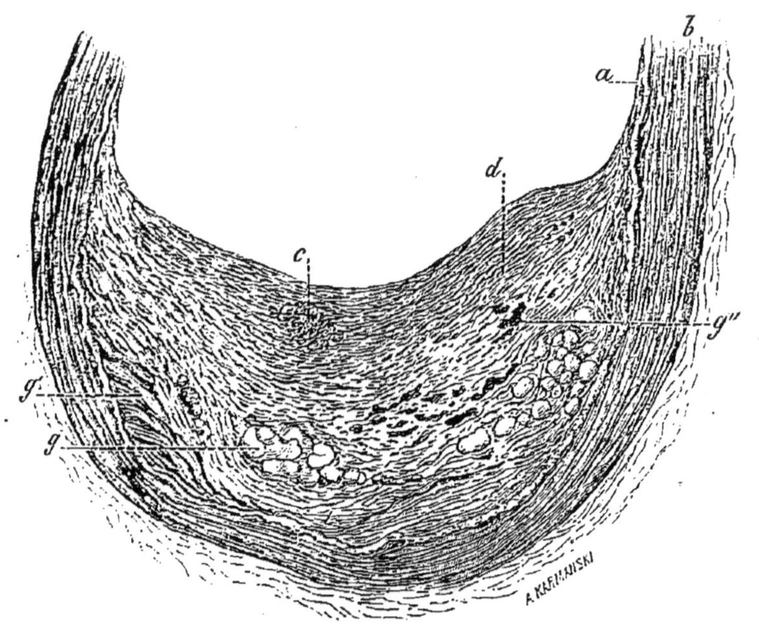

Fig. 15. — Coupe microscopique d'une nodosité des artères cérébrales.
A, tunique interne épaissie; B, tunique moyenne; C, foyer de cellules
rondes; D, cellules fusiformes et étoilées; g,g,g, ces mêmes éléments
transformés en substances grasses; e, membrane élastique atrophiée
par places.

ments élastiques et musculaires de la tunique moyenne,
qui sont forcément comprimés, ils s'atrophient et disparaissent avec ou sans métamorphose graisseuse préalable
(fig. 16). Telle est la marche ordinaire de cette altération
sur laquelle nous insistons peu, l'ayant traité ailleurs [1];

1. Voyez *Traité d'anatomie pathologique*, Paris, 1879-1881, t. II,
p. 881 et suivantes.

mais dans quelques cas, les éléments de nouvelle formation de la tunique interne, disposés en foyers, et dans
l'impossibilité de se nourrir à l'aide des sucs qui leur
parviennent, s'altèrent, dégénèrent, deviennent granuleux ou graisseux, puis sont résorbés, d'où l'amincissement par places de la paroi artérielle (fig. 16). Dans
quelques cas enfin, lorsqu'il existe des saillies noueuses

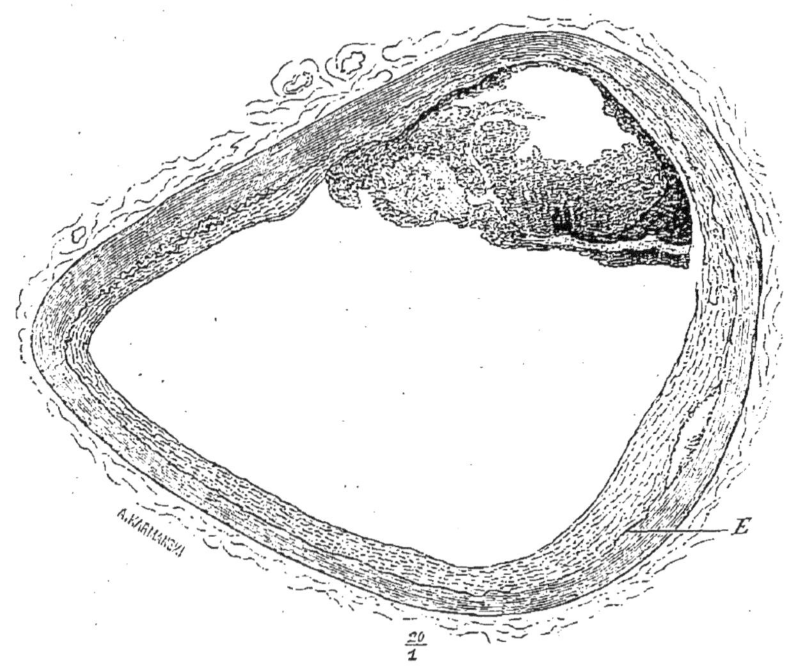

Fig. 16. — Coupe d'une artère cérébrale vue au microscope. La lame
élastique E est altérée ou détruite; la tunique interne, épaissie ou
amincie par places, présente un coagulum fibrineux au niveau de sa
plus grande minceur. La tunique moyenne est atrophiée.

de la surface interne des artères, il se produit par
suite de la transformation des éléments de nouvelle
formation un magma jaunâtre riche en cholestérine,
substance qui se montre sous la forme de larges lamelles cristallines (fig. 17). Alors succèdent aux saillies
mamelonnées et fermes de la surface interne des artères

des foyers de ramollissement assez semblables à de petits abcès; ces foyers se rapprochent peu à peu de la couche endothéliale, celle-ci finit quelquefois par céder. Le liquide sanguin glisse alors sur un magma jaunâtre granuleux, bouillie athéromateuse des auteurs, et souvent il en emporte des parcelles en quantité suffisante pour déterminer une sorte d'empoisonnement qui se traduit par des frissons répétés et non périodiques. Dans quelques cas, il se produit, au niveau du point altéré, un

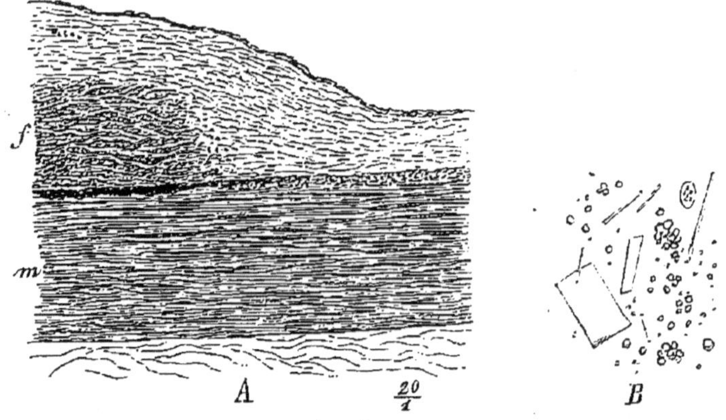

Fig. 17. — A, coupe microscopique de l'aorte dont la tunique interne est épaissie et en voie de dégénérescence. B, granulations graisseuses et cristaux divers de cholestérine.

coagulum sanguin qui, dans l'aorte, peut se transformer en un kyste fibrineux ou devenir la source d'un embolus, mais qui, dans des artères de plus petit calibre, amène fréquemment l'oblitération du vaisseau avec toutes ses conséquences.

Lésions viscérales consécutives. — Ces lésions varient peu, car elles consistent partout dans la nécrose du parenchyme organique alimenté par des vaisseaux rétrécis ou obstrués. Ce parenchyme, ne recevant plus les

éléments nécessaires à sa nutrition, est tout d'abord le
siège d'une congestion, puis d'une transformation graisseuse, après quoi, il finit par être résorbé partiellement,
de là des atrophies et même des pertes de substance qui
se traduisent par des dépressions plus ou moins étendues et profondes, selon la structure de l'organe affecté
et l'importance des vaisseaux lésés. Toutes les parties de
l'organisme sont exposées à ces désordres, mais particulièrement le cerveau et les reins. Les téguments eux-
mêmes et les tissus sous-jacents n'échappent pas aux
désordres nutritifs résultant de l'athérome artériel, et,
par suite, la physionomie subit au bout d'un certain
temps, des modifications assez spéciales. La peau est
pâle, sèche, ridée, parfois écailleuse, les muscles flasques, amincis font la corde sous l'influence d'une excitation même légère, le tissu celluloadipeux est peu abondant ou nul, en sorte que les malades paraissent avoir
plus que leur âge. Les os, quoique fragiles et renfermant
de la graisse en abondance, se fracturent rarement;
mais ce sont surtout les viscères qui offrent dans leur
structure des modifications importantes à étudier.

Encéphale. — Le cerveau, généralement atrophié, est
le siège ordinaire d'une hydropisie ventriculaire, et
présente en outre des lésions qui varient avec le volume
et l'étendue des vaisseaux altérés. S'il s'agit de petits
vaisseaux, ces lésions se manifestent sous la forme de
foyers de ramollissement de quelques millimètres d'é-
tendue, du volume d'une lentille, ou sous celle de cavités
faisant suite à ces foyers; il résulte de là que l'incision des
hémisphères cérébraux laisse voir des espaces vides ou

lacunes taillées comme à l'emporte-pièce et limitées par une substance nerveuse à peu près intacte. Ces pertes de substance sont communes dans le corps strié et surtout dans la protubérance, dont la substance revêt parfois une sorte d'aspect criblé (fig. 18). Lorsque le vaisseau obstrué, situé au delà du cercle de Willis, a un certain calibre, les foyers de ramollissement sont plus volumi-neux, et s'il s'agit d'une des branches artérielles de la base de l'encéphale, ils ont plusieurs centimètres d'éten-due et peuvent envahir la presque totalité d'un hémis-phère.

Ces foyers, d'ailleurs, sont subordonnés non seulement à la capacité du vaisseau ob-strué, mais encore au degré d'altération des vaisseaux du voisinage, car moins ces vais-seaux sont rétrécis, plus la circulation collatérale est fa-cile. Ils passent par les trois

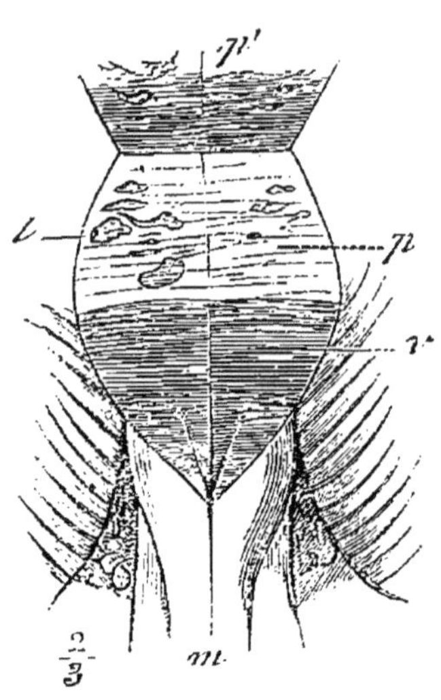

Fig. 18. — Bulbe et protubé-rance annulaire. Cette dernière est sectionnée suivant sa lon-gueur *p*. Une moitié est relevée *p'*, de façon à montrer les petites lacunes dont elle est criblée ; *m*, le bulbe ; *v*, plancher du quatrième ventricule.

phases successives que nous avons signalées autrefois dans notre thèse inaugurale [1], c'est-à-dire qu'ils sont d'abord rouges, puis jaunes, et enfin entièrement blancs ; alors la substance qui les compose est résorbée, et il s'ensuit une perte de substance limitée par une cica-trice amenant une dépression plus ou moins profonde

1. E. Lancereaux, *De la thrombose et de l'embolie cérébrales*. Thèse de Paris, 1862.

de la surface encéphalique. Si la circulation collatérale est difficile ou impossible, le ramollissement est blanc tout d'abord, ce qui se comprend puisque la coloration rouge ou jaune n'est que l'effet de la présence du sang apporté par la circulation collatérale et de son extravasation dans la substance nerveuse.

Les lacunes et le ramollissement ne sont pas les seuls effets de l'altération athéromateuse des branches artérielles de l'encéphale; il faut y ajouter l'hémorrhagie qui provient de la rupture des mêmes vaisseaux et qui souvent vient faire cortège aux lacunes, preuve qu'il s'agit bien là d'accidents de même ordre.

Cette rupture s'explique par l'état des parois artérielles, rétrécies ou dilatées par places, et dont les membranes élastiques et musculaires sont en voie de dégénérescence graisseuse et plus ou moins atrophiées. C'est vraisemblablement au niveau des dilatations que s'opère cet accident, mais on ne peut admettre qu'il soit la conséquence forcée d'un anévrysme, vu la rareté de cette lésion dans les points ou siège ordinairement l'hémorrhagie cérébrale.

Les corps striés, les couches optiques, quelquefois aussi la protubérance annulaire, sont les parties de l'encéphale où siègent de préférence ces hémorrhagies, contrairement à celles qui sont l'effet d'une artérite syphilitique et qui occupent le plus souvent les méninges. Le sang épanché déchire la substance nerveuse et forme un caillot dont le volume varie depuis la grosseur d'un pois jusqu'à celle d'un œuf. Le caillot irrite par sa présence la substance du voisinage, d'où la formation d'un membrane conjonctive vasculaire qui sert à la résorption des éléments du sang au fur et à mesure de leur transformation et produit la cicatrisation du foyer. Il résulte de là qu'au bout d'un temps plus ou moins long, suivant le volume du caillot, il n'existe plus à la place de l'épanchement sanguin qu'une simple cicatrice jaunâtre, ocreuse par suite de l'infiltration de granulations, de fragments amorphes de matière colorante du sang et de cristaux d'hématoïdine.

L'hémorrhagie cérébrale, étant comme l'encéphalomalacie, subordonnée à l'altération du système artériel (artérite généralisée), peut être considérée, dans beaucoup de cas, comme une conséquence médiate de l'herpétisme. Ces deux affections, qu'il est toujours difficile de différencier pendant la vie, présentent ainsi un étroit lien de parenté, une origine commune, à savoir l'altération athéromateuse des artères cérébrales et du système artériel tout entier. Cette manière de voir paraîtra sans doute un peu trop philosophique, mais elle n'est pas moins l'expression exacte des faits, et nous ne croyons pas que l'on puisse continuer à considérer ces lésions anatomiques comme des maladies propres, ainsi qu'on l'a fait jusqu'ici. Que l'on examine les personnes qui succombent à ces désordres, et l'on trouvera presque toujours dans leurs antécédents des migraines, des hémorrhoïdes, des névralgies, des douleurs articulaires, etc. Aussi sommes-nous de plus en plus convaincu que l'hémorrhagie cérébrale, affection commune chez les personnes d'une même famille, n'est pas toujours un fait purement mécanique, et que, dans beaucoup de cas, elle est précédée de phénomènes fluxionnaires ou congestifs comparables à ceux que présentent les mêmes personnes du côté du nez ou des bronches pendant leur jeunesse, et du côté de l'anus à un âge plus avancé. Je connais plusieurs familles dont les membres migraineux et hémorrhoïdaires succombent presque tous à la suite d'attaques apoplectiques avec hémiplégie. D'ailleurs, si on tient compte de la saison et du moment de la journée où se produit l'hémorrhagie cérébrale, on est encore porté à croire qu'elle n'est pas un accident purement passif. Effectivement, c'est au printemps et vers le matin, au moment du réveil, que cette hémorrhagie a son maximum de fréquence, c'est-à-dire à l'époque de l'année où les poussées sanguines purement dynamiques ont le plus de tendance à se produire chez l'herpétique, et au moment du jour où le sang afflue le plus abondamment vers le cerveau.

Ajoutons que cette affection est quelquefois symétrique, comme j'ai pu le constater encore, dans ces derniers temps, chez une malade de mon service qui, à huit jours de distance, a eu deux hémorrhagies cérébrales à la partie externe des corps striés, décollant les circonvolutions de l'insula. Par conséquent il y a des raisons sérieuses de croire que ces hémorrhagies tout en étant sous la dépendance d'une lésion artérielle, ne sont pas moins subordonnées dans une certaine mesure à une influence vaso-motrice.

La rétine est soumise aux mêmes altérations que l'encéphale, et d'ailleurs il est facile de comprendre que sa grande vascularité l'expose à des désordres de circulation qui ont d'autant plus d'importance que sa structure est plus délicate. Il est commun, en effet, de trouver les vaisseaux rétiniens rétrécis ou dilatés, et de constater

notamment au voisinage des papilles des taches
ecchymotiques plus ou moins foncées. Le nerf optique
est ordinairement sain, mais sa gaîne est souvent
épaissie; quant aux papilles, elles sont tantôt opalines,
saillantes et comme œdématiées, tantôt pâles et atrophiées. Ces altérations sont la cause ordinaire de l'affaiblissement de la vision si commun chez les personnes dont
les artères sont athéromateuses. Mais, en outre, il existe
quelquefois, dans ces mêmes conditions, un symptôme
qu'il importe de signaler ici : c'est l'hémiopie latérale. Ce
symptôme, qui se rencontrait chez un de mes malades,
vieillard de soixante-dix ans, dont les artères cérébrales
athéromateuses avaient produit des foyers multiples de
ramollissement encéphalique, a été observé par plusieurs
auteurs, notamment par Huguenin[1] et Hosch[2], dans des
conditions assez semblables. Il est sous la dépendance
d'une lésion centrale ou corticale des hémisphères cérébraux, et lorsqu'il existe en même temps qu'une hémiplégie ou une hémianesthésie, il y a lieu de croire avec
Gille[3] qu'il est dû le plus souvent à l'altération de l'extrémité postérieure de la couche optique. La lésion directe
des faisceaux nerveux optiques engendrerait l'hémiopie,
tandis que l'hémiplégie et l'hémianesthésie résulteraient
d'un désordre correspondant de la capsule interne. Des
désordres sérieux de la vision sont ainsi, dans un certain
nombre de cas, la conséquence de l'altération des artères
encéphaliques et rétiniennes. L'observation qui suit est

1. Huguenin, *Ueber Hemiopie (Correspondenzblatt für Schweiz. Aerzte,*
1876, n° 15, p. 460).
2. Fr. Hosch, *Ueber Hemianopsie und Schnervenkrenzung (ibid.),*
15 septembre 1878, n° 18, p. 554.
3. Gille, *De l'hémiopie avec hémiplégie ou hémianesthésie,* Paris, 1880.

une preuve manifeste de la relation qui existe entre ces désordres et l'artérite généralisée.

H. V., âgée de cinquante-quatre ans, blanchisseuse, femme bien constituée et mère d'un seul enfant, accuse, comme antécédent pathologique, des migraines, de l'eczéma et quelques autres troubles de peu d'importance. Naguère, elle a été prise d'une céphalée continue, paroxystique, et s'est aperçue d'un affaiblissement progressif de la vision ; puis elle a maigri, pâli, et a vu apparaître un léger œdème des jambes. Admise dans notre service à l'hôpital de Lourcine, le 26 juin 1875, cette malade, qui paraît avoir plus que son âge, présente de nombreuses varices capillaires, tant sur les joues que sur les membres ; elle a le pouls résistant, les artères flexueuses et indurées, et bien que depuis longtemps atteinte de palpitations, elle n'offre d'autres symptômes à l'auscultation du cœur qu'un dédoublement des bruits, qui sont d'ailleurs un peu sourds. Les urines, claires et abondantes, donnent lieu, lorsqu'on les traite par la chaleur et l'acide nitrique, à un précipité albumineux, et se colorent en rose.

Le foie et les poumons n'offrent aucun désordre appréciable. La céphalée éprouvée par la malade avant son entrée augmente dans le décubitus dorsal, elle est très vive depuis quelques jours ; les réponses que nous obtenons sont brusques, peu polies, tardives et monosyllabiques. La sensibilité générale est intacte, il n'existe pas de paralysie proprement dite ; mais la vue est très affaiblie, malgré une égalité parfaite des pupilles. (*Lavement purgatif, puis huile de croton, et enfin tartre stibié.*) Malgré l'emploi de ces moyens qui est suivi de nombreuses évacuations alvines, cette malade succombe dans une attaque d'éclampsie urémique.

Les artères de l'encéphale, parsemées de plaques jaunes, sont dilatées et épaissies par places. Quelques anévrysmes miliaires se voient à la surface des circonvolutions et dans l'épaisseur de la protubérance annulaire; le cervelet et le bulbe sont intacts. La gaîne des nerfs optiques présente un léger épaississement; la papille de l'œil droit est opaline et saillante, celle de l'œil gauche atrophiée; au pourtour de chacune de ces papilles, on constate l'existence d'un cercle de petites taches hémorrhagiques plus foncées à gauche qu'à droite; les vaisseaux rétiniens sont dilatés ou rétrécis, quelques-uns même laissent voir de petits anévrysmes miliaires.

L'aorte se fait remarquer par une dilatation générale et la présence de plaques athéromateuses sur sa face interne; les artères iliaques et fémorales, semblablement altérées, sont relativement larges et flexueuses. Le cœur gauche, hypertrophié, a ses valvules saines; le myocarde est par places en voie d'altération fibro-graisseuse (myocardite); les artères coronaires, d'une largeur presque double, sont semées de plaques jaunâtres; le cœur droit présente un faible degré de dilatation. Le foie et la rate sont indurés; le tube digestif est assez normal. Les reins, atrophiés et réduits de près de moitié, ont leur surface inégale et déprimée ou surmontée de petites saillies brunâtres qui ne sont que des anévrysmes miliaires. Les articulations métatarso-phalangiennes des gros orteils, fortement déformées, présentent des érosions au niveau des cartilages diarthrodiaux, celles des genoux se font remarquer par l'usure de ces mêmes cartilages et la présence d'un bourrelet osseux à leur pourtour.

En résumé, une femme migraineuse et eczémateuse succombe à l'âge de cinquante-quatre ans avec la plupart des altérations de l'herpétisme. Cette malade présente en outre des lésions des rétines qu'il serait possible d'attribuer au rein brightique, mais qui, étudiées de plus près, ne sont en réalité que des conséquences de la lésion des artères rétiniennes.

L'examen ophthalmoscopique a une grande utilité dans les cas de ce genre, tant au point de vue des désordres oculaires que des lésions cérébrales; ajoutons qu'il peut aider puissamment au diagnostic de l'athérome artériel. Le cercle sénile que l'on a donné comme signe de cette lésion n'a qu'une valeur incertaine, attendu qu'il se voit chez des personnes qui n'ont pas d'athérome et ne se rencontre pas toujours chez celles qui en sont affectées; nous l'avons observé 8 fois sur 61 cas.

Indépendamment des désordres oculaires qui dans l'herpétisme sont l'effet de l'altération des artères cérébrales et rétiniennes, la vision est quelquefois compromise par la cataracte ; c'est ainsi que, sur 61 cas, nous avons constaté six fois l'existence de cette affection. Molles ou dures, les cataractes qui surviennent alors se font remarquer par leur lente évolution et par leur subordination à l'altération des vaisseaux. Signalée dans la plupart des traités d'ophthalmologie, cette subordination est encore notée dans le traité de pathologie interne de Follin et Duplay (T. IV, p. 393). Ce dernier auteur n'hésite pas à reconnaître que la dégénérescence athéromateuse des artères entraîne dans l'œil des troubles de nutrition qui peuvent aboutir à l'opacification du cristallin.

L'altération de l'ouïe, comme nous le savons, accompagne fréquemment les affections herpétiques de la gorge et du nez : c'est lorsque ces affections viennent à se propager par la trompe d'Eustache jusque dans l'oreille moyenne ; elle est de plus quelquefois liée à un épaississement du tympan (otite scléreuse). Nous ajouterons qu'à côté de ces altérations, il arrive de rencontrer chez des personnes d'un certain âge des désordres de la fonction auditive qui peuvent n'avoir d'autre cause qu'une lésion du système artériel. Cette pathogénie, qui n'est pas encore nettement établie, mérite néanmoins d'attirer l'attention des auteurs. Nous en dirons autant de la surdité nerveuse qui nous a paru exister quelquefois dans l'herpétisme.

Poumons. — Des lésions du genre de celles dont il vient d'être question peuvent se rencontrer dans les poumons. Elles se présentent sous la forme de foyers sanguins circonscrits, qui dépendent d'une altération et peut-être d'une oblitération des artères bronchiques, mais qui se distinguent en tous cas des infarctus emboliques de l'artère pulmonaire.

Ces foyers, brunâtres ou noirâtres, connus sous le nom d'apoplexie, s'observent dans des cas où il y a absence totale d'obstruction de l'artère pulmonaire ; du volume d'une cerise ou d'un marron, ils consistent en une infiltration sanguine qui souvent n'est pas accompagnée de déchirure du tissu des poumons, néanmoins ils donnent lieu à des hémoptysies abondantes. Au bout d'un certain temps, ces foyers se transforment à la façon des foyers cérébraux, deviennent jaunâtres et finissent par être résorbés plus ou moins complètement si le malade ne succombe. Le ramollissement nécrosique est ici fort rare, ce qui s'explique par ce fait que l'artère bronchique venant à s'oblitérer, l'artère pulmonaire suffit encore à la nutrition.

Cœur. — Cet organe, ordinairement hypertrophié à gauche par suite de l'altération et de la dilatation du système artériel, est exposé aux mêmes accidents que le poumon, et présente, sous l'influence de l'altération des artères coronaires, des infiltrations sanguines avec dégénérescence graisseuse du myocarde, parfois suivies de perforation ventriculaire. Dans quelques cas aussi, il est, comme les reins, le siège d'une inflammation scléreuse qui a pour point de départ les divisions des artères coronaires. Les parois ventriculaires, celles de gauche notamment, laissent voir alors des plaques ou des traînées grisâtres constituées par du tissu fibreux : c'est là une myocardite toute particulière qu'il est bon de connaître, mais dont il ne faut pas s'exagérer les effets. Néanmoins, lorsque cette lésion est accompagnée de stéatose musculaire elle devient une cause d'asystolie qui peut être rapidement suivie de mort.

Foie et rate. — Le foie est l'un des organes qui sont le moins influencés par les lésions athéromateuses des artères, est pourtant il est, dans ces conditions, presque toujours petit et induré, a moins d'une dilatation du cœur droit, dans lequel cas, il est hyperémié. La rate est petite, atrophiée, et quelquefois parsemée de dépressions déterminées par le rétrécissement ou l'oblitération d'une ou de plusieurs de ses branches artérielles.

Tube digestif. — Les désordres de nutrition de l'estomac et de l'intestin portent plus spécialement sur la membrane muqueuse de ces organes. Cette membrane est parsemée d'un pointillé ou de taches hémorrhagiques plus ou moins étendues (pointillé hémorrhagique de quelques auteurs) auxquelles succèdent des érosions ou des ulcères qui en général finissent par se cicatriser. Pourtant, dans l'estomac, ces érosions se transforment quelquefois en ulcères perforants par un mécanisme facile à comprendre et qui est le suivant : rétrécissement ou oblitération d'une des branches de l'artère coronaire stomachique, infiltration sanguine et enfin désordre de nutrition qui a pour conséquence l'érosion de la membrane muqueuse. Le suc gastrique, ainsi mis en rapport avec les tuniques de l'estomac privées d'épithélium, altère ces tuniques, les digère pour ainsi dire peu à peu, d'où la physionomie toute spéciale de l'ulcère qui est lisse, rond, et dont les bords sont comme échelonnés. Pareil accident peut avoir lieu dans le duodénum et dans le reste de l'intestin, avec cette différence que là où le suc gastrique n'existe pas, il se produit généralement une cicatrice à la suite de l'infiltration sanguine et de la nécrose qui font cortège à toute lésion artérielle importante.

En somme, les érosions hémorrhagiques et les ulcères que l'on rencontre dans le tube digestif en même temps que des lésions athéromateuses de l'aorte et des artères coronaire stomachique et mésentériques, sont l'effet habituel de ces lésions ; c'est ce que démontrent clairement

plusieurs de nos observations, puisque six sur cent soixante
font mention d'ulcères gastriques, et qu'un plus grand
nombre signalent l'existence de cicatrices de l'estomac.

Reins. — Les reins sont, avec le cerveau, les organes
le plus souvent lésés en pareil cas. Ils offrent dans
la partie qui correspond au vaisseau rétréci ou obli-
téré une infiltration sanguine en général peu étendue
à laquelle succèdent une teinte jaunâtre et l'atrophie
partielle de leur parenchyme. Cette atrophie, disposée
suivant la direction des branches qui se répandent dans
la substance corticale, est suivie d'un retrait sous forme
de bandes perpendiculaires au bord convexe; mais, à
côté de ces bandes, il existe des dépressions irrégulières,
limitées par des saillies ou granulations qui donnent à
la surface du rein une apparence mamelonnée. Les deux
reins sont indurés, manifestement diminués de volume et
de poids par suite de l'atrophie d'une grande partie de
la substance corticale et de la rétraction du stroma conjonctif épaissi par places, et toujours inégalement alterés :
tel est le petit rein que nous avons désigné sous le nom
de rein artériel. Cette altération offre, en somme, des
caractères tout à fait particuliers et se distingue, même
à l'œil nu, de la néphrite interstitielle propre à la goutte
et à l'intoxication saturnine. Dans ces dernières maladies,
la lésion des deux reins, n'étant pas intimement subordonnée à l'état des artères, est régulière et symétrique ;
elle se révèle par la présence à la surface de l'organe affecté,
de granulations à peu près égales et du volume d'un grain
de millet ou d'un pois, contrairement à ce qui a lieu dans
le rein artériel où elle est irrégulière et asymétrique.

Ajoutons que le rein goutteux est petit et induré, arrondi, lisse à la coupe, et que le rein artériel se trouve aplati, déformé par la présence, à sa surface, de dépressions plus ou moins irrégulières en rapport avec la disposition les artères, qui sont béantes, rigides et très fermes.

L'examen histologique vient montrer que les vaisseaux sanguins sont le point de départ de l'altération du rein artériel. Les tuniques interne et moyenne sont en général épaissies, et de la tunique externe partent des traînées fibreuses qui se répandent dans le parenchyme rénal, et, qui par leur retrait, compriment et atrophient les tubuli et les glomérules de Malpighi. Une autre cause d'atrophie est le rétrécissement des branches artérielles, rétrécissement qui s'oppose à l'irrigation complète du rein et à la nutrition du parenchyme correspondant; aussi peut-on voir sur une coupe fine un peu étendue, à côté de tubuli atrophiés et granuleux, des canalicules élargis, ou même hypertrophiés [1].

Membres. — Les membres présentent des altérations qui ont la plus grande ressemblance avec celles des viscères. Effectivement, dans le cas où les artères sont simplement dilatées et rigides, la circulation se trouvant gênée, les muscles deviennent flasques, graisseux, et les mouvements sont plus ou moins difficiles. Si l'artère fémorale vient à s'oblitérer, ce qui arrive quelquefois, surtout quand les parois de ce vaisseau sont calcifiées, le sang cesse d'affluer à l'extrémité du membre; le pied se refroidit, prend une teinte violacée, puis noire,

---

1. E. Lancereaux, *Rapport des maladies du rein avec les altérations du système artériel* (*Transactions of the international medical Congres, etc.* London, 1881, t. I, p. 378).

se dessèche et se momifie par suite de son exposition
à l'air extérieur (fig. 19.) A ce processus de momification
succède un travail d'élimination ; mais il est rare que le
malade puisse le supporter, et, le plus souvent, il succombe.

Les désordres fonctionnels qui se lient aux lésions
athéromateuses des artères, tout d'abord insidieux et
incertains, consistent en des battements artériels qui sont
loin d'exister dans tous les cas. Néanmoins, au bout d'un

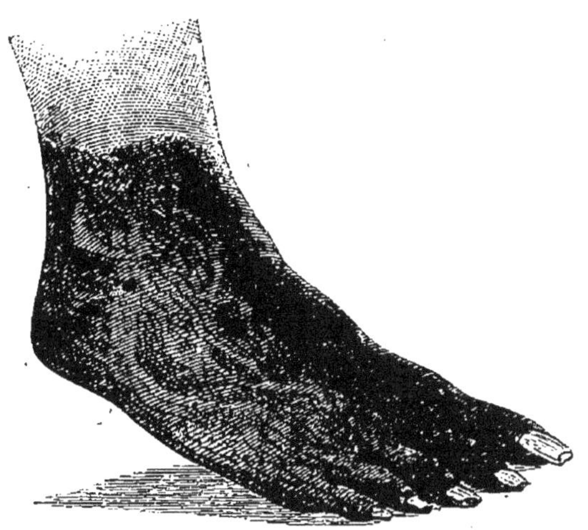

Fig. 19. — Nécrose ou gangrène sèche du pied gauche dans un cas
d'oblitération par thrombose de l'artère fémorale altérée et en partie
calcifiée.

certain temps, on s'aperçoit que les artères superficielles, les radiales et les temporales surtout, sont sinueuses et présentent au toucher, lorsqu'on vient à les
presser sur l'os voisin, une résistance que ne possède
pas le vaisseau normal. Cette résistance, qui s'accentue
graduellement, se sent encore au niveau des fémorales,
et quelquefois même elle est beaucoup plus accusée
sur ces derniers vaisseaux que partout ailleurs. Dans ces
conditions, les malades ne tardent pas à s'amaigrir, ils
perdent leurs couleurs et présentent peu à peu les diffé-

rents symptômes de l'animée : palpitations, essoufflement, dyspnée, etc.

Pendant ce temps, les battements et les bruits du cœur
et des vaisseaux se modifient : la pointe du cœur se fait
sentir en dehors du mamelon, l'impulsion est forte, les
bruits sont sourds et souvent dédoublés[1] ; les battements
de l'aorte et des artères carotides augmentent d'intensité, et ces vaisseaux, pour peu qu'ils soient dilatés, sont
parfois le siège d'un souffle systolique ou même d'un
double souffle.

Le pouls, ordinairement régulier, est souvent ralenti,
large et dépressible, ou encore bondissant, surtout
quand, ce qui n'est pas rare, les valvules aortiques deviennent insuffisantes. Alors s'ajoutent aux symptômes
précédents tous les signes de l'insuffisance sygmoïde :
battements artériels, souffle doux au second temps à la
base du cœur, etc. ; ajoutons que, dans quelque cas, on
constate en outre un souffle d'insuffisance mitrale quoique
la valvule de ce nom ne soit généralement pas altérée,
mais seulement le myocarde.

Les phénomènes de stase sanguine, si communs dans
les affections cardiaques et dans celles de la valvule mitrale en particulier, sont ici très rares, si ce n'est dans
la période avancée de la maladie. Ils se révèlent, par de
l'œdème pulmonaire, de l'hypérémie passive du foie, de
la rate, des reins, et par un gonflement œdémateux des
jambes. Ces différents symptômes ne traduisent que l'altération de l'aorte et des artères des membres, à laquelle s'est

---

1. C'est au professeur Potain que l'on doit de connaître les rapports
du dédoublement du cœur avec l'altération des reins.

ajouté un affaiblissement du cœur ; les lésions des artères viscérales engendrent de leur côté des désordres qui varient avec la fonction de l'organe affecté, et suivant que les artères sont rétrécies, oblitérées ou rompues.

Les troubles fonctionnels liés aux effets du rétrécissement ou de la dilatation des artéres cérébrales, à savoir l'augmentation de la quantité du liquide céphalorachidien, l'atrophie du cerveau, et l'existence dans la substance nerveuse de lacunes de faible étendue, ont une physionomie assez spéciale qui résulte d'une condition commune, l'*ischémie cérébrale;* aussi est-il généralement facile de les diagnostiquer. Ils consistent en lourdeur de tête, éblouissements et vertiges qui se produisent de préférence le matin au moment du réveil et lorsque le malade lève la tête et essaye de regarder en haut. Les facultés intellectuelles sont moins vives, la mémoire diminue peu à peu, le sommeil devient difficile, la physionomie perd son expression, la marche est moins assurée et les membres sont fréquemment affectés d'un léger tremblement, tenant à ce que la moelle épinière comme le cerveau, est atrophiée ou altérée à cause des modifications subies par ses vaisseaux artériels. Ces phénomènes s'accentuent lentement; à l'insomnie, il s'ajoute du cauchemar, des hallucinations ou même de l'agitation et un délire qui n'est pas sans ressembler au délire alcoolique. Les vertiges sont quelquefois suivis de pertes momentanées de connaissance, d'une sorte d'attaque apoplectique, ou même d'une hémiplégie passagère. La marche devient impossible par le fait des étourdissements et de la faiblesse musculaire, les facultés intellectuelles déclinent de plus en plus, la mémoire se perd entièrement, et l'on voit apparaître peu à peu dans les cas les plus graves, la démence ou la stupidité.

Les malades ont la physionomie triste, hébétée, sans expression, et lorsqu'on leur adresse la parole, ils jettent des cris, pleurent, sanglotent et font des grimaces. Ils se plaignent d'avoir la vue trouble ou affaiblie, et, dans quelques cas, ils sont frappés d'hémiopie. Ce dernier symptôme, qui s'est présenté plus d'une fois à mon observation, peut être une cause d'erreur en faisant croire à un néoplasme cérébral.

Ces différents désordres donnent naissance à quelques types cliniques déterminés par des localisations plus spéciales sur certains points de l'encéphale. Un de ces types est caractérisé par des étourdissements, des vertiges, du tremblement, un affaiblissement progressif, de la difficulté dans la marche, de l'insomnie et des troubles des facultés intellectuelles. Un autre type non moins important, et que l'on pourrait considérer comme une phase plus avancée du précédent, se traduit par les mêmes phénomènes auxquels s'ajoutent des sanglots, des pleurs, des grimaces sous l'influence de la moindre émotion ou de la plus légère excitation. Les faits qui suivent sont des exemples de chacun de ces types :

La nommée W... Marie, âgée de quarante-trois ans, sans profession, est amenée de Vincennes à l'hôpital Saint-Antoine; c'est une femme forte et bien constituée qui est mariée et mère de deux enfants. Son état intellectuel ne lui permet pas de nous renseigner sur la santé de ses parents; mais nous pouvons savoir qu'elle a toujours été nerveuse, qu'elle a eu des migraines et des douleurs diverses. Sa maladie actuelle remonterait à deux années et serait l'effet d'une chute sur la tête; mais il est plus vraisemblable que cette chute a été la conséquence de sa maladie, car, déjà à cette époque, elle éprouvait des vertiges et n'était pas très sûre de sa marche. Depuis ce moment, les vertiges ont continué, et il s'y est joint de la céphalée et un affaiblissement de la vue.

Le 20 décembre, tous ces phénomènes persistent avec une intensité qui s'est accrue. La céphalée, plus vive le jour que la nuit, occupe surtout la région frontale; les vertiges apparaissent toutes les fois que le regard se porte en haut; la vue est mal assurée, les objets sont branlants. La malade peut lire de gros caractères avec l'œil droit, ce qui lui est impossible avec l'œil gauche, de beaucoup plus faible.

Elle a conservé en partie sa mémoire, possède une grande loquacité, malgré une gêne prononcée dans l'articulation des mots (alalie), et présente de la congestion de la face sous l'influence des efforts de parole. La force musculaire est diminuée d'une façon notable, principalement à gauche. La station debout est possible, mais à la condition que les pieds soient écartés de façon à augmenter la base de sustentation, comme si la malade craignait de tomber. Les bruits du cœur sont un peu sourds; l'appareil de la respiration ne présente aucun trouble appréciable; les urines ne sont pas albumineuses, l'appétit est médiocre.

Dans les derniers jours de décembre, le bras droit est atteint de contracture, la tendance aux pleurs s'accentue. La malade fait des grimaces et pousse des sanglots toutes les fois qu'elle essaye de parler; elle ne peut se servir de ses mains, et, depuis son entrée, il a fallu la faire manger.

En dernier lieu, les pupilles sont inégales et dilatées; la bouche est déviée à droite; la sensibilité, affaiblie du même côté, est conservée à gauche; la contracture persiste dans le bras et la jambe du coté droit. Les matières sont rendues involontairement, et une odeur de souris insupportable est exhalée par la malade. Il se produit enfin, à la région de la fesse, une eschare qui est accompagnée d'un dépérissement rapide et de fièvre ; le pouls monte à 96, la température à 39°, la respiration s'accélère, et la mort a lieu le 6 janvier.

Les jambes sont normales à l'autopsie; une vaste eschare, circonscrite par des pustules d'ecthyma furonculeux, existe au niveau du sacrum et s'étend jusque sur les fesses. Les artères cérébrales, les sylviennes, les vertébrales et le tronc basilaire sont par places dilatés ou rétrécis, semés de plaques opalines ou jaunâtres athéromateuses. La masse encéphalique est diminuée de volume, et le liquide céphalo-rachidien abondant. Les hémisphères sont fermes, non ramollis; mais il existe dans la substance grise du corps strié gauche des lacunes de petites dimensions qui donnent à cette substance un aspect criblé, et se continuent par places jusqu'à la base des circonvolutions. Le corps strié du côté droit contient aussi quelques petites cavités ; la partie supérieure de l'étage inférieur et l'étage moyen de la protubérance offrent à gauche des pertes de substances nombreuses ou lacunes lenticulaires (fig. 18). Creusées comme à l'emporte-pièce dans la substance nerveuse qui est ferme, mais non indurée, ces lacunes ont sans doute contribué à produire la difficulté dans la marche, et peut-être aussi à amener les pleurs et les grimaces que présentait la malade. Le bulbe paraît sain, et les parois du quatrième ventricule ne sont pas altérées.

Le cœur est hypertrophié et légèrement dilaté à gauche, sans lésions appréciables aux orifices; le myocarde est coloré; l'aorte, dilatée, présente des épaississements mamelonnés situés principalement au niveau des orifices des artères collatérales; les artères iliaques et fémorales sont larges et flexueuses. Les poumons sont peu ou pas altérés. Les reins, dont le poids ne dépasse pas 100 grammes, sont diminués de volume et aplatis. Leur capsule en se détachant emporte par places la substance parenchymateuse qui lui adhère; leur surface, inégale et granulée, présente des dépressions multiples qui rappellent assez bien les lacunes cérébrales et sont comme elles le résultat de l'altération des artères. Celles-ci restent béantes sur une coupe du rein, tandis que la substance corticale est atrophiée et jaunâtre. Le foie est de petit volume comme le pancréas et la rate.

A droite de l'utérus, existe un phlegmon de peu d'étendue qui semble avoir son point de départ dans l'eschare du sacrum. Les articulations ne sont pas examinées.

Ce cas est remarquable, tant par l'âge où se sont produits la lésion du système artériel et les désordres organiques qui en ont été la conséquence, que par la diminution de la force musculaire, les grimaces, la tendance aux pleurs, et en un mot par la physionomie de la malade, qui était celle d'une personne très avancée en âge. Il prouve que les apparences de la sénilité peuvent être subordonnées à l'état du système artériel.

Un malade âgé de soixante-cinq ans, soigné il y a un an dans mon service à l'hôpital de la Pitié, offrait des symptômes absolument identiques, avec de plus grandes difficultés dans la marche et une hémiopie des deux yeux. A l'autopsie je constatai également l'existence de nombreuses lacunes dans les corps striés, les couches optiques et la protubérance.

Un homme de soixante-sept ans, menuisier, eczémateux et hémorrhoïdaire, après avoir passé quelques semaines dans le service d'un de mes collègues pour des douleurs articulaires, est admis par moi à l'hôpital de la Pitié, le 30 octobre 1880. Il a une apparence robuste, et présente, au rapport de sa femme, depuis plusieurs années, des douleurs de tête qui le forcent à se lever et lui font pousser des gémissements. Depuis sept ou huit mois il a beaucoup de peine à marcher et tombe facilement. Il y a quelque temps il quitta son domicile, se perdit, fut arrêté, ne put donner aucun renseignement à la police et ne fut reconduit chez lui que grâce aux recherches de sa femme qui vint constater son identité. En dernier lieu, il était incapable de manger, et les aliments que sa femme lui préparait le matin se retrouvaient encore intacts le soir au moment où cette dernière rentrait de son travail. Le malade, autrefois grand fumeur, délaissait sa pipe et restait somnolent une partie de la journée. A son entrée dans notre service, l'expression de la physionomie est triste, le regard un peu égaré, la mémoire très affaiblie, la parole embarrassée et traînante, la force musculaire notablement diminuée. Le malade peut difficilement siffler, il serre faiblement, mais d'une façon à peu près égale des deux mains; son cou est raide, sa paupière gauche légèrement abaissée et la pupille droite un peu plus dilatée que sa congénère. Les bruits du cœur sont sourds, l'impulsion est énergique; les urines ne renferment ni albumine ni sucre; les poumons n'offrent aucun trouble spécial. Les articulations des doigts des mains et des pieds sont atteintes de nodosités et déformées; les genoux sont le siège de craquements rudes.

Dans la nuit du 1er au 2 novembre, il survient du délire : le malade, agité, se lève et cherche à faire des ordures sur le lit de son voisin (potion avec hydrate de chloral 3 grammes). La nuit qui suit est calme; le matin, la face est rouge, la tête inclinée à gauche, le cou toujours raide.

Le 3 novembre, même état; léger degré d'hyperesthésie cutanée au pincement, incontinence des matières, réponses lentes et difficiles. Le 4 novembre, raideur plus prononcée, respiration fréquente et diaphragmatique, température axillaire élevée, pouls fréquent, langue noire et sèche, commencement d'eschare au sacrum, ni sucre ni albumine dans l'urine (suppression de l'hydrate de chloral, potion alcoolisée et bouillons). Le 13, râles trachéaux, qui se continuent le 14; puis les extrémités se refroidissent, malgré une température centrale de 38°5; il se produit peu à peu une *anesthésie générale* qui gagne les cornées, et la mort survient dans cet état, le 15 novembre.

Le crâne est sclérosé et aminci, la dure-mère intacte, la surface du cerveau lisse. Les artères de Sylvius, d'un blanc jaunâtre, sont épaisses et dilatées par places; les artères cérébrales antérieures et postérieures sont rigides; le tronc basilaire est peu altéré. Les ventricules cérébraux, dilatés, renferment un liquide abondant; dans le noyau extraventriculaire du corps strié gauche existe un foyer de congestion et de ramollissement jaune rougeâtre, remarquable par la dilatation des vaisseaux qui le parcourent. A la partie postérieure du même hémisphère, se rencontre, dans le *noyau de substance blanche*, un foyer de simple encéphalomalacie ayant comme le précédent moins d'un centimètre de diamètre. Un noyau de ramollissement plus considérable occupe la deuxième circonvolution frontale droite et une partie de la troisième; le noyau extraventriculaire du corps strié correspondant est le siège de plusieurs lacunes. Le cervelet et le bulbe sont intacts.

Les poumons sont emphysémateux, celui de droite offre de plus à sa partie inférieure des adhérences anciennes au niveau desquelles le parenchyme est congestionné, friable et hépatisé par places. Le cœur est large, chargé de graisse à sa base; ses valvules sont le siège de plaques graisseuses, et ses cavités légèrement dilatées. L'aorte et les branches qui en émanent offrent un certain degré de dilatation, des flexuosités et des plaques saillantes en voie d'altération graisseuse. Les reins sont diminués de volume, semés, à leur surface, de saillies et de dépressions irrégulières; ils renferment plusieurs petits kystes séreux. La rate et le foie sont congestionnés et indurés; le tube digestif est à peine modifié. Les cartilages articulaires des genoux sont érodés, et les extrémités des métatarsiens et des métacarpiens affectées d'ostéophyes.

Ces faits peuvent donner une idée de l'altération généralisée des artères de l'encéphale et de ses conséquences tant que ces vaisseaux restent libres; mais survienne une oblitération ou une rupture artérielle, de nouveaux phénomènes surgissent, et principalement une hémiplégie subite et flasque avec ou sans attaque apoplectique. Les membres, frappés de paralysie, sont en même temps le siège de phénomènes vaso-moteurs en vertu desquels ils s'œdématient et leur température s'élève; plus tard ils deviennent raides et prennent une attitude semi-fléchie toute spéciale, qui persiste indéfiniment. Semblables phénomènes se montrent encore, quand au lieu de l'oblitération d'une artère cérébrale, c'est une rupture qui vient à se produire. Le symptôme le plus commun en pareil cas est encore une hémiplégie flasque précédée ou non de phénomènes apoplectiques, aussi le clinicien est-il souvent embarrassé entre ces deux lésions. Il doit se souvenir que l'hémorrhagie a plus souvent lieu le matin au moment du lever tandis que l'hémiplégie par ramollissement survient à toute heure de la journée.

En dernier lieu, les malades qui se trouvent dans ces conditions deviennent gâteux, exhalent une odeur particulière, le plus souvent une odeur de souris tellement pénétrante parfois qu'une femme de notre service nous suffoquait au moment de l'examen. Des eschares se forment aux régions sacrée et fessière, et sont bientôt suivies de résorption; une fièvre plus ou moins intense s'allume et détermine un épuisement qui tue, si une maladie intercurrente, pneumonie, érysipèle, etc., ne vient auparavant trancher le fil de la vie.

Les reins présentent des modifications fonctionnelles

non moins importantes et tout à fait distinctes de celles que l'on observe dans le cours des affections cardiaques. Les urines, loin d'être colorées et diminuées de quantité, sont ordinairement pâles, abondantes, moins denses qu'à l'état normal. Ainsi, il se produit peu à peu une polyurie qui ne cesse qu'à une période avancée de l'altération, alors que les artères dilatées ont perdu leur élasticité et que le cœur hypertrophié est devenu graisseux. Cette polyurie, dont la valeur séméiologique ne doit pas échapper, peut en outre guider le médecin dans la recherche de l'albuminurie, ou du moins l'inviter à examiner les urines avec soin. Si, dans quelques cas, celles-ci sont simplement abondantes et diminuées de densité, d'autres fois elles donnent naissance, après l'addition d'une petite quantité d'acide nitrique, à une coloration rosée qui est un effet de la destruction des globules et de l'élimination de la matière colorante de ces éléments. Souvent enfin il s'y produit, sous l'influence du même acide et de la chaleur, tant que les épithéliums des tubuli sont peu altérés, un précipité simplement lactescent, dû à la présence d'une faible proportion d'albumine et plus tard un précipité floconneux.

L'albuminurie qui survient en pareil cas est rarement continue; aussi, pour arriver à déceler ce symptôme, doit-on faire à plusieurs reprises l'examen des urines. Celles-ci, malgré leur abondance, sont loin de renfermer tous les produits d'élimination normale ; aussi voit-on fréquemment la rétention de quelques-uns d'entre eux développer les accidents les plus graves. Vraisemblablement déterminés par la rétention de substances du genre de celles que l'on désigne sous le nom de ptomaïnes, ces accidents, connus à tort sous le nom d'*accidents urémi-ques*, sont très variables ; ils se révèlent par une céphalée intense avec ou sans vomissements, une dyspnée inter-mittente parfois excessive, des attaques éclamptiques, du délire, et plus rarement par des phénomènes paralytiques.

La céphalée occupe la région frontale ou la région occipitale, souvent ces deux régions à la fois ; elle consiste dans une sensation de pression analogue à celle que dé-terminerait autour de la tête un bandeau ou un casque, excepté dans quelques cas où elle se traduit par des sen-sations analogues à des battements intenses et violents. Cette douleur est continue, plus intense la nuit que le jour, elle cède par moments, et quelques malades la com-parent volontiers à une migraine, à cause de sa persis-tance et de sa ténacité sur un point fixe. Les matières vomies, dont la quantité varie entre un verre et un litre, sont constituées par un liquide aqueux, peu coloré, assez semblable à du bouillon, et rarement mêlé d'aliments ; les matières diarrhéiques sont aqueuses, blanchâtres plutôt que jaunâtres, et parfois très abondantes. Ces évacuations, il ne faut pas l'oublier, sont l'effet de l'élimination, par le tube digestif, de substances provenant de la dénutrition des tissus, et que les reins ne parviennent plus à excréter, ainsi doivent être respectées et non combattues.

Il en est tout autrement de la dyspnée. Ce symptôme, quoique purement nerveux, des plus pénibles, est accom-pagné d'une sensation d'oppression et d'angoisse qui oblige les malades à se tenir assis ou debout, à faire entendre des plaintes, des gémissements, à vouloir se débarrasser d'un poids qui leur comprime le thorax, alors qu'à l'auscultation, à part quelques râles sans signi-

fication, la respiration est partout normale. Le mécanisme
des mouvements respiratoires est d'ailleurs tout à fait
particulier; les muscles respirateurs se contractent inégalement, le diaphragme et les intercostaux sont souvent
les seuls agents mis en jeu ; de plus, le rythme respiratoire est irrégulier, intermittent, il se produit des arrêts
momentanés, comme si le malade oubliait de respirer,
après quoi surviennent des contractions énergiques, semblables à celles qui auraient pour but de vaincre un obstacle.

Les poumons, généralement emphysémateux dans ces
conditions, sont sujets à des congestions passagères et à
des hémorrhagies qui se traduisent par des hémoptysies
peu abondantes. Les bronches, habituellement enflam-
mées, sont l'occasion d'une toux plus ou moins violente
et suivie d'expectoration muqueuse.

Le tube digestif est d'ordinaire troublé, l'appétit
faible, la digestion mauvaise, l'abdomen météorisé et
dans quelques cas, ces symptômes s'ajoutent à ceux d'un
ulcère stomacal ou intestinal. Le foie, l'un des organes
les moins exposés aux désordres d'origine artérielle,
cause sans doute de l'intégrité relative du vaisseau qui
l'alimente, est néanmoins, dans la phase avancée de la
maladie, le siège habituel d'un léger degré d'hypérémie.

Dans cette même phase, il n'est pas rare de voir apparaître un œdème des jambes qui dépend plutôt de la
perte d'élasticité et de la dilatation des artères que d'un
obstacle mécanique à la circulation cardiaque. La peau,
mal nourrie, est luisante, écailleuse, atrophiée, et par cela
même très exposée à la formation d'eschares au niveau des

parties comprimées, principalement à la région sacrée et sur quelques points des jambes. C'est alors que surviennent des gangrènes sèches plus ou moins étendues des extrémités des membres, des jambes notamment, lorsque l'oblitération de l'artère principale vient à se produire. Le système musculaire est d'ailleurs modifié ; les muscles sont amincis et manifestement plus faibles qu'à l'état normal, au point que la marche est quelquefois des plus difficiles ; aussi les personnes qui sont sous le coup de tous ces désordres ont-elles, malgré leur âge quelquefois peu avancé, tous les attributs de la caducité et de la vieillesse.

Les conditions étiologiques et pathogéniques qui président à la formation et au développement de l'athérome artériel dont les principaux effets viennent d'être passés en revue, ont été peu étudiées, et sont généralement mal connues. La plupart des auteurs prétendent que cette altération est l'effet d'excès alcooliques, mais c'est une erreur complète, car sur plusieurs centaines de malades morts d'alcoolisme chronique et examinés avec le plus grand soin, il ne m'est arrivé que deux fois de rencontrer l'endartérite généralisée, et l'on conviendra, avec moi, qu'il s'agissait, dans ces deux cas, d'une simple coïncidence. La conclusion que je pourrais tirer de mes recherches serait donc que l'alcoolisme préserve de l'athérome artériel plutôt qu'il ne l'engendre, et cependant telle n'est pas ma pensée. L'absence de lésions réellement athéromateuses chez les buveurs reconnaît deux causes que je tiens à signaler : ce sont, d'une part la tempérance habituelle des personnes prédisposées à l'artérite généralisée, lesquelles, en vertu de leur grande excitabilité nerveuse, supportent mal les liqueurs fortes; d'autre part, la mort prématurée du buveur qui, en général, ne lui permet pas d'arriver à l'âge où se développe le plus ordinairement cette artérite.

L'altération athéromateuse des artères, de même que la phlébectasie, est sous la dépendance d'un désordre nerveux vaso-moteur ou trophique. Non seulement cette altération se rencontre à peu près exclusivement chez les personnes qualifiées de névropathes, qui ont passé par la série plus ou moins complète des désordres que nous avons fait connaître comme se rattachant à l'herpétisme, mais elle peut être provoquée expérimentalement par une lésion du grand sympathique, si l'on s'en rapporte à quelques recherches qu'il serait sans doute nécessaire de renouveler.

Giovanni[1], après avoir sacrifié des chiens chez lesquels il était parvenu à sectionner les cordons du grand sympathique à l'aide d'un scalpel spécial introduit entre les espaces intercostaux, au voisinage des corps vertébraux, trouva à l'autopsie des taches jaunâtres disséminées à la surface interne de l'aorte thoracique descendante.

Ces expériences sont, à la vérité, passibles de nombreuses objections, et la principale c'est que les lésions constatées dans l'aorte pouvaient exister avant l'opération, ce qui leur retire une grande partie de leur importance. Néanmoins notre conviction reste la même, car elle repose avant tout sur ce fait que, indépendamment de la coïncidence dont il a été question, les lésions athéroma-

---

1. De Giovanni, *Contribuzione alla pathogenesie della andoarterite* (*Annali universali di medicina e di chirurgia*, etc., février 1871). — E. Lancereaux, *Traité d'anatomie pathologique*, Paris, 1879-1881, p. 881.

teuses de la tunique interne des vaisseaux artériels ou endartère sont semblables à celles que présentent les cartilages articulaires chez les personnes qui ont des arthrites déformantes[1]. Effectivement, dans la tunique interne des artères, comme dans ces derniers, il y a multiplication d'éléments cellulaires qui tendent ensuite à se détruire, et, comme les lésions articulaires, ainsi que le montre la figure 8, qui provient d'une femme atteinte de paralysie générale avec affection médullaire, sont manifestement sous la dépendance d'un désordre nerveux, on doit croire que celles de l'endartérite généralisée n'ont pas d'autre origine.

En somme, la grande cause de l'artérite généralisée serait la disposition morbide que nous désignons sous le nom d'herpétisme, et la pathogénie de cette artérite aurait sa source dans un désordre primitif de l'innervation vaso-motrice ou trophique ; il resterait encore à déterminer si ce désordre est direct ou réflexe, et dans ce der-

1. Au point de vue des rapports de l'athérome artériel et de l'arthrite déformante, j'ai donné au Congrès de Londres, *Rapports des maladies du rein avec le système artériel* (*Transact. of the international médical Congress*, London, 1881, t. I, p. 384), la statistique suivante, qui comprend 20 cas :

Artérite généralisée	20
Craquements articulaires	17
Troubles trophiques des ongles	14
Migraines	13
Calvitie	11
Cercle sénile	11
Éruptions de la peau des jambes	10
Hémorrhoïdes	7
Déformation des mains	7
Eczéma	9
Emphysème pulmonaire	9
Varices	6
Saillie métatarsienne (oignon)	6

nier cas, il y aurait à se demander si certains principes irritants du sang, l'acide urique par exemple, ne seraient pas de nature à lui donner naissance. Malheureusement, je dois me borner à poser ces questions, n'ayant pas été à même jusqu'ici de faire des recherches suffisantes pour pouvoir les résoudre. Pour l'instant, du reste, je tiens uniquement à établir que l'artérite généralisée ou athéromateuse est une trophonévrose, c'est-à-dire qu'elle a son origine dans un trouble nerveux du grand sympathique.

BIBLIOGRAPHIE. — Hodgson, *A treatise on the diseases of arteries and veins*, etc. London, 1815, 2ᵉ édit., 1832 ; trad. fr. par Breschet, avec notes, 2 vol. Paris, 1819. — C.-H. Ehrmann, *Recherches sur la structure, les fonctions et les altérations organiques des artères*, Strasbourg, 1822. — Lobstein, *Traité d'anat. pathologique*, t. II, Paris, 1833, p. 533. — Edw. Crisp, *A treatise on the structure, diseases and injuries of the bloodvessels*, London, 1847. — S. Wilks, *General chronic arteritis* (Guy's Hospital Reports, 1870, t. X, p. 35). — W. Moxon, *On the nature of atheroma in the arteries* (ibid., t. XVI, p. 131). — N. Gueneau de Mussy, *Étude clinique sur les indurations des artères* (Archives génér. de médecine, août 1872, p. 129 et 292). — Trompeter, *Ueber Endarteriitis, Diss. inaug.* Bonn, 1876. — Kœster, *Ueber Endarteriitis und Arteriitis, Berlin. klin. Wochenschrift*, 1876, p. 454). — E. Lancereaux, article ARTÉRITE, *Dictionnaire encyclopédique des Sciences médicales*, Paris, 1867, t. VI, p. 277-296. — *Atlas d'anatomie pathologique*, Paris, 1870, p. 24. — *Traité d'anatomie pathologique*, Paris, 1879-1881, p. 881, avec bibliographie.

Après avoir décrit les manifestations qui caractérisent la seconde période ou phase matérielle de l'herpétisme, il nous reste à jeter un coup d'œil sur leur ensemble. Examinées au point de vue anatomique, ces manifestations ont certainement une préférence pour les tissus peu vasculaires : cartilage diarthrodial, tunique interne des artères, aponévrose palmaire, gaîne des poils et ongles.

Elles sont constituées par une multiplication exagérée des éléments de chacune de ces parties, quelquefois suivie de l'usure ou de la destruction de ces mêmes éléments. C'est ce qui arrive pour les cartilages et la tunique interne des artères, à cause sans doute de la faible vascularité de ces tissus, car là où la vascularité est plus grande, dans les os par exemple, l'organisation devient définitive. Sans être absolument identiques, ces lésions, à l'instar de celles de la syphilis, de la variole, de la fièvre typhoïde ont entre elles une certaine ressemblance. En effet, si elles ne proviennent pas comme ces derniè-res de l'action d'un agent spécifique sur l'organisme, elles ne sont pas moins subordonnées à une même condition pathogénique, le désordre de l'innervation nutritive se produisant sur des parties de structure assez semblables.

Voilà pour les lésions primitives directes ou immé-diates de l'herpétisme. Les lésions secondaires, indirectes ou médiates, effet ordinaire de l'altération du système artériel, ont également entre elles une ressemblance frap-pante. Elles consistent en un trouble nutritif ayant, cette fois sa source, non plus dans le système nerveux, mais dans le sang, qui, par suite de l'altération des artères, arrive difficilement à baigner les tissus, s'il n'en est abso-lument empêché. Ces lésions, quel que soit leur siège, cerveau, reins, membres, etc., se manifestent par une anémie locale, bientôt suivie d'une congestion passive et de la mortification plus ou moins étendue de la portion d'organe qui a cessé d'être irriguée par le liquide nutri-tif; aussi les phases successives qu'elles traversent sont-elles partout semblables.

Envisagés au point de vue clinique, les désordres matériels de l'herpétisme offrent de nombreux points de contact. Ordinairement précédés de sensations subjectives diverses, élancements douloureux, picotements, cuisson, battements artériels, etc., ils se développent en silence et ne déterminent aucune réaction de l'organisme, si ce n'est lorsque surviennent des poussées aiguës, car alors il se produit un mouvement fébrile de faible intensité. Les phénomènes qui les révèlent varient nécessairement suivant les fonctions dévolues à l'organe affecté. Ceux qui sont le plus à redouter ont leur siège du côté de l'encéphale, des reins ou du cœur ; mais souvent plusieurs fonctions sont simultanément altérées, c'est ce qui existait dans les cas suivants, qui sont comme le résumé des nombreuses manifestations de l'herpétisme.

M. R., âgée de soixante ans, née d'un père asthmatique et d'une mère cancéreuse, a un frère prédisposé à l'asthme et deux autres atteints d'affections articulaires. Elle est mère de trois enfants dont deux filles névropathes et sujettes à des éruptions cutanées diverses, un fils prédisposé aux névralgies, souffrant d'une angine granuleuse, de laryngo-bronchite, et de plus, dyspeptique et hypochondriaque. Cette femme a eu des migraines dès l'âge de vingt ans, plus tard des accès de névralgie faciale, intercostale et iléo-lombaire. Ajoutons qu'elle a été atteinte de lumbago, de torticolis, d'accès de gastralgie, de constipation, d'embarras gastrique, d'attaques de coryza, d'angine granuleuse, de laryngo-bronchite, enfin d'herpès du col utérin et d'un eczéma rebelle de la tête et des oreilles.

L'appareil circulatoire est de son côté profondément modifié. Il a existé autrefois des hémorrhoïdes compliquées d'une fissure anale qui ne s'est guérie que par la dilatation forcée ; aujourd'hui les membres inférieurs sont le siège de varices multiples, les artères radiales et fémorales sont flexueuses, indurées, et plusieurs symptômes, tels que vertige, affaiblissement de la mémoire, lenteur de la parole, tendance aux pleurs ou à un rire désordonné, portent à croire que les artères cérébrales sont altérées. D'ailleurs le cœur est hypertrophié et les bruits en sont sourds et dédoublés, ce qui indique que l'aorte n'est pas intacte.

Cette malade n'a pas éprouvé de véritable attaque de rhumatisme articulaire aigu ; mais ses petites articulations sont depuis longtemps douloureuses, et quelques-unes d'entre elles présentent des nodosités très manifestes. L'articulation de l'épaule gauche est lésée, et craque fortement ; les mouvements d'élévation de l'un des bras sont devenus impossibles, le deltoïde correspondant est atrophié. Il existe des douleurs et une gêne notable des mouvements de la région lombaire, car la malade ne peut monter sur son lit et s'y retourner qu'avec de grandes difficultés. L'urine est abondante, mais non albumineuse.

Ce fait, qu'il ne nous a pas été donné de suivre jusqu'à la fin, est des plus complets, attendu qu'on y trouve la plupart des manifestations symptomatiques de l'herpétisme ; celui qui suit est encore un bel exemple des nombreuses lésions propres à cette maladie.

A. F., femme âgée de soixante ans, mère de sept enfants, entre à l'hôpital avec des vomissements biliaires et glaireux, de la céphalalgie, et un œdème prononcé des jambes. Cet œdème, qui se voyait déjà lors d'un premier séjour à l'hôpital, avait diminué et permis à la malade de sortir; mais depuis, il a reparu et est remonté jusqu'au thorax. En outre, il existe une forte dyspnée, des râles nombreux dans la poitrine et de la cyanose aux extrémités. Le foie déborde de quatre travers de doigt, les jugulaires sont distendues, les pommettes des joues rosées; le pouls est faible, intermittent (48 pulsations), le sommet du poumon droit offre une légère matité. (Régime lacté.)

Une amélioration sensible ne tarde pas à se produire, et l'enflure diminue quand surviennent une éruption furonculeuse et un léger épanchement pleural. L'auscultation du cœur ne révèle rien de spécial, mais on constate, au niveau de la crosse aortique, l'existence d'un double souffle, indice d'une dilatation de ce vaisseau. Les urines deviennent rares (250 gr.); il se produit un violent frisson avec claquements de dents, bientôt suivi d'une expectoration sanguinolente. La dyspnée s'accroît et la température s'abaisse (36°5). Les urines se suppriment, la respiration costale ne se fait plus; les extrémités se refroidissent, des sueurs profuses surviennent, et la malade ne tarde pas à expirer.

Cette femme, très grasse avant sa dernière maladie, était autrefois sujette aux migraines et aux éruptions cutanées. Elle n'a jamais eu d'hémorrhoïdes, mais elle est depuis longtemps atteinte de varices des jambes. La tête est chauve et présente à peine quelques cheveux blancs sur le front; les ongles offrent des déformations, principalement ceux des gros orteils dont les bords sont épaissis et relevés. Ces doigts de pied sont en outre fortement déviés en dehors et couchés sur leurs voisins. Les jointures, habituellement douloureuses, donnent la sensation de craquements lorsqu'on vient à les mouvoir ; plusieurs d'entre elles sont le siège d'ostéophytes.

A l'autopsie, le poumon gauche est petit, crépitant, emphysémateux, semé de taches noirâtres, et présente, à sa partie inférieure, un large noyau d'apoplexie pulmonaire. La trachée et les bronches sont peu malades ; il existe des traces d'angine granuleuse. L'auricule du cœur droit contient quelques concrétions fibrineuses anciennes ; le ventricule correspondant est légèrement dilaté tandis qu'il est hypertrophié à gauche. La valvule mitrale est un peu épaissie à son bord libre, mais l'orifice qu'elle circonscrit n'est pas rétréci. Les valvules aortiques présentent quelques taches opalines, et l'aorte laisse voir dans toute son étendue des plaques saillantes disséminées et brillantes, de la largeur d'une pièce de vingt centimes. L'embouchure des coronaires est rétrécie ; leurs branches, flexueuses et dilatées, ont des parois épaissies par places. La plupart des divisions artérielles se font remarquer par la présence de flexuosités, de dilatations et de plaques jaunes saillantes dont quelques-unes sont infiltrées de granulations calcaires.

La membrane muqueuse de l'estomac offre à sa face postérieure une cicatrice rayonnée ne s'étendant pas jusqu'à la séreuse. Les reins sont petits, indurés, granulés à leur surface ; ils pèsent, le gauche 132, le droit 125 grammes, et présentent à la coupe une atrophie manifeste de la substance corticale. Leurs artérioles sont épaissies, et de leurs parois émanent des traînées fibreuses, qui en se rétractant ont amené l'atrophie des tubes urinifères dont les cellules épithéliales sont petites et granuleuses. La rate est petite et indurée ; le foie, légèrement granulé à sa surface, résiste à la coupe. Les artères de la base de l'encéphale sont dilatées, épaissies et jaunâtres par places, de telle sorte que la circulation se trouvait manifestement gênée dans cet organe ; aussi le liquide céphalo-rachidien est-il abondant, et le cerveau, de petit volume, laisse-t-il voir, sur quelques points, des lacunes lenticulaires.

Les métatarsiens sont le siège d'ostéophytes multiples formant une sorte de couronne au pourtour du cartilage diarthrodial, qui est aminci et usé ; une zone osseuse de nouvelle formation circonscrit la surface articulaire des condyles fémoraux, et la plupart des autres jointures sont le siège de semblables désordres.

ART. III. — MARCHE, DURÉE ET TERMINAISONS

Maladie essentiellement constitutionnelle et héréditaire, l'herpétisme se développe et se métamorphose avec l'individu qui en est atteint, de telle sorte que chaque âge de la vie a pour ainsi dire ses manifestations propres. L'enfant se fait remarquer par des désordres du mouvement, des troubles des nerfs sensitifs et vaso-moteurs : c'est l'âge où surviennent les accès de toux spasmodique, les convulsions réflexes dites éclamptiques, l'incontinence nocturne des urines ; c'est aussi celui où les migraines, le prurit, l'urticaire, le purpura, l'angine granuleuse, la blépharite ciliaire, etc., commencent à se montrer.

Je n'ai pas à revenir sur ces différentes déterminations

morbides considérées à tort comme autant d'affections distinctes, isolées et indépendantes, parce qu'on méconnaît le lien qui les réunit ; mais il m'est arrivé de constater à plusieurs reprises l'existence de ces affections chez des enfants nerveux, descendants d'herpétiques, et, en tenant compte de leurs antécédents de famille, de pouvoir me faire une idée juste du mal, et ramener le calme dans l'esprit des parents, qui s'étaient parfois effrayés à tort.

Un jeune garçon de huit ans fut pris tout à coup, dans le cours de ses vacances, d'un purpura avec œdème des jambes qui avait conduit un de mes anciens maîtres de l'école de Reims à porter un pronostic sérieux, et lui avait inspiré de vives inquiétudes. Sachant que la grand'mère de ce garçon était atteinte d'arthrites déformantes qui la rendaient infirme, que sa mère avait été traitée pour des migraines, une angine granuleuse et des éruptions eczémateuses multiples, je pensai que l'affection de ce jeune malade devait être rattachée à un désordre purement nerveux, et je tranquillisai les parents. Quelques semaines plus tard, en effet, l'œdème et le purpura avaient entièrement disparu.

L'adolescence est l'époque où se montrent de préférence certaines manifestations, telles que pertes séminales involontaires, éruptions diverses de la peau et des membranes muqueuses, névralgies, épistaxis et hémoptysies ; c'est aussi le moment où survient quelquefois la chlorose et où commence l'hypochondrie. Migraines, hémorrhoïdes, dyspepsie sont des manifestations de l'âge adulte ; mais cet âge dans lequel les affections spasmodiques tendent à disparaître, à l'exception toutefois du spasme vésical et de l'asthme, est de plus la phase de la vie où les désordres trophiques font leur apparition. Ainsi la calvitie, les altérations des ongles, celles des articulations, le psoriasis lingual, l'état variqueux des veines, l'athérome et la dilatation des artères se manifestent assez généralement dès cette époque, reçoivent une impulsion au moment de la ménopause, et se continuent pendant la vieillesse.

Cette dernière phase de l'existence est surtout celle des lésions matérielles, car elle comprend non seulement les désordres trophiques que nous venons d'énumérer, mais encore toutes les destructions organiques qu'engendrent les lésions artérielles : ramollissement et hémorrhagie de l'encéphale, gangrène sèche des membres, érosions et ulcères du tube digestif, apoplexie pulmonaire, atrophie des reins, etc., etc. C'est à cette époque, du reste, que survient la mort qui est l'effet ordinaire de ces lésions.

La marche de l'herpétisme est essentiellement chronique et soumise à des intermittences nombreuses. La plupart des personnes qui en sont atteintes, à moins de complications sérieuses, telles que phthisie pulmonaire, pleurésie, dépassent en général l'âge de cinquante ans et parviennent quelquefois à une vieillesse avancée. Deux conditions principales me paraissent pouvoir rendre compte de ce fait, c'est d'une part l'état prédominant du système nerveux, cet important facteur de la machine humaine, d'autre part la sobriété à laquelle sont ordinairement condamnés les herpétiques, tant à cause de leur excitabilité nerveuse qui s'accommode mal de l'usage des substances stimulantes, que par suite de la paresse de leur estomac qui ne leur permet pas de faire des repas copieux.

Ainsi les herpétiques font partie de cette classe de gens qui, malgré une santé délicate en apparence, vivent vieux; aussi le dicton vulgaire (le pot fêlé est celui qui dure le plus longtemps) leur est-il applicable.

Les affections qui composent l'herpétisme ont elles-mêmes une marche lente et chronique; mais elles sont assez généralement traversées par des poussées aiguës d'une durée variable, après quoi elles reprennent leur allure première. La pharyngite granuleuse, par exemple, la laryngo-bronchite, les éruptions cutanées, les arthrites déformantes présentent, dans le cours de leur évolution, des accidents aigus qui peuvent changer leur physionomie et exiger un traitement spécial. Ce ne sont pas ces accidents toutefois, si on excepte la bronchite, qui entraînent la mort, mais bien plutôt les lésions matérielles des organes consécutives à l'athérome artériel. Le système artériel est pour ainsi dire, le maître de la situation, car l'existence ne court qu'un faible danger, tant qu'il reste sain, aussi peut-on dire de l'herpétique, plus justement que de tout autre individu, qu'il a l'*âge de ses artères.*

La mort est tantôt l'effet direct, tantôt la conséquence indirecte de l'altération de ce système. Dans le premier cas, le malade, amaigri, anémié, en proie à une dyspnée progressive, présente à l'examen clinique un double souffle aortique, ou seulement un soufle systolique ou diastolique à la base du cœur, qui trop souvent porte à diagnostiquer une affection primitive de cet organe; il succombe, soit à une gêne respiratoire, soit à une gêne circulatoire, et souvent à la suite d'un épanchement pleural ultime ou d'une apoplexie pulmonaire.

Dans le second cas, la terminaison est le résultat de l'altération d'un organe important, comme les reins, le cerveau, le cœur, etc.

Les lésions des artères rénales et la sclérose parenchymateuse qui en est la conséquence, sont des causes d'insuffisance de la fonction urinaire, et d'accidents divers tels que : accès de dyspnée, d'éclampsie, etc., qui en général finissent par conduire à la mort. A la dyspnée s'ajoute fréquemment une céphalée intense et de l'œdème, de sorte qu'il est parfois difficile de démêler l'organe qui, des reins, du cœur, ou du cerveau compromet le plus l'existence.

Le rétrécissement des branches artérielles de l'encéphale engendre des désordres ischémiques en général peu graves ; mais si une de ces branches vient à s'oblitérer ou à se rompre, il en résulte, soit un ramollissement, soit une hémorrhagie cérébrale, qui, en raison de leur siège ou de leur étendue, mettent la vie dans un état de danger plus ou moins imminent. Le cœur, par suite du rétrécissement ou de l'oblitération des artères coronaires, peut être, à son tour, le point de départ de désordres sérieux : syncope, ramollissement, rupture, etc.

Le poumon est aussi dans quelques cas une cause de mort, c'est lorsqu'à une bronchite chronique accompagnée d'emphysème s'ajoute une bronchite aiguë un peu étendue ou une bronchite capillaire; mais ce mode de terminaison est relativement rare. La phthisie pulmonaire est, parmi les complications, la cause de mort la plus commune, sinon dans le jeune âge, du moins dans l'âge viril et jusque dans la vieillesse. La mort, en pareil cas, peut donc avoir lieu par le cerveau, le cœur, les poumons et les reins, mais en somme l'appareil circulatoire est celui qui compromet le plus la vie des herpétiques.

Le tableau statistique suivant qui repose sur 160 cas vient donner une idée de la fréquence relative des manifestations les plus communes de l'herpétisme :

Athérome artériel, 95 ;

Néphrite interstitielle, 54 ;

Bronchite et emphysème, 50 ;

Lésions articulaires, 76

Éruptions diverses, 37 ;

Hémorrhoïdes, 50 ;

Varices, 25 ;

Migraine, 79 ;

Phthisie pulmonaire, 39.

La guérison définitive d'un certain nombre d'affections locales, est chose possible; beaucoup d'entre elles, la migraine, les hémorrhoïdes, par exemple, cessent presque toujours spontanément à un certain âge de la vie. Quant à la maladie en elle-même, elle est d'une ténacité sans égale, et si elle peut être avantageusement modifiée par une thérapeutique rationnelle et par une hygiène convenable, il est rare qu'elle disparaisse totalement; souvent même, elle finit par mettre fin à l'existence en apportant un désordre sérieux dans tous les organes.

ART. IV. — FORMES DIVERSES

L'étude que nous venons de faire des nombreuses manifestations de l'herpétisme, de leur succession et de leur évolution, exige, pour être complète, que nous indiquions les formes diverses que revêt cette maladie, qui est loin d'avoir toujours la même physionomie et une égale gravité. Ces formes, comme celles de la plupart des maladies chroniques, peuvent être ramenées à trois principales : forme bénigne, forme commune, forme maligne.

La forme bénigne de l'herpétisme est fréquente. Mais souvent elle passe inaperçue parce que les désordres qui la caractérisent, étant purement fonctionnels, attirent peu l'attention de l'observateur qui n'en voit ni le rapport, ni la succession. Elle se révèle dans la jeunesse par des migraines ou encore par des névralgies, des épistaxis, etc., dans l'âge adulte, par des hémorrhoïdes, des varices, de la dyspepsie, des éruptions cutanées peu étendues, et plus tard par des douleurs vagues des articulations, quelquefois enfin par des lésions du système artériel qui restent compatibles avec l'existence jusqu'à un âge avancé. Les personnes atteintes de cette forme de maladie, bien que jouissant d'une santé relativement bonne pendant la plus grande partie de leur vie, sont habituellement inquiètes et se plaignent fréquemment; mais souvent, à tort, on ne les croit pas malades. En somme, elles vivent longtemps, ce qui résulte tout à la fois de leur sobriété et de la prédominance de leur système nerveux ; aussi peut-on dire de l'herpétisme léger qu'il est un brevet de longue vie.

La forme commune présente les désordres fonctionnels que nous venons d'indiquer, et souvent d'autres encore ; mais les lésions matérielles qui leur succèdent, au lieu de faire défaut ou de se montrer uniquement à un âge avancé de la vie, surviennent beaucoup plus tôt. Ces lésions consistent en poussées congestives ou inflamma- toires des articulations, précédées de douleurs dans la continuité des membres, et souvent suivies de destruc- tion des cartilages diarthrodiaux ; elles se manifestent encore par des productions ostéophytiques avec déforma- tions articulaires diverses, par des fluxions laryngo- bronchiques, puis enfin par l'altération généralisée du système artériel qui s'indure, se dilate, et finit par amener des désordres matériels des organes et la mort avant le temps.

La forme maligne est caractérisée par des désordres du côté des bronches, du système artériel et des articulations qui se font remarquer par une évolution relativement rapide et une grande intensité. Les désordres bronchiques en se généralisant peuvent menacer l'existence, même à un âge peu avancé. Les lésions artérielles sont appréciables avant l'âge de cinquante ans ; c'est ainsi qu'une de nos malades morte à quarante-trois ans avait une dilatation généralisée des artères, de nombreuses lacunes dans l'encéphale et une induration avec atrophie des deux reins. Non seulement les lésions articulaires se pro- duisent dans le jeune âge ou l'âge adulte, mais elles amènent encore des déformations articulaires et des infir- mités le plus souvent irrémédiables, à tel point que les

malades, perclus de douleurs, sont dans l'impossibilité
presque complète de se servir de leurs membres et de
marcher. Cette forme est fréquemment accompagnée d'une
altération de la santé générale que révèlent la décoloration des téguments, la faiblesse, l'anémie, et enfin tout
l'ensemble pathologique désigné par quelques auteurs
sous le nom de *cachexie*.

ART. V. — COMPLICATIONS

Les personnes affectées d'herpétisme ne sont pas pour
cela exemptes de toute autre maladie. Cependant il est
certain qu'elles sont relativement peu prédisposées aux
accidents morbides, et que, par suite sans doute de la prédominance de leur système nerveux, elles supportent
bien les maladies aiguës, telles que pneumonie, fièvre
typhoïde, rougeole, scarlatine, etc. Ces maladies inter-
currentes, à part peut-être la pneumonie, ne sont pas
plus communes chez les herpétiques que chez les individus dont la santé ne laisse rien à désirer.

Les maladies chroniques, qui se rencontrent le plus
ordinairement dans le cours de l'herpétisme, sont l'hystérie, le cancer et la tuberculose; chacune d'elles offre
avec la maladie qui nous occupe des rapports assez
dissemblables.

L'hystérie est une affection relativement commune
chez les jeunes femmes nées de parents herpétiques,
et l'on conçoit que le docteur N. Guéneau de Mussy
(*Leçons de clinique médicale*, t. II) soit disposé à l'envisager comme une névrose constitutionnelle. La coexistence de cette affection avec l'herpétisme est un fait

que j'ai eu l'occasion de constater bien des fois et récemment encore chez une de mes malades âgée de vingt-trois ans. Mariée et mère d'un jeune enfant, cette femme, dont la mère est migraineuse et eczémateuse, le père chauve, hémorrhoïdaire, gastralgique, et commence un rhumatisme noueux, a eu tout d'abord de l'urticaire, des épistaxis, puis des névralgies faciales accompagnées de tuméfaction du visage ; puis enfin, dans ces derniers temps, elle a éprouvé une sensation de boule épigastrique suivie d'accès convulsifs absolument semblables aux convulsions hystériques. En réalité, il n'y a pas lieu d'être surpris de cette coïncidence si on considère que l'herpétisme, comme l'affection indéterminée connue sous le nom d'hystérie, consiste essentiellement en une exagération de l'excitabilité réflexe ; aussi, à l'exemple du docteur Guéneau de Mussy, peut-on se demander si l'hystérie n'est pas dans certains cas une modalité spéciale de l'herpétisme, comme elle peut être, dans d'autres cas, un désordre héréditaire de l'intoxication par l'absinthe ou par l'alcool[1]. Ces questions dont la solution définitive ne peut encore être donnée faute d'éléments suffisants, méritent tout au moins d'être prises en considération. De cette façon, on arrivera sans doute à mettre un peu d'ordre dans le complexus symptomatique connu sous le nom d'hystérie et à en éclairer l'étiologie.

(Le cancer, et par ce mot j'entends toute néoplasie épithéliale pouvant s'étendre et se généraliser par l'intermé-

1. E. Lancereaux, *De l'absinthisme aigu et de l'absinthisme chronique* (*Bulle n de l'Académie de médecine*), Paris, 1880, séri 2, t. IX, p. 893 et 10

diaire du système lymphatique, est une maladie qui se manifeste à un âge avancé de la vie, et le plus souvent chez des sujets ayant toujours joui d'une excellente santé, comme si la prédisposition qui leur est propre avait le pouvoir de les préserver de tout désordre pathologique antérieur. Cette maladie pourtant est relativement commune chez les herpétiques, et Bazin, qui connaissait ce fait, tendait à la rattacher à l'arthritisme. L'opinion de ce médecin ne peut être acceptée, car les néoplasies épithéliales qui apparaissent d'emblée sont manifestement indépendantes de la prédisposition herpétique; mais, si on tient compte de leur transmission héréditaire, il y a des raisons de croire que le système nerveux joue un rôle important dans leur genèse, et là sans doute est le secret de leur coexistence, dans certains cas, avec l'herpétisme.

La tuberculose est de toutes les maladies celle qui se rencontre le plus souvent dans le cours de l'herpétisme, et cette coïncidence, qui n'est pas purement accidentelle, mérite notre attention. D'ailleurs elle n'a pas entièrement échappé à l'observation des auteurs, puisque, sur 119 individus atteints de rhumatisme noueux, Fuller[1] note qu'il y en a 23 dont le père, la mère, les collatéraux ont présenté des signes évidents de phthisie pulmonaire. Charcot constate de son côté que cette maladie emporte fréquemment les infirmes atteints de rhumatisme chronique. Nos recherches personnelles nous conduisent également à établir un rapprochement entre ces

---

1. H. W. Fuller, *On rheumatism, rheumatic gout and sciatica, etc., their pathology, symptoms and treatment*, 3ᵉ édit., *London*, 1860.

processus morbides, puisque, sur 160 herpétiques, nous comptons 39 phthisiques; mais ce qui nous porte plus encore que la statistique à opérer ce rapprochement, c'est la physionomie et l'évolution spéciale de la tubercu- dans ces conditions, commence généralement par une lose qui, pleurésie membraneuse et finit par une pneumo- niescléro-tuberculeuse.

PLEURÉSIE MEMBRANEUSE. Cette affection, commune chez les herpétiques, se distingue par des caractères tout à fait particuliers. Elle survient d'ordinaire pendant l'été, débute par un point de côté plus ou moins intense, auquel succèdent des frottements et des craquements secs, superficiels, peu distincts des râles crépitants. En même temps il existe une diminution notable du murmure vésiculaire. Puis à ces symptômes s'ajoutent quelquefois ceux d'un faible épanchement, à savoir un souffle tubaire et une légère ægophonie. Le souffle dispa raît au bout d'un certain temps, mais les frottements persistent et se continuent pendant des mois ou même des années. Un mouvement fébrile peu accusé, des sueurs abondantes, un certain degré d'amaigrissement, viennent compléter le tableau symptomatique de la pleurésie des herpétiques. Cette pleurésie se révèle anatomiquement par la formation de productions membraneuses abondantes, épaisses et persistantes au point qu'il est encore possible de constater leur présence au bout de plusieurs années. C'est donc une pleurésie sèche adhésive ou membraneuse, qui, dans quelques cas, arrive à une guérison définitive, mais à laquelle d'autres fois font suite des quintes de toux, de l'amaigrissement, des sueurs et des hémoptysies, symptômes annonçant le début d'une altération des poumons tout à la fois scléreuse et tuberculeuse.

PNEUMONIE SCLÉRO-TUBERCULEUSE. Cette affection présente ainsi que la pleurésie dont il vient d'être question, des caractères propres qui permettent de la distinguer nettement des autres formes de la phthisie pulmonaire : c'est la *phthisis arthritica* de Morton, la phthisie rhumatismale de quelques auteurs récents. Elle est remarquable surtout par sa lente évolution, et c'est ce fait sans doute qui a conduit Pidoux à chercher un antagonisme entre l'herpétisme et la phthisie pulmonaire.

Précédée, dans un certain nombre de cas, d'angine granuleuse et de trachéo-bronchite, cette forme de phthisie débute habituellement par une hémoptysie abondante qui se renouvelle une ou plusieurs fois, sans que l'on puisse constater à l'auscultation d'autres signes d'altération des sommets que des craquements ou des frottements secs. En même temps, le malade perd l'appétit, il s'amaigrit, son pouls s'accélère, il survient un mouvement fébrile et des transpirations abondantes. La fièvre tombe au bout de quelque temps et le patient se trouve mieux ; malheureusement, elle reparaît plus tard, cesse de nouveau et revient encore, car le propre de cette maladie est de procéder par poussées successives. Les signes physiques sont, dans le principe, le plus souvent localisés à un seul côté et presque toujours au côté droit. Ils consistent en une diminution de l'élasticité, sous le doigt percuté, immédiatement au-dessous de la clavicule et dans la fosse sus-épineuse, un peu plus tard en une matité étendue en avant ou en arrière. Dans ces points l'auscultation révèle l'existence de craquements ou de frottements superficiels, de râles éclatants et secs plutôt que de râles humides. Quant à l'expectoration, elle est formée d'un muco-pus grisâtre ou opaque, difficile à détacher et presque toujours précédée de quintes de toux fatigantes.

Telle est la première étape de cette complication. Dans une phase plus avancée, les hémoptysies sont rares; la toux, encore quinteuse, fatigante, amène quelquefois des vomissements; l'expectoration est abondante, muco-purulente ou entièrement purulente et même sanguinolente lorsque le contenu d'une petite excavation vient à se faire jour au dehors. La matité s'est étendue, et les bruits de craquement et de frottement sont remplacés par un souffle bronchique le plus souvent cavitaire et par de gros râles humides. Toutefois, si l'appétit est conservé et la fièvre peu intense, il peut encore se produire une amélioration et même une guérison définitive, ce que j'ai pu constater à plusieurs reprises chez des individus dont la tuberculose avait été manifestement reconnue par plusieurs médecins. Il y a quelques jours, je revoyais dans mon cabinet un homme de quarante-quatre ans que j'ai soigné à deux reprises différentes, il y a dix ans et il y a sept ans, pour des hémoptysies qui étaient accompagnées d'un léger mouvement fébrile et d'un amaigrissement notable. A cette époque, il existait des signes manifestes d'induration du sommet gauche qui avaient éveillé les plus vives inquiétudes dans mon esprit. Ces signes persistent encore, mais l'embonpoint est revenu et la santé générale est excellente.

Le plus souvent, les désordres locaux et généraux s'accentuent; tout à coup l'expectoration augmente de quantité, elle devient franchement purulente, la fièvre s'accroît et le malade dépérit d'une façon progressive, mais lente, car un des caractères de l'altération en question est de n'amener la mort qu'au bout de trois, quatre, cinq et six ans. Dans quelques cas cependant, j'ai vu une poussée aiguë emporter rapidement le malade, mais il s'agissait alors de faits pathologiques complexes déterminés par des influences multiples.

Les phénomènes observés dans ces conditions, aussi bien que l'évolution du mal, ne laissent aucun doute sur l'existence d'une forme spéciale de phthisie pulmonaire, mais, du reste, l'examen nécroscopique vient encore confirmer ce résultat de la clinique.

Le poumon adhère à la paroi costale par l'intermédiaire de la plèvre qui est épaissie surtout au niveau du lobe supérieur, aussi est-il toujours difficile de le décoller sans le déchirer. La membrane muqueuse de la portion sous-glottique du larynx et même celle de la trachée sont parsemées de varicosités capillaires et surmontées çà et là de granulations blanches, miliaires, dues à l'hypertrophie des glandules. Celle des bronches de premier et de deuxième ordre est généralement épaissie et rouge. Dans les bronches subséquentes, la paroi tout entière est plus épaisse, tandis que la lumière est rétrécie par places et souvent dilatée aux extrémités. Sur une coupe pratiquée aux sommets des poumons, se voient des excavations multiples, vides le plus souvent et limitées par des parois lisses et injectées. En même temps, le parenchyme pulmonaire est traversé par des tractus fibreux grisâtres qui, de la surface, s'étendent dans la profondeur en formant des aréoles plus ou moins larges. Çà et là on constate l'exis-

tence de granulations tuberculeuses qui, en raison de
leur rareté et de leur disposition, paraissent s'être développées en second lieu.

Cette forme de tuberculose, que nous désignons sous
le nom de *pneumonie scléro-tuberculeuse*, n'est pas seulement distincte au point de vue clinique et anatomique,
elle l'est encore par l'âge où elle se produit et les manifestations qui lui font cortège. Elle se montre en général
à un âge avancé de la vie et pourrait à la rigueur être
appelée la *phthisie des vieillards*. Effectivement, sur
quatorze cas de ce genre terminés par la mort, l'âge a
varié depuis quarante-quatre jusqu'à soixante-dix-sept
ans, mais si nous joignons à cette liste d'autres faits en voie
d'évolution et dont quelques-uns ont été suivis de guérison, nous arrivons à un total de trente-neuf observations qui se répartissent comme il suit au point de vue
de l'âge :

De trente à quarante ans, 11 cas ;
De quarante à cinquante ans, 10 cas ;
De cinquante à soixante ans, 9 cas ;
De soixante à soixante et dix ans, 6 cas ;
Au delà de soixante et dix ans, 3 cas.

Ce tableau indique nettement que la phthisie en question se développe à un âge avancé de la vie ; cependant
il ne faudrait pas en conclure qu'elle n'existe pas avant
trente ans, car nous avons été à même d'observer dans
ces derniers temps plusieurs malades ayant de vingt à
trente ans, et qui en étaient atteints.

Les désordres qui précèdent ou accompagnent ce genre
de phthisie sont ceux dont nous avons parlé plus haut

comme se rattachant à l'herpétisme, à savoir, sur trente-neuf cas :

Migraines, 18 ;

Névralgies, 10 ;

Urticaire et éruptions diverses, 10 ;

Varices, 7 ;

Hémorrhoïdes, 12 ;

Calvitie, 13 ;

Altération des ongles, 9 ;

Lésions artérielles, 15 ;

Lésions articulaires, 12.

La sciatique serait relativement commune, dans ces conditions, si je m'en rapporte aux faits qui ont passé sous mes yeux. Depuis longtemps, j'avais été frappé de la coexistence de cette affection avec la tuberculose, mais je n'en ai réellement saisi l'explication que par la connaissance de l'herpétisme.

Les caractères particuliers de cette complication, sa lente évolution, sa coexistence habituelle avec plusieurs des manifestations de l'herpétisme, l'âge où elle se produit, telles sont les principales circonstances qui permettent de diagnostiquer la phthisie des herpétiques. Ajoutons que les poils du corps chez les malades qui présentent cette lésion sont ordinairement minces, clairsemés et très longs.

Le diagnostic et le pronostic de cette complication ne sont pas toujours sans difficultés. D'une part, les herpétiques ne sont pas à l'abri des influences qui font naître la tuberculose ordinaire, et partant on pourrait prendre cette maladie pour une phthisie herpétique. D'autre part, on confond souvent la trachéo-bronchite, qui est une affection commune dans l'herpétisme, avec une phthisie commençante, d'autant mieux que les herpétiques sont très exposés à cracher du sang, tant à cause de leur excitabilité nerveuse que par suite de l'état de leur gorge (angine granuleuse). Bien des fois il m'est arrivé de constater des erreurs de ce genre, et de rassurer des familles alarmées quand il n'y avait pas lieu.

L'amaigrissement et les sueurs, aussi bien que les hémoptysies, peuvent encore jeter le trouble dans l'esprit du médecin, s'il ignore que ces accidents se produisent chez l'herpétique à l'occasion d'un simple désordre gastrique ou d'une bronchite, et qu'ils n'ont de signification grave qu'autant qu'ils se continuent, progressent et sont accompagnés des signes physiques nettement constatés d'une tuberculose pulmonaire.

Les conditions qui président au développement de cette forme de phthisie sont certainement complexes et difficiles à déterminer. Prétendre que cette complication est le fait d'une dégénérescence produite par l'herpétisme, n'est rien dire, car il reste à chercher les causes qui amènent cette dégénérescence. A notre avis, le fonctionnement défectueux du système nerveux et de l'estomac, les troubles circulatoires résultant de l'altération des artères, constituent autant de désordres dont la réunion chez l'herpétique concourt à diminuer la fonction nutritive, à affaiblir l'économie, c'est-à-dire à préparer le terrain où la phthisie pourra germer à la moindre occasion, à propos de l'écart hygiénique le plus insignifiant, de la maladie la plus légère. Ainsi s'expliquent la fréquence de cette complication et son apparition à un âge relativement avancé de la vie chez les personnes attein-

tes d'herpétisme. Toutefois, si l'on tient compte de l'ha-
bitus des individus qui deviennent phthisiques dans ces
circonstances, il y a lieu de croire que plusieurs descendants d'herpétiques sont naturellement prédisposés à
cette complication, et particulièrement ceux qui sont peu
développés, presque imberbes, et dont le thorax est manifestement aplati.

ART. VI. — RAPPORTS RÉCIPROQUES DE L'HER-
PÉTISME AVEC LES MALADIES

L'herpétisme, en vertu de l'excitabilité nerveuse qui
lui est propre, est naturellement influencé par les maladies, et à son tour il peut imprimer à celles-ci des modifications susceptibles de changer leur physionomie.
Ces influences réciproques méritent par conséquent une
attention spéciale.

L'action exercée par les maladies aiguës sur certaines
maladies chroniques est aujourd'hui bien connue, elle
consiste généralement à éveiller les manifestations de ces
dernières. Il est reconnu que, dans les pays où l'impaludisme est endémique, la plupart des affections aiguës revêtent le masque de cette maladie et doivent être traitées par le sulfate de quinine; de même, là où règne
l'alcoolisme, les maladies aiguës ont de la tendance à se
compliquer d'un délire qui a les caractères du *delirium
tremens* et qui est amendable par l'opium et le chloral.
Semblables phénomènes existent en ce qui concerne
l'herpétisme, et il arrive parfois que les manifestations
de cette maladie se montrent à l'occasion d'accidents
aigus très divers. Dans le jeune âge, par exemple, le

spasme glottique vient s'ajouter à la laryngite, et les affections aiguës de cette période de l'existence sont souvent accompagnées d'accidents convulsifs. A un âge plus avancé, il est commun de voir une bronchite, un état gastrique, la grippe, ou toute autre maladie légère, provoquer des névralgies, des éruptions cutanées, faire naître ou aggraver des tendances hypochondriaques, des douleurs articulaires, etc. Les maladies aiguës ont par conséquent le pouvoir d'éveiller les manifestations de l'herpétisme aussi bien que celles de l'impaludisme et de l'alcoolisme ; c'est là un fait sur lequel il convient d'être fixé, si l'on veut éviter d'attribuer à ces maladies des désordres qui ne leur appartiennent pas en réalité.

L'influence de l'herpétisme sur les maladies internes et externes est tout aussi importante à connaître ; le terrain spécial sur lequel évoluent ces maladies peut en effet modifier leur physionomie. Ces modifications tiennent surtout à l'excitabilité du système nerveux : ainsi la pneumonie, la scarlatine, la fièvre typhoïde ou toute autre maladie aiguë, survenant chez des herpétiques, se font remarquer par la prédominance des accidents névropathiques. Toutefois, malgré l'exagération de ces accidents, les herpétiques, contrairement aux buveurs, supportent très bien les maladies fébriles, souvent beaucoup mieux que les individus d'un tempérament sanguin ou lymphatique. Il importe donc, au point de vue des signes pronostiques et des indications thérapeutiques de ces maladies, de tenir compte des antécédents morbides aussi bien que des habitudes hygiéniques. A cette condition seulement on aura tous les rensei-

gnements désirables, car il faut savoir que la mort, en
pareil cas, est souvent liée à l'état général ou constitutionnel des malades. Ajoutons que, sans doute par suite
de leur excitabilité nerveuse, les herpétiques sont particulièrement exposés aux hémorrhagies dans le cours des
maladies aiguës. Les épistaxis, les métrorrhagies, les
entérorrhagies sont manifestement plus fréquentes chez
eux que chez tout autre malade exempt de névropathie.

Les lésions traumatiques sont, comme les maladies
aiguës, bien supportées par les herpétiques, et se font
remarquer à peu près uniquement par la tendance aux
hémorrhagies et aux névralgies consécutives. Malgré
leur état nerveux, ces malades sont rarement atteints
de délire, ce qui tient sans doute à leur sobriété ; mais,
grâce à leur vive sensibilité, ils ressentent doublement les
impressions douloureuses causées par le traumatisme,
et ces impressions ont pour conséquence de faire naître
des hémorrhagies ou d'éveiller diverses manifestations
se rattachant à l'herpétisme. Les arthrites sont de ce
nombre, elles se produisent facilement à la suite des
contusions articulaires. Il en est de même de plusieurs
affections cutanées, l'herpès en particulier, quand surtout les nerfs sont lésés [1]. Le moindre irritant suffit
parfois à faire naître une éruption, au point que certains herpétiques sont dans l'impossibilité de se servir
de savon pour la face, et que le contact du corps étranger

---

1. A. VERNEUIL, *De l'herpès traumatique* (*Mémoires de la Soc. de
biologie*, 1873, série 5, t. V, p. 15). — P. BERGER, *De l'influence des
maladies constitutionnelles sur la marche des lésions traumatiques*,
Thèse d'agrégation, Paris, 1875, p. 77, et aussi p. 37 et suivantes.

le plus innocent en apparence ne peut être supporté par la peau. Un de mes malades était pris d'une éruption boutonneuse étendue, à chaque application d'un cataplasme de farine de lin, de telle sorte qu'il m'a fallu renoncer, chez lui, à l'emploi de cet émollient; un autre ne pouvait user du meilleur savon sans voir apparaître une éruption de la face. D'autres fois, on voit des clous survenir après l'application d'un vésicatoire, et ce moyen doit être abandonné. Ces faits, comme il est facile de s'en rendre compte, ont une importance pratique réelle, en ce sens qu'ils mettent le médecin en garde contre certaines éventualités parfois très fâcheuses.

CHAPITRE II

ÉTIOLOGIE ET PATHOGÉNIE

§ 1. — Étiologie.

Le déterminisme étiologique est chose toujours délicate, en raison des nombreuses influences qui président au développement des maladies, et de la difficulté de distinguer celles qui sont principales de celles qui sont secondaires. Mais si cette difficulté existe lorsque les causes morbides sont des agents matériels dont l'action sur l'organisme humain est suivie d'effets plus ou moins rapprochés, elle se rencontre à plus forte raison en l'absence de tout agent de ce genre. C'est ce qui arrive pour l'herpétisme, puisque nous ne trouvons à l'origine de cette maladie ni virus, ni poison, ni agent traumatique.

Pourtant, il ne faudrait pas conclure de là qu'aucune cause matérielle ne préside à ce processus morbide qui est avant tout héréditaire, car la prédisposition interne est forcément née une première fois sous des influences extérieures quelconques, et sans aucun doute dans des circonstances qui aujourd'hui encore contribuent à la produire.

Nous aurons à examiner ici deux ordres de causes : la cause interne, ou prédisposition héréditaire , et les conditions extérieures qui favorisent le développement de l'herpétisme, ou causes adjuvantes.

I. — HÉRÉDITÉ

A l'exemple des maladies qui affectent spécialement le système nerveux, l'herpétisme se transmet par hérédité, sinon sous une forme identique, du moins sous des formes assez peu diverses. Ainsi, l'arthrite déformante de l'ascendant ne se révèle pas nécessairement chez le descendant par une lésion articulaire, car souvent, chez ce dernier, on voit les articulations rester saines, tandis qu'il se produit d'autres désordres se rattachant à l'herpétisme, comme le montrent les tableaux suivants.

PREMIÈRE FAMILLE.

Grand'mère, 65 ans. Migraines, hémorrhoïdes, rhumatisme chronique déformant, éruptions eczémateuses et prurigineuses.

Fille, 35 ans. Migraines, hémorrhoïdes, hémoptysie, toux quinteuse, pleurésie sèche, taches érythémateuses multiples de la face, plaques disséminées d'eczéma des membres ; douleurs vagues des articulations.

Petite-fille, 12 ans. Urticaire, coryza ou asthme nasal revenant par accès et durant 24 heures comme un accès de migraine.

DEUXIÈME FAMILLE.

Grand'mère, 70 ans. Migraines, accès d'éternuement, hémorrhoïdes, rhumatisme déformant des mains et des pieds.

Fils, 40 ans. Migraines, hémorrhoïdes, psoriasis du cuir chevelu et de plusieurs points du corps, névralgies, accès d'asthme pulmonaire, dypepsie, etc.

Fille, 46 ans. Migraines, hémorrhoïdes, eczéma, dyspepsie, quintes de toux, prurit et névropathie.

Petite-fille, 10 ans. Éruptions eczémateuses, urticaire, douleurs articulaires dans le cours d'une scarlatine.

TROISIÈME FAMILLE.

Grand-père asthmatique, grand'mère hémiplégique.

Fille, 60 ans, hémorrhoïdaire, eczémateuse, atteinte de prurit vulvaire et d'arthrites déformantes multiples (rhumatisme chronique), absolument infirme.

QUATRIÈME FAMILLE.

Grand'mère, 80 ans. Arthrites déformantes.

Fils, 53 ans. Calvitie, migraines, hémorrhoïdes, eczéma, furoncles, accès de coliques hépatiques, douleurs articulaires.

Petite-fille, 35 ans. Névropathe, douleurs très vives aux époques menstruelles, prurit vulvaire, migraines, eczéma, angine granuleuse, etc.

Petit-fils, 20 ans. Asthme nasal, prurit, acné, eczéma.

Petite-fille, 22 ans. Urticaire, migraines, accès de névralgies avec gonflement de la face, hystéralgie.

Arrière-petite-fille, 5 ans. Poussées d'urticaire et de bronchite avec toux quinteuse.

Je pourrais citer les exemples de plusieurs autres familles offrant une succession d'accidents semblables. Dans une de ces familles que je soigne en ce moment même, la grand'mère, âgée de soixante-douze ans, atteinte d'arthrites sèches, a été prise récemment d'accès d'asthme trachéal qui ont cédé rapidement à l'emploi de la quinine ; la fille, âgée de quarante-huit ans, a eu des migraines, puis des névralgies, des éruptions eczémateuses des oreilles, des furoncles, des hémorrhoïdes, etc. ; le petit-fils, âgé de vingt-deux ans, est traité pour un psoriasis presque généralisé.

D'un autre côté, il est commun de constater l'existence d'arthrites déformantes chez des personnes dont les ascendants étaient simplement migraineux, asthmatiques, ou eczémateux. Les faits de ce genre qu'il m'a été donné d'observer ne sont pas moins nombreux que les précédents. Par conséquent, ce qui se transmet en pareil cas, ce n'est pas telle ou telle affection locale, mais une manière d'être anormale du système nerveux, en vertu de laquelle surviennent des désordres multiples et variés dans l'organisme. Cette circonstance des plus importantes prouve nettement que le rhumatisme chronique, l'asthme, l'eczéma, etc., sont des affections localisées qui ont entre elles un rapport intime, et non pas des entités pathologiques distinctes, et que l'herpétisme au contraire constitue une espèce nosologique définie. Envisagée de la sorte, l'hérédité de cette maladie est un fait constant, puisque le descendant n'échappe jamais entièrement à toutes les affections présentées par l'ascendant. Ainsi l'herpétisme est une modalité de l'organisation des individus dont il fait en quelque sorte une race à part.

Ce type est susceptible de modifications de la part des agents physiques qui sont capables, soit de l'améliorer, soit au contraire de le faire apparaître, ou de l'accentuer. Nous parlerons plus loin, à propos de la prophylaxie, des améliorations que peuvent lui imprimer les agents extérieurs; ici nous nous occuperons simplement des circonstances étiologiques propres à le modifier dans un sens défavorable, c'est-à-dire des causes adjuvantes ou occasionnelles de l'herpétisme.

II. — CONDITIONS EXTÉRIEURES PROPRES A FAVORISER LE DÉVELOPPEMENT DE L'HERPÉTISME, OU CAUSES ADJUVANTES

Ces conditions, qu'il faut se garder de confondre avec la prédisposition interne ou héréditaire, se groupent naturellement sous trois chefs : influences climatériques et hygiéniques; influences physiologiques; influences pathologiques.

INFLUENCES CLIMATÉRIQUES ET HYGIÉNIQUES. — Les climats et les saisons ont une action manifeste sur l'apparition des accidents de l'herpétisme. Les pays chauds sont ceux dans lesquels s'observent de préférence les affections cutanées; les pays froids, ceux où prédominent les désordres des voies respiratoires. Le printemps, qui pousse aux congestions et aux hémorrhagies, est l'époque de l'année où les épistaxis, les hémoptysies, les hémorrhagies cérébrales même s'observent le plus généralement, et aussi celle où se manifestent d'ordinaire les éruptions cutanées. Rien n'est plus commun que l'apparition de ces éruptions à chaque changement de saison, mais surtout au moment des grandes chaleurs, à la suite de transpirations un peu abondantes. Ces éruptions sont très variables, revêtent le plus souvent la forme papuleuse ou vésiculeuse, mais quelquefois aussi simplement la forme érythémateuse ou squameuse. Elles sont sèches ou presque sèches, circonscrites ou disséminées sur une grande partie de la surface cutanée, et par fois associées à un mouvement fébrile : dans tous les cas elles sont précédées ou accompagnées de sensations de picotements, de cuisson, et d'un prurit plus ou moins violent.

La nature de l'alimentation n'est pas absolument indifférente dans une maladie telle que l'herpétisme ; mais le rôle que joue tel ou tel aliment n'est pas assez connu pour que nous puissions en parler sciemment. Le régime alimentaire des Chartreux et de quelques autres religieux, dans lequel les légumes secs entrent pour une forte proportion, a été considéré par quelques médecins comme une cause d'athérome artériel ; mais outre que ce fait n'est pas prouvé, il y a lieu de remarquer que les personnes qui font partie des communautés religieuses sont en général des gens nerveux, habituellement prédisposés aux lésions de l'herpétisme. Rien ne prouve sûrement qu'un régime spécial puisse engendrer les manifestations de l'herpétisme, mais, par contre, certains aliments parviennent à provoquer leur apparition. Indépendamment de certains aliments qui peuvent occasionner des éruptions cutanées diverses, l'usage des substances acides, celui du vin en particulier, contribue pour une large part à la production de la dyspepsie si commune chez l'herpétique ; les fruits, les soupes et les bouillons gras sont mal tolérés, aussi la plupart de ces substances doivent être proscrites.

Les boissons alcooliques méritent une mention spéciale, car elles sont d'ordinaire mal supportées ; c'est pour ce motif, sans doute, que la plupart des herpétiques ont des habitudes de sobriété. Les cas d'alcoolisme sont rares parmi eux, et ne se rencontrent qu'exceptionnellement ; je n'hésite donc pas à dire : ne s'alcoolise pas qui veut.

Le thé et surtout le café sont des boissons excitantes qui non seulement déterminent de l'insomnie et des palpitations chez les névropathes herpétiques, mais qui souvent aussi éveillent ou entretiennent des sensations prurigineuses insupportables et peuvent même provoquer des éruptions cutanées.

Les professions n'ont, dans l'espèce, qu'une influence restreinte ; toutefois celles qui exigent une préoccupation incessante de l'esprit, et celles qui ne permettent pas la régularité des repas, contribuent à amener des troubles dyspeptiques de l'estomac. Quelques autres, comme celles d'épicier et de boulanger, peuvent provoquer des éruptions diverses sur les mains ou sur diverses parties du corps. Un petit nombre enfin n'ont aucun inconvénient particulier.

INFLUENCES PHYSIOLOGIQUES. — Les changements qui s'opèrent normalement dans l'organisme et le modifient peu à peu éveillent, dans beaucoup de circonstances, du moins chez les individus prédisposés, des désordres pathologiques qui n'attendaient qu'une occasion pour se développer. Les manifestations morbides de la plupart des maladies chroniques, celles de l'herpétisme en particulier, sont de cette façon intimement liées à l'âge, au sexe et aux grandes révolutions physiologiques.

L'influence exercée par l'âge sur les désordres pathologiques de l'herpétisme est tellement importante que, des deux phases présentées par cette maladie, l'une, celle des troubles fonctionnels, appartient presque uniquement au jeune âge, l'autre, celle des lésions matérielles, à la vieillesse. Ainsi, une intime solidarité unit la physiologie à la pathologie, et la maladie n'est en réalité qu'un état physiologique anormal.

Deux époques de la vie, la puberté et la ménopause, ont plus spécialement la propriété d'éveiller les manifestations de l'herpétisme. La puberté est le moment des pertes séminales, et aussi celui où se montrent l'acné de la face et beaucoup d'autres éruptions cutanées, les épistaxis, les hémoptysies, et enfin des désordres nerveux divers tels que migraines et névralgies. La menstruation est d'ailleurs, à tous les âges de la vie, l'occasion d'affections multiples, savoir : éruptions cutanées, migraines, etc. Une jeune femme que je soigne présente à chaque période menstruelle des boutons, des varicosités et des rougeurs du visage qui la défigurent momentanément ; une autre de mes malades est prise trois ou quatre jours avant son époque d'une

plaque d'herpès sur la région fessière ; une troisième
enfin présente à ce même moment une éruption de larges.
papules au niveau de plusieurs articulations. Cette influence des règles sur les affections de la peau est bien
connue des auteurs, dont quelques-uns même lui ont con-
sacré des travaux spéciaux[1]. La grossesse produit des effets
assez semblables, et cela ne doit pas surprendre quand
on connaît les modifications qu'elle fait subir au tégument
extérieur. L'accouchement peut quelquefois aussi éveiller
des lésions cutanées : j'ai vu une jeune femme être
prise, sept jours après sa délivrance, d'un pemphigus
aigu généralisé qui dura plus de trois mois.

La ménopause, ce moment de la vie où le système
sensitif se trouve généralement excité, favorise non seulement l'apparition des éruptions herpétiques, mais encore celle de certains désordres nerveux, tels que goitre
exophthalmique, dyspepsie, etc. ; elle est de plus la cause
déterminante habituelle des lésions matérielles de l'herpétisme et principalement de l'arthrite déformante et
de l'athérome artériel.

Les excès de différents genres et surtout les excès vénériens provoquent souvent aussi, du moins chez les
jeunes gens, des troubles divers, notamment du côté des
fonctions digestive et circulatoire : dyspepsie, palpitations cardiaques, artérielles, etc.

Influences pathologiques. — Ces influences ont la
propriété d'éveiller des manifestations herpétiques
nombreuses et diverses. Les affections engendrées
par le froid, certains embarras gastriques, la grippe et

1. Danlos, *Étude sur la menstruation au point de vue de son influence sur les maladies cutanées.* Paris, 1874.

la plupart des fièvres parviennet dans quelques cas, à
provoquer la migraine, les névralgies, l'asthme, l'eczéma
et jusqu'aux arthrites.

La névralgie, dans ces conditions, est loin d'être
rare, mais sa signification pathologique échappe habituellement. Tantôt en effet, dans la grippe, par exemple,
elle est rapportée par erreur à la maladie qui l'occasionne,
tantôt au contraire, comme dans l'embarras gastrique,
elle constitue pour quelques auteurs toute la maladie, ce
qui est également faux. Il importe donc de savoir qu'un
des meilleurs moyens de combattre ces désordres est de
s'adresser d'abord à l'état pathologique qui les a provoqués, après quoi il y a lieu de diriger contre eux
une médication appropriée ; le sulfate de quinine est
dans l'espèce l'agent qui offre le plus de chances de
succès.

§ 2. Pathogénie.

Rechercher la nature des manifestations morbides, en
démontrer l'unité pathologique et en déterminer la place
dans le cadre nosologique, tel est le but de la pathogénie.
Ce but, dans l'état actuel de la science, est difficile à
atteindre, mais il est bien permis cependant de le pour-
suivre.

Lorsqu'on envisage les nombreuses manifestations de
l'herpétisme, on ne tarde pas à reconnaître qu'un
désordre nerveux préside au développement de chacune
d'elles. Qu'il s'agisse de névralgie, de spasme, de congestion ou d'hémorrhagie, et même de lésions matérielles
telles que arthrite déformante et athérome artériel, tou-

jours ce désordre existe, soit comme phénomène essentiel, soit comme phénomène initial.

L'herpétisme, en conséquence, est une maladie qui a son siège dans l'appareil de l'innervation, et comme les affections de cet appareil sont celles qui ont le plus de tendance à se transmettre par hérédité, on conçoit que l'herpétisme soit une maladie essentiellement héréditaire; et cette circonstance même est une preuve à l'appui de la nature nerveuse de ses manifestations.

Mais à quel genre de désordres nerveux répondent ces manifestations: sont-elles l'effet d'une lésion matérielle ou d'un simple trouble fonctionnel? Nous savons que les déterminations morbides de la première période de l'herpétisme sont mobiles, transitoires, le plus souvent aiguës, et qu'elles ne présentent aucune lésion matérielle appréciable; partant, elles sont, à n'en pas douter, le résultat d'un simple trouble dynamique. Les affections de la seconde période, constituées par des lésions des tissus ou des organes, paraissent, à cause de leur ténacité, dépendre d'un état matériel des centres ou des cordons nerveux; mais, en tout cas, les sensations subjectives de douleur, de prurit, de cuisson, etc., qui les précèdent ordinairement ne laissent aucun doute sur leur relation avec un désordre primordial de l'appareil de l'innervation.

La symétrie habituelle de ces affections semble indiquer qu'elles ont leur point de départ dans la moelle épinière; malheureusement cet organe a été fort peu étudié et n'a présenté jusqu'ici aucune lésion pouvant les expliquer[1]. Les nerfs n'ont pas toujours été l'objet de

1. Chacun comprendra que les recherches de ce genre sont des plus difficiles et que, s'il s'agit de lésions centrales et peu étendues, ainsi

recherches suffisantes; leur altération dans quelques lésions cutanées doit engager les auteurs à rechercher si les arthrites déformantes, et d'autres désordres d'origine herpétique, ne sont pas subordonnés à des lésions de ces conducteurs de la sensibilité et du mouvement. Mais, quoi qu'il en soit, l'herpétisme n'est pas moins le fait de troubles de l'innervation sensitive, motrice, mentale et vaso-motrice, et partant il constitue une *névrose complexe.*

Cette conclusion est d'autant plus acceptable qu'il est prouvé que beaucoup de lésions anatomiques sont sous la dépendance d'états nerveux matériels ou simplement dynamiques. Cependant, tout en subordonnant de la façon la plus absolue les différentes manifestations de l'herpétisme à un désordre de l'innervation, il est prudent de ne pas se prononcer sur le siège précis de ce désordre, dans les cordons ou les centres nerveux; néanmoins, les manifestations de l'herpétisme ayant une origine nerveuse, on ne peut nier que cette maladie ne soit une névrose.

Resterait à déterminer le point de départ de cette névrose, les conditions de son existence; pour cela, il nous faudrait connaître la cause réelle de l'herpétisme, qui jusqu'ici nous échappe. Quelques auteurs ont, à la vérité, rapporté à un excès d'acide urique dans le sang, (uricémie), la plupart des désordres matériels que nous groupons sous ce chef; mais les expériences sur les-

qu'il y a lieu de le supposer, ces lésions peuvent fort bien passer inaperçues; c'est sans doute ce qui est arrivé dans les quelques cas, où l'on s'est donné la peine de faire un examen histologique approfondi de la moelle épinière.

quelles ils essayent de fonder cette doctrine, pas plus que leurs observations, ne supportent l'examen d'une critique sérieuse. Effectivement, si, dans quelques cas, les manifestations de l'herpétisme sont accompagnées d'un excès d'acide urique dans les urines ou même dans le sang, il faut reconnaître que souvent aussi ces liquides ne sont nullement modifiés par la présence de cet acide. D'ailleurs, si on remarque que la composition des urines est dépendante de l'action du système nerveux, il y a lieu de croire que l'on a pu subordonner la cause à l'effet, c'est du moins notre avis. Nous pensons que l'uricémie est, dans l'espèce, la conséquence d'un désordre nutritif lié au mauvais fonctionnement de l'appareil nerveux, et conséquemment l'herpétisme nous apparaît comme étant une maladie essentiellement et primitivement nerveuse.

L'unité de cette maladie est prouvée, tant par la similitude des affections qui la composent, chez les différents individus qui en sont atteints, que par la succession régulière de ces affections, leur communauté d'origine, et leur transmission héréditaire. Sa place est parmi les maladies chroniques, non celles qui dépendent d'un principe virulent ou toxique, comme la syphilis et l'alcoolisme, mais celles qui se rattachent à un trouble primitif de l'innervation dont la cause échappe encore, et partant elle mérite d'être rangée à côté du rhumatisme et surtout de la goutte et du diabète.

L'herpétisme, par sa généralisation et la mobilité de ses manifestations, est une des maladies qui ont le plus contribué à l'édification de la doctrine des métastases et des transformations morbides. Cette doctrine, suivant laquelle la disparition des symptômes d'une affection locale entraînerait à sa suite l'apparition d'une affection nouvelle dans un autre point de l'économie, a eu une grande vogue parmi les médecins des derniers siècles, et conserve de nos jours des partisans convaincus. Ceux-ci admettent que la manifestation de certaines affections, l'asthme, je suppose, n'est souvent que la conséquence de la cessation d'un désordre organique quelconque de la peau, des articulations, etc., et d'un autre côté ils n'hésitent pas à faire dépendre la phthisie qui succède aux dartres de la disparition de ces éruptions cutanées. Cette manière de voir ne repose toutefois sur aucune preuve, et doit être regardée comme une pure hypothèse en rapport avec des théories humorales qui n'ont plus cours aujourd'hui. Mais si l'herpétisme est, comme nous le pensons, une névrose, et si ses manifestations ne sont que des effets du trouble de l'une des grandes fonctions nerveuses, il est facile de se rendre compte de leur variabilité et de leur mobilité sans qu'il soit nécessaire de faire intervenir un principe plus ou moins malfaisant. Il suffit en effet que différents points de l'appareil de l'innervation puissent être atteints simultanément ou successivement pour se rendre compte de la multiplicité des phénomènes observés. Quant à la substitution de ces phénomènes, avouons qu'elle est rare, et si elle existe parfois, elle s'explique par ce fait général qu'une affection plus forte parvient toujours à diminuer ou à annihiler une affection plus faible. *Duobus doloribus abortis, una deficit alter*.

CHAPITRE III

SÉMÉIOLOGIE

Dans l'étude qui précède, nous nous sommes appliqué à faire, d'une façon aussi exacte que possible, l'histoire de l'herpétisme ; mais la description que nous en avons donnée est forcément artificielle, et, dans la pratique, les choses ne se présentent pas toujours avec l'évolution régulière que nous avons indiquée. Le médecin est rarement appelé au début du mal, car il n'est malheureusement pas dans les habitudes du jour de lui demander de s'occuper des prédispositions morbides des enfants et de chercher à les modifier dès le jeune âge. Le plus souvent, il est mandé à l'occasion d'un désordre quelconque ou fonctionnel ou matériel, et alors il lui faut étudier isolément chacun des phénomènes présentés par le patient, les comparer et les rapporter non seulement à leur cause prochaine, mais encore à leur cause éloignée, qui est la maladie dont ils dépendent. Au travail d'analyse succède ainsi un travail de synthèse, en vertu duquel, partant d'un simple phénomène, l'homme de l'art s'élève jusqu'à la notion de la maladie. Cette partie de la science, qui consiste à transformer les symptômes en signes, constitue la séméiologie ; elle comprend le diagnostic et le pronostic, et offre une importance d'autant plus grande qu'elle sert de base aux indications thérapeutiques.

§ 1. — Diagnostic.

Les signes diagnostiques se tirent des symptômes, de leurs modalités, du moment où ils se produisent, de leur évolution, de leur succession, et aussi, il faut bien l'avouer, de la connaissance des antécédents pathologiques du malade et de ses ascendants. Le symptôme est, avant tout, le point de départ du diagnostic, car, comme il diffère en général suivant la nature de la maladie à laquelle il appartient, une analyse minutieuse de ses caractères suffit ordinairement à éclairer le médecin sur la nature du mal. Supposé un enfant ou une personne atteinte d'une toux sèche, férine, quinteuse, persistante pendant des semaines et des mois, à peine modifiée par les calmants ordinaires, il sera facile de reconnaître d'après ces signes qu'il ne s'agit pas d'une bronchite *a frigore*, mais d'une affection liée à un état constitutionnel, et si cet enfant a déjà eu de l'urticaire, si ses parents sont migraineux, hémorrhoïdaires, etc., le diagnostic sera celui de bronchite liée à l'herpétisme. Un adulte est atteint d'une éruption cutanée, sèche plutôt qu'humide, symétrique, précédée de sensations de fourmillements ou de picotements, accompagnée des mêmes sensations, et, avant tout, d'un prurit désagréable pendant le jour, insupportable sous l'influence de la chaleur du lit; qu'il s'agisse d'un eczéma, d'un lichen, d'un psoriasis, ou de toute autre forme élémentaire des maladies cutanées, il y a toute raison de croire à une éruption herpétique, et si le malade accuse en même temps des migraines, des hémorrhoïdes, s'il est chauve, la nature de cette affection ne peut laisser de doute.

D'un autre côté, chez une personne ayant plusieurs de ces accidents, quelques articulations, d'abord affectées d'élancements douloureux, de sensations de brûlure, de cuisson, se tuméfient, deviennent chaudes et rougissent, alors, tout porte à croire que l'on se trouve en présence d'une arthrite herpétique aiguë. Ces mêmes parties présentent-elles des ostéophytes, un rebord osseux circonscrivant la surface cartilagineuse, des craquements et des déformations : il s'agit de l'affection décrite sous le nom de rhumatisme chronique. Nous devons savoir en outre que cette affection est en connexion avec les accidents antérieurs, comme elle le sera avec d'autres qui surviendront plus tard, en un mot, qu'elle fait partie du complexus pathologique que nous désignons sous le nom d'herpétisme.

Voici un malade sec et maigre, peu coloré, qui se plaint de vertiges, d'étourdissements, d'incertitude dans la marche, qui dort mal et urine beaucoup ; il a les battements du cœur sourds, le second bruit éclatant, dédoublé, les artères temporales flexueuses, les artères radiales résistantes sous le doigt, les fémorales indurées : à ces caractères vous reconnaissez une lésion généralisée du système artériel ; mais si cette lésion a été précédée ou se trouve accompagnée des manifestations dont il a été parlé précédemment, sa relation avec ces dernières ne peut être douteuse, et, cette fois encore, il y a lieu de conclure à l'herpétisme, comme en présence d'un ensemble de désordres tels que tubercules cutanés, exostoses, laryngite, chez un individu qui aurait eu un chancre, etc., l'existence de la syphilis est chose certaine.

Un dernier malade présente un état semi-comateux, se plaint de céphalée, gémit, a la respiration suspirieuse, intermittente en l'absence de tout désordre matériel du poumon, et de plus ses urines sont albumineuses. A cet ensemble il est facile de reconnaître une lésion rénale, une néphrite accompagnée des accidents dits urémiques; néanmoins, jusque-là, le diagnostic est incomplet, il faut encore déterminer le caractère de cette lésion et la nature de la maladie qui l'a engendrée. Ce malade est âgé, il a des urines pâles, d'une densité faible et n'est pas enflé; de plus, son système artériel a tous les caractères des lésions athéromateuses : il devient évident qu'il s'agit d'une néphrite par lésion artérielle; comme cette lésion est le fait d'un désordre morbide général, il reste à rechercher l'origine de ce désordre, et, de cette façon, on arrive à la notion de l'herpétisme. En somme, la prédisposition générale qui est le propre de cette maladie a donné naissance à l'altération du système artériel, et cette altération a engendré la lésion du rein, d'où l'insuffisance fonctionnelle qui a amené l'urémie. Cette succession de désordres, qui est loin d'être rare, se reconnaît facilement. Les accidents urémiques conduisent à la notion de la néphrite, qui, à son tour, vient dévoiler la lésion du système artériel dont les caractères permettent d'arriver à la connaissance de l'herpétisme.

Ce que nous venons de dire d'un certain nombre de manifestations de l'herpétisme s'applique à toutes les autres, et particulièrement au ramollissement et à l'hémorrhagie du cerveau, non pas que ces accidents, dont on a fait à tort des unités pathologiques, soient toujours des conséquences éloignées de l'herpétisme; ce qui est indiscutable, c'est qu'ils sont des effets d'une altération des artères encéphaliques, mais ils ne relèvent de l'herpétisme qu'autant qu'ils se lient à des poussées congestives et à l'altération généralisée des artères désignée par les auteurs sous le nom d'*athérome*.

En somme, ce qui distingue l'herpétisme, ce sont les caractères particuliers de ses déterminations locales, leur succession et leur évolution spéciale. Néanmoins, malgré les signes qui résultent de la réunion de ces diverses circonstances, la maladie que nous appelons de ce nom est quelquefois difficile à différencier, et le médecin peut, dans un certain nombre de cas, éprouver de l'embarras. Par conséquent il nous paraît utile d'établir entre cette maladie et celles qui peuvent la simuler dans le cadre des maladies chroniques un parallèle aussi complet que possible, afin qu'il ne reste dans l'esprit du lecteur aucun doute sur son existence, et dans l'esprit du médecin aucune hésitation sur son diagnostic.

PARALLÈLE AVEC LA GOUTTE. — L'obésité, le diabète gras, la gravelle urique et la goutte forment une première série de processus morbides qui se rencontrent successivement ou simultanément chez un même individu, dans une même famille [1], se succèdent par hérédité et procèdent d'une même condition pathogénique, l'in-

---

1. Deux frères que je soigne en ce moment sont, l'un obèse et diabétique, l'autre graveleux et goutteux; les faits de ce genre sont relativement communs.

suffisance des combustions. Un lien étroit de parenté unit par conséquent ces états pathologiques et les rend inséparables.

Or, rien de semblable n'existe pour l'herpétisme ; non seulement cette maladie a une pathogénie différente des processus en question, mais elle coïncide si rarement avec l'obésité et le diabète, qu'il faut renoncer à voir une liaison quelconque entre ces états pathologiques, et partant aussi avec la goutte. L'herpétisme toutefois est souvent confondu avec cette dernière maladie ; un grand nombre d'auteurs décrivent sous le nom d'*arthritisme* leurs diverses manifestations, qu'il importe de distinguer, et parmi ceux qui pensent qu'elles doivent être séparées, beaucoup les confondent encore, et traitent comme goutteux, à l'aide du colchique et de la lithine des personnes qui ont simplement de l'arthrite déformante des petites articulations. On ignore toujours que la goutte est rare, tandis que le rhumatisme noueux est une maladie des plus communes [1].

Maladie constitutionnelle et héréditaire, la goutte n'est pas sans analogies avec l'herpétisme ; comme lui, elle évolue pendant tout le cours de la vie, se manifeste d'abord par de simples troubles dynamiques et plus tard par des désordres matériels, ce qui explique la confusion que nous signalions tout à l'heure. Cependant, des différences sensibles séparent nettement ces maladies, tant dans leurs manifestations symptomatiques et anatomiques que dans leur évolution. Si la goutte débute

---

1. Si la goutte est regardée comme beaucoup plus commune en ville qu'à l'hôpital, c'est surtout, croyons-nous, parce qu'on n'y fait pas les autopsies.

quelquefois par des épistaxis, de la chlorose, des migraines, etc., il n'est pas moins vrai qu'elle commence
le plus souvent par des fluxions articulaires qui ont pour
siège habituel les petites articulations et notamment
les articulations métatarso-phalangienne du gros orteil, et
métacarpo-phalangienne du pouce. Des douleurs brusques
et subites se font sentir dans ces articulations, ordinairement pendant la nuit; bientôt après, le point lésé
rougit et se tuméfie, puis survient un œdème prononcé,
ferme et néanmoins susceptible de conserver l'impression
du doigt, qui s'étend quelquefois à une partie du membre
et finit par une desquamation épidermique; en même
temps il existe une réaction fébrile, légère, propor-
tionelle au nombre des jointures affectées : c'est l'attaque de goutte articulaire. Mais à côté de cette poussée
articulaire, on voit survenir, dans quelques cas, au sein
du tissu cellulaire sous-cutané, une tuméfaction œdémateuse semblable à celle qui existe au début d'un
phlegmon diffus. J'ai observé des fluxions de ce genre
chez des goutteux, une fois aux jambes et à la cuisse, une
autre fois à l'avant-bras et au bras; elles se déplacent,
dans quelques cas, persistent pendant un certain temps
disparaissent et peuvent alterner avec des fluxions articulaires. Je n'ai jamais rien observé de semblable dans
l'herpétisme.

Comparées aux poussées articulaires de la goutte,
celles de l'herpétisme ont une ressemblance telle qu'il
peut être difficile de les différencier au lit du malade :
c'est lorsqu'elles siègent aux articulations. Néanmoins,
dans les arthrites de l'herpétisme, la tuméfaction articulaire est peu considérable ou nulle, et, lorsqu'il existe

de l'œdème, celui-ci est mou et ne persiste pas comme dans la goutte ; la douleur surtout est beaucoup moindre, mais il est vrai qu'elle peut durer de un à deux mois. Dans une autre phase, les déformations viennent en aide au diagnostic : elles consistent, dans la goutte, en saillies irrégulières plus ou moins volumineuses; un peu molles, situées principalement aux faces antérieure et postérieure des articulations, tandis que, dans l'arthrite déformante, elles sont formées par des proéminences fermes, arrondies et qui siègent de préférence sur les côtés des surfaces articulaires ; enfin les craquements, si communs dans l'arthrite herpétique, sont des plus rares dans l'arthrite goutteuse. D'ailleurs, si ces affections peuvent être confondues en clinique, il faut bien reconnaître qu'en anatomie pathologique elles sont séparées par des différences absolument tranchées.

L'arthrite goutteuse est constituée par une infiltration uratique du cartilage diarthrodial et parfois aussi des autres parties de l'articulation, infiltration qui donne aux surfaces articulaires un aspect blanchâtre, comme si on y avait déposé une couche de plâtre gâché. Cette infiltration est tellement abondante dans quelques cas, que les cristaux d'urate de soude s'accumulent dans la cavité articulaire et forment, de chaque côté des ligaments, des masses saillantes plus ou moins molles ou tophus (Voyez mon *Atlas d'anatomie pathologique*, planche 54). Au contraire, l'arthrite déformante ou rhumatisme noueux, manifestation herpétique, ne présente aucune infiltration uratique, son processus consiste essentiellement dans la production d'ostéophytes péri-articulaires et dans la multiplication des cellules du car-

tilage diarthrodial, avec segmentation de la substance
fondamentale. Il résulte de là, au centre de l'articulation,
l'usure des cartilages, et à la périphérie, où le frottement
est beaucoup moindre, la formation de bourrelets osseux
et d'ostéophytes plus ou moins volumineux. Ces deux
ordres de lésions, l'une purement passive, l'infiltration
uratique, l'autre véritablement active, la multiplication
des éléments cartilagineux, sont en réalité absolument
distincts, et par conséquent les maladies qu'elles repré-
sentent ne peuvent être identiques. Si donc il arrive de
constater l'existence simultanée de ces lésions, c'est qu'il
y a juxtaposition de la goutte et de l'herpétisme, car des
maladies caractérisées par des désordres anatomiques
aussi dissemblables ne peuvent se transformer et se
confondre.

Les goutteux, comme les herpétiques, sont fréquemment atteints, à un certain âge de la vie, de lésions du
système artériel; mais ces lésions consistent, chez les
premiers, en des épaississements mamelonnés de la
tunique interne (endartérite noueuse), tandis que, chez les
seconds, elles se traduisent principalement par la dilatation des artères. Le cerveau et les reins, fréquemment altérés dans les mêmes conditions, présentent aussi des désordres différents. Le cerveau du goutteux ne se fait guère
remarquer que par un certain degré d'hydropisie ventriculaire, tandis que celui de l'herpétique est souvent
atteint de ramollissement ou d'hémorrhagie. Indurés et
diminués de volume, les reins du goutteux sont symé-
triquement altérés, arrondis, parsemés de granulations
miliaires ou lenticulaires assez égales; indurés comme
les précédents et plus ou moins atrophiés, les reins de

l'herpétique sont au contraire aplatis et inégalement affectés de chaque côté ; les granulations de leur surface sont très variables et souvent séparées par des dépressions qui ont la direction des branches artérielles[1].

PARALLÈLE AVEC LE RHUMATISME ARTICULAIRE. — Le rhumatisme articulaire aigu ou *fièvre rhumatismale*, confondu à tort avec le rhumatisme chronique, est, comme la goutte, une maladie essentiellement distincte de l'herpétisme tant par ses manifestations symptomatiques que par ses lésions anatomiques et son évolution. Maladie plus souvent acquise qu'héréditaire, il se révèle par des déterminations morbides du côté des articulations et des viscères. Les premières de ces localisations tendent à se généraliser, bien qu'elles affectent de préférence les grosses articulations. Celles-ci, tuméfiées, peu ou pas œdémateuses, d'un rouge rosé, sont le siège de douleurs extrêmement vives, spontanées ou provoquées ; mais ce qui caractérise particulièrement l'arthrite du rhumatisme articulaire aigu, c'est son déplacement et sa mobilité. Le mal passe facilement d'une articulation à l'autre dans le rhumatisme aigu, tandis que les poussées articulaires de l'arthrite déformante se distinguent par une certaine fixité. La fièvre est intense, les sueurs sont ordinairement profuses dans la première de ces maladies, la fièvre est modérée ou nulle dans la seconde. L'évolution des poussées de l'arthrite déformante ou herpétique est longue et d'une durée de six semaines à deux mois, tandis que celle du rhumatisme aigu ou

---

1. E. Lancereaux, *Néphrite et arthrite saturnines; parallèle avec la néphrite et l'arthrite goutteuses* (*Archives générales de médecine*, 1881, t. II, p. 641).

fièvre rhumatismale varie entre huit jours et un mois.

Les lésions viscérales observées dans ces deux maladies ne sont pas moins distinctes. Tandis que le rhumatisme articulaire aigu engendre une endocardite qui affecte spécialement la valvule mitrale et détermine le rétrécissement de l'orifice de ce nom, les poussées articulaires de l'herpétisme, du moins si je m'en rapporte à ma propre observation, laissent le plus souvent le cœur intact, et si on constate quelquefois des bruits de souffle dans le cours de ces poussées, il y a lieu de reconnaître qu'ils ne sont pas dus à des lésions du genre de celles qui accompagnent le rhumatisme franc. Effectivement les désordres valvulaires constatés par les professeurs Charcot et Cornil[1] dans le cours du rhumatisme chronique diffèrent de ceux que présente le rhumatisme aigu par l'absence de généralisation à toute la circonférence de la valvule et d'un rétrécissement prononcé de l'orifice mitral[2], de sorte qu'il y a lieu de les en séparer. Ajoutons que le rhumatisme aigu, dont la localisation cardiaque est si manifeste et si grave, n'affecte pas les artères, tandis que les lésions articulaires de l'herpétisme, à peu près sans effet sur le cœur, sont presque toujours suivies sinon accompagnées de lésions généralisées du système artériel. La fièvre rhumatismale, en somme, localise ses effets sur les valvules du cœur, et l'herpétisme sur le système artériel.

De toutes ces données nous concluons que le rhuma-

---

1. V. Cornil, *Mémoire sur les coïncidences pathologiques du rhumatisme articulaire chronique* (*Mémoires de la Société de biologie*, 1865, sér. 4, t. I, et *Gaz. méd. de Paris*, 1864, p. 541, 569 et 586.

2. Consultez, sur les caractères de l'endocardite rhumatismale, mon *Traité d'anatomie pathologique*, t. II, p. 731.

tisme articulaire aigu constitue une maladie à part, absolument différente du rhumatisme dit chronique, manifestation de l'herpétisme. J'ajouterai en terminant, pour affirmer encore cette distinction, que le rhumatisme articulaire aigu survient en général dans le jeune âge, chez des personnes exposées à l'humidité, comme les garçons de café, les garçons épiciers, etc., tandis que les manifestations articulaires de l'herpétisme (rhumatisme chronique) se rencontrent de préférence chez des personnes âgées de quarante à soixante ans, qu'elles aient été ou non soumises à l'action du froid humide.

La goutte et le rhumatisme articulaire aigu sont les maladies qui se rapprochent le plus de l'herpétisme et qui s'en distinguent le moins facilement. Toutefois, il n'est pas superflu d'établir un parallèle entre ce processus morbide et les autres maladies chroniques, le cancer, la scrofulose et la tuberculose, la lèpre, la syphilis, l'alcoolisme, le saturnisme, l'impaludisme et l'hystérie; ce sera parcourir tout le cadre de ces maladies, qui est beaucoup plus restreint qu'on ne pourrait le croire dans l'état actuel de la nosologie, avec les classifications artificielles généralement admises.

PARALLÈLE AVEC LA CARCINOSE. — Bien que le cancer ne soit pas extrêmement rare dans le cours de l'herpétisme, il ne se distingue pas moins très nettement de cette maladie, et il n'est pas possible, à l'exemple de Bazin et de quelques autres auteurs, d'en faire une de ses manifestations. Ce qui le caractérise, c'est tout à la fois sa marche et la nature de son produit. Constitué par une végétation épithéliale indéfinie, le cancer diffère

absolument des lésions qui appartiennent à l'herpétisme, et n'est jamais précédé, comme ces dernières, de
désordres dynamiques multiples, attendu que, dans le
plus grand nombre des cas, il se développe au milieu de
la plus belle santé, chez des personnes qui jusque-là
s'étaient toujours bien portées.

PARALLÈLE AVEC LA SCROFULOSE ET LA TUBERCULOSE. —
La scrofule, maladie le plus souvent acquise, localise
ses effets sur le système lymphatique de la peau et des
autres parties du corps; c'est pourquoi les adénopathies
comptent parmi ses manifestations les plus communes.
Nous savons, par contre, que ces affections n'existent pas
dans la dartre. La scrofule, du reste, se révèle uniquement par des lésions matériélles, le plus souvent froides
et indolentes; ces lésions, ordinairement suintantes à la
peau, ne sont jamais accompagnées des sensations de
cuisson et de prurit si particulières aux éruptions dartreuses. Quant aux lésions des os et des viscères, elles
sont tellement distinctes de celles de l'herpétisme qu'il
nous paraît inutile de nous y arrêter.

Les lésions et la marche de la tuberculose sont trop
différentes des lésions et de la marche de l'herpétisme
pour qu'il y ait lieu d'établir un parallèle entre ces
maladies. Néanmoins comme la première complique
souvent la dernière, et que cette circonstance est de
nature à embarrasser le médecin dans certains cas, par
exemple, lorsqu'une hémoptysie vient à se déclarer chez
un herpétique habitué à tousser, il importe de se rappeler que ce symptôme a des caractères distincts dans
la tuberculose et l'herpétisme. L'hémoptysie herpétique

offre tous les caractères des hémorrhagies névropathiques [1], c'est-à-dire qu'elle est intermittente ou même périodique et fatigue peu les malades, tandis que l'hémoptysie tuberculeuse est continue, souvent abondante et dans tous les cas très fatigante.

PARALLÈLE AVEC LA LÈPRE. — Constitutionnelle et essentiellement héréditaire, la lèpre, plus rare aujourd'hui qu'autrefois, offre avec l'herpétisme une analogie telle, qu'on pourrait dire de quelques-uns de nos herpétiques qu'ils sont des descendants de lépreux. Effectivement, de même que l'herpétisme, la lèpre se révèle tout d'abord par des désordres purement dynamiques et plus tard par des lésions matérielles. Mais, à côté de cette ressemblance d'évolution, il existe des différences qui s'accusent dès la première phase de la maladie; par exemple, l'anesthésie, manifestation commune de la lèpre, est rarement observée dans l'herpétisme. D'autre part, les localisations anatomiques de la lèpre sur la moelle épinière et sur les nerfs, comme aussi les lésions organiques profondes et destructives qui en sont la conséquence, rendent impossible la confusion entre ces deux maladies [2].

PARALLÈLE AVEC LA SYPHILIS. — La syphilis est une maladie virulente qui commence par un accident local et présente toute une série de manifestations anatomiques se localisant d'une façon spéciale sur le système lymphatique des téguments et des organes. Très différente de

1. Voyez, sur les hémorrhagies névropathiques, notre *Traité d'anatomie pathologique*. Paris 1875–1877, t. I, p. 558.

2. Voyez, sur les lésions de la lèpre, notre *Traité d'anatomie pathologique*. Paris, t. II, p. 222.

l'herpétisme par son origine, elle s'en rapproche par quelques-unes de ses manifestations cutanées, attendu que les syphilides secondaires, comme les herpétides, peuvent revêtir toutes les formes élémentaires décrites par Willan et Bateman. Dans la syphilis, toutefois, ces formes multiples se distinguent par une coloration brunâtre, cuivrée, un groupement particulier en cercle ou demi-cercle, et surtout par l'absence de prurit, phénomène important de l'éruption herpétique. Ces deux ordres d'éruptions diffèrent donc par leur origine, par leurs caractères objectifs et subjectifs ; mais ils se distinguent en outre par leur évolution et leur mode de terminaison, car les syphilides superficielles appartiennent à une phase déterminée de la maladie dont elles dépendent, et ne reviennent jamais indéfiniment comme les herpétides. Les manifestations viscérales de ces deux maladies, consistant les unes en des lésions profondes et destructives, les autres en des lésions superficielles et non ulcéreuses, sont trop différentes pour nous arrêter[1]. Il convient toutefois de dire un mot des désordres articulaires.

L'arthrite syphilitique secondaire pourrait à la rigueur être prise pour une poussée aiguë de l'arthrite déformante ; mais elle est une affection rare qui coexiste presque toujours avec une éruption spécifique de la peau. L'arthrite tertiaire, par sa localisation aux grosses

---

1. Il m'est arrivé plusieurs fois d'avoir à consulter des malades atteints de trachéite herpétique et qui, en raison de la persistance de leur affection, m'étaient adressés comme pouvant avoir une lésion syphilitique de la trachée et des bronches. Si l'on tient compte des caractères que je viens d'indiquer, il est impossible de confondre ces deux affections, dont l'une, superficielle, n'est jamais suivie de rétrécissement des canaux aériens, tandis que l'autre, profonde, finit presque toujours par mettre obstacle au passage de l'air à travers les voies aériennes.

articulations, l'absence de réaction, la possibilité de la
marche, alors même qu'elle siège aux membres inférieurs, serait facilement confondue avec une arthrite
sèche, si ce n'était l'absence habituelle de craquements
et de déformations, et l'existence, dans un certain
nombre de cas, de douleurs à exacerbations nocturnes.

PARALLÈLE AVEC LE SATURNISME. — Maladie acquise,
exceptionnellement héréditaire, le saturnisme est par
cela même distinct de l'herpétisme; mais ces deux
grands processus morbides ne sont pas sans avoir
des ressemblances frappantes. Le saturnisme, comme
l'herpétisme, présente dans son évolution deux phases
successives, caractérisées, l'une par des troubles dynamiques, l'autre par des désordres matériels. Il se
manifeste tout d'abord par de l'anémie, des coliques
sèches, de l'arthralgie, et plus tard par de la paralysie,
des lésions du système artériel, des reins et des articulations. Semblables aux lésions articulaires de la goutte, et
comme elles caractérisées par une infiltration uratique
des cellules cartilagineuses, les arthrites saturnines sont
nettement distinctes des arthrites déformantes de l'herpétisme. Les lésions produites par le plomb dans le système artériel et les reins se différencient de celles de
l'herpétisme par les mêmes caractères que les désordres
de la goutte auxquels elles ressemblent. Les artères,
dont la tunique interne est souvent épaissie, ne présentent pas dans le saturnisme la dilatation qui est
propre à l'herpétisme, et les reins, quoique atrophiés
et granuleux, n'offrent pas l'aplatissement et l'irrégularité d'altération qu'ils ont dans cette dernière ma-

ladie ; et, d'ailleurs, leurs modifications ne sont pas absolument liées au désordre du système artériel. La mort, dans le saturnisme comme dans l'herpétisme, survient le plus souvent à la suite d'accidents urémiques ou d'une hémorrhagie cérébrale ; alors, le diagnostic différentiel de ces deux maladies repose plus spécialement sur les antécédents pathologiques des malades.

PARALLÈLE AVEC L'ALCOOLISME ET LA PELLAGRE. — L'alcoolisme et la pellagre, maladies acquises plus souvent qu'héréditaires, se font remarquer par des désordres purement dynamiques auxquels succèdent des lésions matérielles multiples. En cela, ces maladies ont une évolution qui a de l'analogie avec celle de l'herpétisme ; mais les désordres fonctionnels ou matériels qui les caractérisent sont trop différents de ceux de l'herpétisme pour qu'il soit nécessaire d'en faire le parallèle. Cependant il y a lieu de reconnaître que certaines manifestations de l'alcoolisme pourraient être confondues avec des manifestations similaires de l'herpétisme.

La névralgie intercostale, qui est généralement éveillée par un état gastrique, aussi bien dans l'alcoolisme que dans l'herpétisme, est de ce nombre ; mais cette affection, manifestement intermittente chez les herpétiques, n'est pas accompagnée de l'insomnie et des désordres de la sensibilité des extrémités, propres aux alcooliques. Dans sa phase avancée, lorsque la plupart des artères sont devenues athéromateuses, l'herpétisme se révèle quelquefois par des désordres cérébraux, insomnie, cauchemars, délire, ou encore par des désordres sensitifs, engourdissements, hyperesthésie ou anesthésie des extrémités, symptômes qui seraient de nature à faire croire à l'alcoolisme, si l'âge des individus, l'état du système artériel et l'absence de pituites matutinales ne venaient mettre le médecin sur la voie du diagnostic et faire rejeter toute idée d'intoxication. Nous rappellerons que c'est par erreur que l'athérome artériel est attribué aux excès de boisson, puisque, sur plusieurs centaines d'autopsies de buveurs, cette altération s'est présentée deux fois seulement à notre observation, et que, d'un autre côté, les athéromateux sont des névropathes obligés pour la plupart d'être sobres.

PARALLÈLE AVEC L'IMPALUDISME. — La maladie générale ressortissant à l'empoisonnement maremmatique se manifeste par toute une série de désordres pathologiques, dynamiques, ou matériels, qui la rapprochent de l'herpétisme. Ces désordres toutefois diffèrent d'une façon sensible dans ces deux maladies : les attaques de fièvre intermittente ne peuvent être confondues avec les manifestations de la première période de l'herpétisme, et leur existence servira à distinguer l'urticaire et le purpura impaludiques de ces mêmes affections se rattachant à la dartre. La névralgie, symptôme commun aux maladies en question, peut prêter à des erreurs de diagnostic, c'est pourquoi nous avons indiqué plus haut les caractères qui permettent de la différencier dans l'un et l'autre cas. Les lésions matérielles de l'impaludisme, qui ont pour siège ordinaire le foie, la rate, les poumons, le cœur et le système artériel, sont entièrement différentes de celles de l'herpétisme affectant les mêmes organes. D'abord, les manifestations viscérales

de l'impaludisme ne sont pas, comme celles de l'herpétisme, sous la dépendance exclusive d'un désordre du
système circulatoire, ensuite les lésions artérielles sont
généralisées dans cette dernière maladie, tandis qu'elles
sont toujours circonscrites dans la première.

PARALLÈLE AVEC L'HYSTÉRIE. — L'hystérie, qui n'est pas
une maladie définie, mais un complexus symptomatique,
se sépare difficilement, dans quelques circonstances du
moins, de l'herpétisme, d'autant plus que les descendants
des herpétiques sont prédisposés aux accidents hysté-
riformes ; mais, avec un peu d'attention, il sera facile
de distinguer ces accidents et de reconnaître qu'ils sont
venus s'ajouter aux manifestations de l'herpétisme. Cependant on confond quelquefois la boule hystérique avec
une simple contraction du pharynx et de l'œsophage liée
à l'herpétisme. Pour éviter cette confusion, il suffit de se
rappeler que la boule hystérique consiste en une sensation qui de l'épigastre remonte jusqu'au pharynx, tandis
que le spasme de l'herpétisme reste limité à la région
inférieure de cet organe, et accompagne ordinairement
une angine granuleuse.

Telles sont les différentes maladies qui se rapprochent
de l'herpétisme, soit par leurs manifestations symptomatiques, soit par leur évolution. Or l'étude comparative que
nous venons de faire nous ayant montré des différences
notables, la conclusion que l'herpétisme constitue un état
pathologique absolument distinct et univoque s'impose
nécessairement à l'esprit ; d'un autre côté, la plupart des
grands processus morbides chroniques ayant été passés

en revue, il faut bien reconnaître que l'étude de ces processus est relativement simple et facile, contrairement à l'opinion de quelques auteurs qui s'appliquent à la compliquer. Ajoutons que cette étude se simplifiera encore à mesure que nos connaissances anatomiques et physiologiques deviendront plus précises.

§ 2. — Pronostic.

L'herpétisme consistant en une série de manifestations diverses et successives, il est clair qu'une seule de ces manifestations peut donner la clef de toutes les autres, et permettre au médecin de connaître le passé et de prévoir l'avenir de son malade. Ce fait, qui conduit naturellement à une intervention préventive, est donc des plus importants et ne doit pas être négligé. Le diagnostic *herpétisme* implique forcément l'idée d'une maladie de longue durée, ayant commencé par des migraines, des névralgies, etc., et devant se terminer par des lésions des articulations, du système artériel, du cerveau, des reins ou même des poumons.

L'état pathologique que nous désignons sous le nom d'herpétisme est dangereux, au moins dans un certain nombre de cas, tant pour l'existence de l'individu, que pour celle de la famille; mais le danger dont il est la cause varie suivant la forme de la maladie et les circonstances diverses qui peuvent la modifier.

La forme de l'herpétisme que nous avons qualifiée de bénigne est de toutes la moins grave, et si les accidents qui la constituent sont quelquefois gênants, par le prurit, la douleur, etc., cependant ils ne deviennent un danger réel que tardivement, et permettent une longue existence. Il n'en est pas de même de la forme maligne, qui expose à des infirmités sérieuses des personnes encore jeunes, et tue parfois à un âge peu avancé de la vie. La forme commune est intermédiaire aux deux précédentes.

Durant la phase des désordres fonctionnels ou dynamiques, l'herpétisme compromet rarement l'existence, et n'a d'autre inconvénient que les souffrances qu'il détermine, les ennuis qu'il cause aux malades, les inquiétudes de ces derniers, dont la tendance est de se croire mortellement atteints, pour la moindre indisposition. Quand survient la période des lésions matérielles, cette maladie est grave par les infirmités auxquelles elle expose, l'impossibilité plus ou moins absolue de marcher si les articulations sont le siège de la localisation, les douleurs excessives et l'état moral qui accompagnent les lésions de ces parties. L'existence est jusque-là peu ou pas compromise ; mais il n'en est plus de même lorsque le système artériel vient à se prendre. L'altération de ce système, voilà le danger réel, le grand ennemi ; mais ce danger, comme il est facile de le comprendre, varie avec l'importance fonctionnelle des vaisseaux plus spécialement affectés.

L'altération de l'aorte et des artères des membres est compatible avec l'existence, mais celle des artères cérébrales, des coronaires cardiaques et des artères rénales l'est au contraire fort peu, à cause des désordres matériels des organes auxquels se distribuent ces vaisseaux. Ce sont, en effet, les désordres isolés ou simultanés du cerveau, des reins et du cœur, qui, le plus souvent, conduisent à la mort, et celle-ci a lieu par apoplexie cérébrale, par syncope, asystolie cardiaque, ou encore par insuffisance de la fonction urinaire ; elle est enfin exceptionnellement le fait d'une gangrène sèche des extrémités, ou de la formation d'eschares à la région sacrée. La mort, dans un certain nombre de cas, survient à propos d'un désordre insignifiant, d'un état gastrique, d'un refroidissement, d'une pleurésie légère, ou encore à la suite d'une maladie intercurrente, comme une pneumonie ou un érysipèle. Il importe de ne pas oublier que les conditions organiques des herpétiques dont le système artériel est altéré, constituent une prédisposition à la mort qui est souvent rapide, et qu'il suffit du moindre accident pour la provoquer.

Les poumons sont rarement en cause lorsque la marche de la maladie est régulière, et s'ils contribuent quelquefois à amener la mort, c'est par suite du développement d'une bronchite aiguë et généralisée venant compliquer un emphysème. Ajoutons que ces organes sont manifestement exposés à la tuberculose et que cette complication est des plus sérieuses. Bien qu'elle se manifeste à un âge relativement avancé de la vie, cette complication n'est pas moins l'une de celles qui tuent le plus tôt, et par conséquent l'une de celles que l'on doit le plus redouter. Les excès de tout genre, une hygiène mauvaise, sont des circonstances qui contribuent à la faire naître et viennent aggraver le pronostic de l'herpétisme. Les troubles gastriques, si communs pendant le cours de cette maladie, peuvent dans quelques cas aider au même résultat.

Le danger de l'herpétisme dans la famille s'accuse par la gravité de ses manifestations, et se révèle en outre par des changements d'organisation d'une importance réelle. Ces changements consistent dans une diminution plus ou moins prononcée de la taille, l'amincissement du corps avec aplatissement du thorax, l'état généralement glabre de la région sternale, et la présence habituelle de poils longs, minces et clairsemés.

En somme, l'herpétisme est une maladie sérieuse qui tôt ou tard vient mettre les jours en danger, bien qu'elle ait des temps d'arrêt quelquefois assez longs pour qu'une grande partie de la vie se passe sans souffrances. La disparition totale de cette tendance morbide est-elle absolument impossible? Telle n'est pas ma pensée ; je suis d'avis que l'organisme humain parvient à se débarrasser des prédispositions morbides les plus tenaces, lors même qu'elles sont l'effet de l'hérédité, pourvu qu'il soit soumis assez tôt à une hygiène appropriée. La difficulté est de trouver des moyens hygiéniques convenables et de pouvoir les appliquer assez tôt; autrement la tendance héréditaire se maintient, et c'est la ce qui fait que l'herpétisme est une maladie des plus répandues.

CHAPITRE IV

PROPHYLAXIE ET THÉRAPEUTIQUE

L'herpétisme exige, ainsi que toutes les maladies, l'emploi de deux ordres de moyens ayant pour but, les uns de prévenir ses localisations dynamiques ou matérielles, les autres de les combattre. L'étude de ces moyens constitue la prophylaxie et la thérapeutique.

§ 1. — Prophylaxie.

Si dans les maladies constitutionnelles et héréditaires, comme l'herpétisme, la prophylaxie ne rend pas les mêmes services que dans les maladies développées à la suite d'une infraction aux lois de l'hygiène, il faut néanmoins reconnaître qu'elle a une grande importance, et qu'elle permet d'éviter un grand nombre de manifestations morbides. Ainsi, en se préservant de l'action du froid, il est généralement possible d'échapper aux affections spasmodiques du col de la vessie et de l'intestin, si souvent provoquées par cette cause; de même, l'éloignement des impressions vives permet d'éviter certaines éruptions cutanées, l'abstention du café noir et du tabac peut préserver des palpitations cardiaques, etc.

Cette prophylaxie s'adresse uniquement aux déterminations locales de l'herpétisme ; mais il est vraisemblable qu'on pourrait, à l'aide de moyens convenablement employés, s'opposer à la genèse de cette maladie. Malheureusement, notre ignorance des conditions étiologiques autres que l'hérédité nous met dans l'impossibilité d'indiquer sûrement ce qu'il y aurait à faire en pareil cas. Je crois néanmoins qu'il y a lieu de soumettre les enfants dès leur jeune âge à une hygiène sévère, de chercher à modérer leur système nerveux, en leur faisant faire des ablutions, de la gymnastique, de l'hydrothérapie, et quelquefois aussi en les soumettant à un traitement bromuré.

L'hygiéniste, en pareil cas, doit tendre à produire une sorte d'entraînement du genre de celui qu'emploient, en agronomie, les éleveurs qui veulent arriver à créer des races nouvelles. L'enfant, dès son plus bas âge, aura une aération suffisante, sera soumis à un régime alimentaire approprié, lavé avec de l'eau froide alcoolisée. Plus tard il se livrera à une gymnastique en rapport avec ses forces ; puis il fera usage de douches plus ou moins tempérées, suivant le degré de son excitabilité réflexe. L'herpétique, il importe de ne pas l'oublier, est un névropathe qu'il convient de calmer et qu'il faut éviter d'exciter par des douches trop froides. En dehors de la contre-indication qui résulterait de cette excitation, l'emploi prolongé de l'hydrothérapie, associée à la gymnastique et à une aération suffisante, sont les conditions les plus favorables pour ramener au type normal les individus qui, comme les herpétiques, s'en sont quelque peu écartés.

Cette manière de comprendre la prophylaxie des états constitutionnels, et surtout notre intention de vouloir combattre un mal qui ne s'est pas encore révélé, surprendront sans doute quelques esprits habitués à s'incliner uniquement devant les faits accomplis; mais nous pensons qu'en y réfléchissant, ils se rendront à notre manière de voir.

§ 2. — Thérapeutique.

Guérir étant le but suprême auquel doit tendre le médecin, la thérapeutique d'une maladie est, en somme, la partie importante de son histoire, celle qui résume toutes les autres. Aussi, pour être utile, doit-elle s'appuyer non pas seulement sur le diagnostic, mais encore sur la connaissance de l'évolution morbide, sur l'âge et les habitudes du malade, et cela surtout quand il s'agit de phénomènes pathologiques nombreux, comme ceux qui constituent l'herpétisme. Cette maladie, qui généralement commence et finit avec la vie, ne peut être traitée de la même façon chez le jeune homme et chez le vieillard, dans la phase de ses manifestations purement dynamiques et dans celle de ses désordres matériels, chez les personnes sobres et chez celles qui sont intempérantes. A des états si dissemblables correspondent nécessairement des indications thérapeutiques diverses; mais d'ailleurs, ici comme dans toutes les maladies à longue échéance, deux points particuliers sont à considérer : la prédisposition et la manifestation morbides, l'état général et l'état local. En d'autres termes, le traitement doit répondre à une double indication, avoir un

double but : attaquer le désordre local, modifier la
condition générale de l'organisme qui le produit et l'en-
tretient.

I. — TRAITEMENT GÉNÉRAL

Le traitement général est celui qui s'adresse à la prédisposition du sujet; or, nous savons que celle-ci consiste
en un trouble spécial de l'appareil nerveux transmis le
plus souvent par hérédité; par conséquent, ce grand appareil doit être visé avant tout par le médecin.

L'indication principale est de modifier aussitôt que
possible, dès l'enfance, la susceptibilité nerveuse, l'excitabilité réflexe exagérée qui est l'essence même de l'herpétisme. Les moyens hygiéniques ont ici leur indication,
mais, d'un autre côté, les agents médicamenteux ne doivent pas être négligés.

Ceux-ci ont dans beaucoup de circonstances la plus
grande utilité, à la condition qu'ils s'adressent au système nerveux et qu'ils tendent à combattre son excitabilité native. Toutes les substances qui ont pour effet de
modifier la sensibilité réflexe trouvent ici leur indication.
Mais de toutes ces substances, le bromure de potassium
est celle qui présente le moins d'inconvénients et qui est
le mieux supportée. L'emploi modéré et longtemps continué de cet agent thérapeutique, combiné avec les
moyens extérieurs, est certainement appelé à donner de
bons résultats. L'iodure de potassium et l'arsenic sont
utilement employés lorsqu'il existe des lésions matérielles
des organes; mais il importe d'en cesser l'usage dès que
ces lésions ont disparu.

⌐ Le traitement des manifestations localisées de l'herpétisme est surtout médicamenteux; mais croire que, pour combattre ces manifestations, il faille accumuler formules sur formules serait une méprise complète. Tout traitement, pour être efficace, doit être simple; c'est là une vérité déjà entrevue par Bichat qui, guidé par le bon sens, écrivait dès le commencement de ce siècle : « On dit que la pratique de la médecine est rebutante, je dis plus, elle n'est pas, sous certains rapports, celle d'un homme raisonnable, quand on n'en puise les principes que dans la plupart de nos matières médicales. »

Une thérapeutique trop compliquée laisse forcément le médecin dans l'ignorance des effets produits par chacune des substances qu'il emploie; mais indépendamment de ce fait, elle est encore un inconvénient ou même un danger pour le malade, si on admet que toute substance médicamenteuse inutile est presque toujours nuisible. Toutefois, s'il est nécessaire de simplifier le traitement de l'herpétisme, il n'est pas moins important de le varier dans beaucoup de circonstances et surtout dans les différentes périodes de cette maladie. La phase des désordres purement fonctionnels n'est pas influencée par les mêmes agents thérapeutiques que celle des lésions matérielles, et si cette dernière exige l'emploi de substances exerçant leur action sur la nutrition, les manifestations de la première période de l'herpétisme sont facilement combattues par des agents purement dynamiques.

DÉSORDRES FONCTIONNELS. — Le sulfate de quinine, la digitale, l'ergot de seigle, le bromure de potassium, la morphine, l'hydrate de chloral, l'aconitine, etc., tels sont les médicaments qui suivant l'indication à remplir, rendent des services réels dans la maladie qui nous occupe, tant qu'il ne s'agit pas de combattre des lésions matérielles.

Le sulfate de quinine est un agent précieux dans ces conditions. Administré contre les névralgies, il fait cesser en quelques jours la douleur qui, tout d'abord, devient lancinante, plus vive, et cesse peu à peu. Le retour des paroxysmes est éloigné ou rapproché, et enfin la crise ne revient plus. Tels sont les effets observés dans la névralgie faciale herpétique, à la condition toutefois que le médicament soit porté à une dose suffisante. Une dame âgée de trente-cinq ans vint me consulter dernièrement pour des douleurs névralgiques de la face tellement intenses qu'elle parlait de se suicider. Elle m'annonça qu'elle avait déjà fait usage, sans résultat, du sulfate de quinine que je lui prescrivais; mais comme je l'engageai à revenir à l'emploi de ce médicament, persuadé qu'il devait réussir à une dose plus élevée, elle refusa, et au bout de quelques jours seulement elle se décida. Je lui fis prendre 80 centigrammes de ce médicament le premier jour, 1 gramme le second jour, et 1ᵍʳ 20 le troisième jour. Elle se trouva beaucoup mieux, et deux jours plus tard elle était totalement délivrée de ses souffrances.

/ Les viscéralgies sont également modifiées par ce même agent. Une dame âgée de soixante-deux ans était prise toutes les cinq semaines de crises douloureuses excessives dans tout le ventre, accompagnées de pâleur, de sueurs froides, de vomissements et quelquefois de diarrhée. Je parvenais à peine à calmer à l'aide de la morphine ces douleurs qui duraient ordinairement pendant cinq à six jours et même plus, lorsque, m'apercevant d'une sorte de paroxysme la nuit, j'eus l'idée d'administrer chaque jour trois et quatre cachets de sulfate de quinine, de 20 centigrammes chacun. De cette façon les crises cessèrent, et lorsqu'au bout de quelques semaines elles se firent de nouveau sentir, 80 centigrammes de la même substance les firent avorter. Ces crises se rapprochèrent peu à peu, revinrent chaque mois, puis toutes les trois semaines ; elles n'ont pas reparu depuis deux ans. J'ai pu d'ailleurs arrêter en deux jours, par la quinine, une diarrhée herpétique datant de plusieurs semaines.

(Les migraines sont également combattues par ce médicament isolé ou associé à la digitale. Le sulfate de quinine est en outre un excellent moyen à opposer aux affections spasmodiques de l'herpétisme, je l'ai vu réussir dans l'asthme nasal, l'asthme pulmonaire, et surtout dans les quintes de toux fatigantes qui ont été décrites plus haut sous les noms d'asthme laryngien et d'asthme trachéal. Une de mes clientes, âgée de soixante-dix ans, tourmentée depuis plusieurs semaines par une affection de ce genre, m'annonça un jour que ses quintes la laissaient assez tranquille dans le jour, mais qu'il en était tout autrement pendant la nuit. Je l'engageai à prendre avant son dîner 0,75 centigrammes de sulfate de quinine en trois cachets, et trois jours plus tard elle cessait de tousser. Semblable résultat a été obtenu dans un grand nombre de cas, et plus tard, lorsque la toux a reparu, le sulfate de quinine s'en est de nouveau rendu maître. (L'usage de ce médicament m'a encore réussi dans quelques cas d'hémorrhagie intermittente, et par conséquent il est également apte à combattre les désordres vaso-moteurs; il a ainsi la propriété de s'opposer à la plupart des manifestations de la première phase ou phase dynamique de l'herpétisme. Toutefois, pour réussir, il importe que ce médicament soit administré à une dose qui doit nécessairement varier suivant l'âge des individus et leur susceptibilité spéciale, car beaucoup d'herpétiques supportent mal la quinine. S'il est nécessaire de commencer par une dose faible, il ne faut pas hésiter à l'augmenter lorsqu'elle atténue les accidents sans les faire disparaître. En général, 20 et 40 centigrammes de sulfate de quinine chez l'enfant, 60 centigrammes à 1 gramme chez l'adulte, sont des doses suffisantes pour faire cesser les accidents qui nous occupent; néanmoins, ces doses pourront être augmentées dans quelques cas, et notamment dans la névralgie faciale, bien qu'il soit rarement nécessaire de les élever autant que s'il s'agissait de la détermination morbide d'une intoxication palustre.

Comme tout médicament dynamique, le sulfate de quinine manifeste ses effets très rapidement, et partant, s'il ne réussit pas, il faut l'abandonner au bout de quelques jours, cinq à six au plus; d'un autre côté, il n'y a pas lieu de le continuer longtemps après la cessation des phénomènes pathologiques qu'il était appelé à combattre. C'est là d'ailleurs une règle générale qui s'applique à tous les alcaloïdes dont l'action s'exerce sur les déterminations locales, sans influencer la prédisposition morbide, c'est-à-dire l'état général[1]. En

---

1. Tout le monde sait que le sulfate de quinine, dont l'action est si manifeste sur le syndrome fièvre intermittente, reste sans effet sur l'intoxication palustre.

somme, le sulfate de quinine doit être considéré comme l'agent thérapeutique spécial, dans la période fonctionnelle des désordres se rapportant à l'herpétisme.

(Les préparations de digitale, utilement administrées contre les migraines, les palpitations et les battements artériels, peuvent être dangereuses lorsqu'on en prolonge l'emploi; mais il y a souvent lieu d'en conseiller l'usage à nouveau après une interruption momentanée.

L'ergot de seigle et l'ergotine, dont l'action spéciale sur la fibre musculaire lisse. est bien connue, trouvent leur indication lorsqu'il se produit des congestions et des hémorrhagies névropathiques, épistaxis, hémoptysies et surtout métrorrhagies. Leur emploi est avantageusement combiné avec celui de la digitale et des opiacés.

La noix vomique et son alcaloïde la strychnine sont indiqués lorsqu'il y a lieu de croire que les muscles de la vie organique manquent de stimulus, ce qui est commun dans les maladies de longue durée. Ces médicaments, d'ailleurs, ne limitent pas leurs effets aux muscles lisses, ils donnent du ton aux organes digestifs, favorisent l'assimilation et trouvent ainsi leur indication dans le traitement des dilatations récentes de l'estomac et de la paresse du tube digestif, surtout quand ces accidents sont accompagnés de phénomènes d'hypochondrie.

(L'opium et surtout la morphine calment la douleur partout où elle se trouve; mais quand il s'agit de névralgies paroxystiques, ces médicaments n'ont jamais l'efficacité de la quinine. Quelques malades tourmentés par l'insomnie se trouvent bien cependant de l'usage, chaque soir, d'une pilule de cinq centigrammes d'extrait thébaïque ou d'une cuillerée de sirop de morphine, principalement dans la phase avancée de la maladie quand, par suite de la lésion du système artériel, il existe un certain degré d'anémie cérébrale. L'injection hypodermique de morphine parvient quelquefois à calmer certaines douleurs qui ont résisté à l'emploi du sulfate de quinine; mais il importe de savoir que l'herpétique est, d'une façon générale, très sensible à l'action des médicaments opiacés et à celle de la morphine en particulier. Une dose même faible, un centigramme, par exemple, peut être suivie de refroidissement des extrémités et de vomissements, surtout chez la femme, qui n'a pas soin de garder le repos à la suite d'une injection de ce genre.

Le bromure de potassium, dont l'emploi n'offre aucun inconvénient sérieux, parvient dans un grand nombre de cas à modérer les douleurs vagues erratiques des herpétiques et à leur procurer du sommeil. Cet agent a le pouvoir de diminuer l'excitabilité nerveuse, et partant il est un médicament qui répond à l'indication fournie par les diverses manifestations de la première phase de l'herpétisme, puisque la plupart de ces manifestations sont liées à une exagération des phénomènes réflexes. Il importe toutefois que l'usage en soit continué pendant plusieurs mois ou même plus longtemps, car, dans ces conditions, il diminue le pouvoir réflexe de la moelle et procure un réel soulagement aux malades qui ne sont pas retenus par la crainte chimérique d'un affaiblissement de leurs facultés intellectuelles.

L'hydrate de chloral est un agent précieux toutes les fois qu'il existe de l'insomnie, mais principalement lorsqu'il survient des crises aiguës d'hypochondrie, qu'elles soient ou non accompagnées de dyspepsie fétide; nous l'avons vu rendre les plus grands services dans ces derniers accidents, qui sont des plus redoutables. Les malades, surexcités, en proie à la tristesse, poursuivis par des idées fixes et surtout inquiets de leur santé, atteints de douleurs diverses, sans appétit, sont constamment agités et dans l'impossibilité de prendre un sommeil réparateur. Jointe au trouble des fonctions digestives, cette insomnie est une nouvelle cause d'excitation cérébrale ; aussi en arrive-t-on en pareil cas à placer les malades dans des maisons spéciales. Plusieurs fois il nous est arrivé de nous opposer à cette mesure rigoureuse et d'apporter à ces malheureux un soulagement réel et prompt en leur donnant du chloral. Sous l'influence de cet agent administré à la dose de deux à quatre grammes, l'insomnie ne tarde pas à disparaître, les idées reviennent, les fausses conceptions s'évanouissent, l'excitabilité nerveuse diminue et le calme renaît peu à peu dans l'esprit ; puis avec le temps et un régime approprié, le plus souvent lacté, l'appétit et les forces reparaissent et le malade rentre dans son état antérieur.

Désordres matériels. — Le traitement de la phase des lésions matérielles de l'herpétisme, ou phase des désordres nutritifs, diffère naturellement de celui de la période des troubles purement dynamiques. Toutefois il importe de distinguer dans cette phase deux ordres d'accidents, consistant, les uns en des poussées congestives passagères et plus ou moins aiguës, les autres en des lésions prolifératives lentes et progressives.

Le salicylate de soude administré à la dose de trois à cinq grammes dans une potion gommeuse parvient généralement à modifier au bout de quelques jours les fluxions articulaires. Sous son influence, la douleur s'amoindrit et cesse, puis la tuméfaction diminue et le malade se trouve rapidement mieux, après quoi ce médicament doit être abandonné. Souvent, il est vrai, les désordres articulaires reparaissent, mais si l'on recourt de nouveau au même agent, ils ne tardent pas à disparaître de nouveau. L'opium peut lui être avantageusement associé, si le sommeil n'est pas suffisant.

Le gaïac, suivant Garrod, rend de grands services lorsque la circulation des extrémités se fait mal. La préparation préférée est la teinture ammoniacale de la résine, associée à un mucilage, à la teinture de cardamome ou à toute autre substance aromatique, afin d'éviter toute action irritante sur l'estomac. Cette teinture, au rapport de Charcot, produirait d'abord une exaspération des accidents locaux, puis une amélioration notable, la réapparition de la mobilité des jointures et un soulagement manifeste.

Les lésions matérielles connues sous le nom d'arthrite sèche et déformante sont influencées par un certain nombre de substances médicamenteuses, parmi lesquelles l'iode, l'iodure de potassium et l'arsenic tiennent, aujourd'hui du moins, le premier rang. L'emploi de ces agents constitue la médication altérante, celui des substances alcalines et balsamiques donne lieu à d'autres genres de médication dont il sera également question; après quoi nous parlerons des effets des eaux minérales dans la maladie herpétique.

Médication altérante. — La teinture d'iode a été

préconisée à l'intérieur contre le rhumatisme chronique par le professeur Lasègue, depuis la dose de huit à dix gouttes par jour jusqu'à celle de un gramme et plus, dans de l'eau sucrée ou un peu de vin d'Espagne, au moment du repas. Cette médication doit être continuée durant des semaines et au besoin pendant plusieurs mois. Malgré ces doses et la continuité du traitement, il ne s'est jamais produit d'accident d'intoxication iodique, et cette tolérance serait selon nous une preuve de l'effi-cacité de ce moyen. L'iodure de potassium est plus fré-quemment usité, c'est le médicament auquel je donne la préférence lorsqu'il existe des hypérostoses au pourtour des articulations et des corps étrangers dans leurs cavités. Très souvent, dans ces conditions, j'ai constaté les bons effets de cet agent chez des personnes qui, depuis plusieurs mois, ne pouvaient marcher ni même se tenir debout. Sous son influence, il se produit une amélioration en vertu de laquelle la douleur articulaire cesse, la tumé-faction diminue et enfin la locomotion devient possible.

Lorsque les lésions articulaires sont peu avancées, et les cartilages non encore détruits, il est possible d'arriver à une guérison par la résorption des ostéo-phytes périarticulaires; mais en tout cas, l'emploi de l'iodure de potassium permet d'enrayer les progrès du mal, si on a soin d'en continuer l'emploi pendant plu-sieurs mois ou même des années. Comme l'évolution du rhumatisme noueux, l'action de ce médicament est lente; la douleur, d'abord plus vive, cesse ensuite, puis la tuméfaction disparaît peu à peu, mais en général il n'y a d'amélioration certaine qu'au bout de deux à trois mois.

La dose de cet agent doit varier entre un et trois

grammes; je dépasse rarement cette dose, bien qu'il n'y ait aucun inconvénient à l'élever, du moins chez les personnes qui salivent facilement. Cependant, je ferai remarquer que ce médicament n'est pas toujours bien supporté, et que, indépendamment du coryza souvent douloureux et intense, il provoque de l'acné, des furoncles et d'autres éruptions; mais tous ces accidents finissent par disparaître au bout d'un certain temps. Chaque mois, je conseille une suspension d'une huitaine de jours, afin de permettre au malade, auquel on administre quelques purgatifs, de se débarrasser de l'iode retenu dans son organisme. L'usage du médicament est ensuite repris, et continué avec les mêmes interruptions pendant une année et plus. Plusieurs personnes infirmes que j'ai soignées de la sorte ont pu marcher au bout de trois à quatre mois et quelquefois seulement après six mois. La continuation du médicament est sans influence fâcheuse sur la santé générale des malades, et bien que son élimination se fasse en partie par les reins, je n'ai pas remarqué qu'elle ait jamais altéré ces organes ou favorisé la production d'une albuminurie même passagère.

L'iodure de potassium ne s'adresse pas uniquement aux lésions articulaires de l'herpétisme, il est encore un des meilleurs agents à opposer aux désordres du système artériel, et du reste il ne paraît pas absolument dépourvu d'action dans le traitement des lésions trophiques se rapportant à la même maladie, à la condition d'être administré à une période peu avancée de ces lésions. Ainsi, dans l'athérome artériel, il est nécessaire qu'il soit employé avant le ramollissement et la destruction des parois artérielles.

/L'arsenic est après l'iodure de potassium le médicament le plus efficace dans le traitement des manifestations de l'herpétisme. Il a été préconisé contre l'arthrite déformante ou rhumatisme chronique par Bardsley, Begbie, Fuller et Garrod en Angleterre, par Gueneau de Mussy et Beau en France. Bardsley s'en servait pour combattre les lésions des grosses articulations, tandis que les autres auteurs en usèrent de préférence dans le traitement du rhumatisme noueux. Charcot pense que cette médication reste sans effet, si elle n'est nuisible, dans les cas très invétérés de rhumatisme noueux et lorsque cette affection survient à un âge avancé. Nos recherches nous ont appris que les préparations arsenicales, sans efficacité contre les ostéophytes des extrémités osseuses et les corps étrangers articulaires, ont au contraire une certaine action lorsque la synoviale et les ligaments sont particulièrement affectés; de sorte que ces préparations auraient leurs indications comme l'iodure de potassium, et qu'il serait avantageux de les prescrire simultanément dans certains cas.

La liqueur de Fowler à la dose de 3 à 6 gouttes deux fois par jour, à la fin des repas, est, avec la solution d'arséniate de soude, la préparation qui mérite la préférence. Ce médicament ne présente aucun danger à faible dose; néanmoins il faut savoir que certains malades le supportent mal, et ne peuvent prendre plus de 5 à 6 gouttes de cette liqueur sans avoir une diarrhée douloureuse plus ou moins abondante. Il m'a fallu, chez plusieurs dames de ma clientèle, cesser l'emploi de ce médicament, qui d'ailleurs était resté inefficace.

L'un des premiers effets des préparations arsenicales,

lorsqu'elles sont supportées, est de réveiller, comme l'iodure de potassium, les douleurs et de les exaspérer dans quelques-unes des jointures. Quelquefois même il apparaît, à la suite de l'administration de ces médicaments, du gonflement et de la douleur là où il n'en existait pas auparavant; c'est au point qu'il est parfois nécessaire de suspendre momentanément le traitement. Mais en général la tolérance s'établit au bout de quelques jours, et l'on peut élever progressivement les doses.

Les lésions articulaires ne sont pas les seuls désordres auxquels s'adresse l'arsenic. Cette substance trouve plus spécialement son indication dans les affections herpétiques de la peau et des membranes muqueuses; aussi est-elle utilement employée contre la plupart des éruptions chroniques érythémateuses, vésiculeuses ou squameuses. Son action, qu'il n'est pas possible de mettre en doute, s'établit vraisemblablement par l'intermédiaire du système nerveux, car il n'est pas rare de voir le prurit céder tout d'abord à son influence, après quoi la lésion cutanée s'efface et disparaît peu à peu. L'angine glanduleuse, la laryngo-trachéite et les bronchites chroniques, quoique moins sensibles à l'action de ce médicament, finissent néanmoins par s'améliorer à la suite d'un traitement prolongé.

L'iode et l'arsenic sont en tout cas des substances à l'aide desquelles, grâce au système nerveux, on parvient à modérer sinon à faire disparaître les désordres matériels résultant du vice herpétique. Mais à côté de ces substances, il en est d'autres qui, bien que n'ayant pas une action aussi directe, ne sont pas moins utiles en tant que médicaments adjuvants; de ce nombre sont l'huile de foie de morue, très avantageuse lorsqu'il existe une complication pulmonaire et, d'une façon générale, les toniques. L'emploi de ces substances est indiqué toutes les fois que l'organisme est anémié ou débilité. Le fer réduit par l'hydrogène, le citrate de fer ammoniacal, doivent être regardés, dans certains cas, comme bonnes préparations; mais il importe de savoir que ces médicaments sont contre-indiqués toutes les fois que l'estomac fonctionne difficilement et que le système nerveux est surexcité. Dans maintes circonstances, en effet, nous avons vu ces agents être plus nuisibles qu'utiles.

Médication alcaline. — Les alcalins, d'abord dirigés contre les manifestations de la goutte, sont plus tard tombés dans le domaine de la thérapeutique du rhumatisme aigu et du rhumatisme chronique, maladies identifiées à tort avec la podagre. Une idée purement théorique a présidé à l'administration de ces agents et a fait leur succès : convaincus que l'acide urique est le résultat d'une combustion insuffisante, les médecins ont recommandé le bicarbonate de soude afin d'activer la nutrition et les combustions, pensant s'adresser à une cause tandis qu'ils ne combattaient qu'un effet.

Le passage de l'acide urique dans l'urine des goutteux et des herpétiques est bien en réalité la conséquence d'un désordre nutritif; mais ce désordre, dans l'herpétisme, est subordonné à l'action du système nerveux, en sorte que c'est à ce système que logiquement doit avant tout s'adresser la médication. A cet effet, l'hydrothérapie, le régime et l'exercice musculaire sont les meilleurs moyens d'action, comme nous avons pu nous en rendre compte dans maintes circonstances. Est-ce à dire cependant que les alcalins soient sans utilité? Tel n'est pas notre avis; cette médication est quelquefois indiquée, c'est lorsqu'il existe une dyspepsie acide avec aigreurs, pyrosis, vertiges, etc..

Médication balsamique. — Les préparations balsamiques, fréquemment employées à l'intérieur pour combattre les affections dartreuses internes, ou externes ont été plus spécialement dirigées contre la trachéo-bronchite, la laryngite et la bronchite chroniques, et passent pour exercer une action favorable non douteuse par leur élimination à travers les voies respiratoires. Cependant je dois reconnaître que cet avantage ne m'a jamais paru certain; aussi je continue à me demander si la médication balsamique a réellement quelque utilité. Au reste, les bronches et la trachée n'éliminent pas les substances balsamiques; ce sont seulement les vésicules pulmonaires, et pour ce motif sans doute ces substances sont avantageuses surtout dans les cas de gangrène des extrémités bronchiques.

Les mêmes substances ont été expérimentées dans quelques affections cutanées : Biett s'est servi de la créosote, Bazin de l'huile de cade, Hardy du baume de copahu. D'autres médecins ont fait usage de la térébenthine cuite et de l'essence de térébenthine; mais presque tous, malgré des succès apparents, ont renoncé à ces médicaments qui déterminent de la gastralgie et parfois des diarrhées rebelles, sans résultats appréciables ou sérieux.

Eaux minérales. — Les eaux minérales, suivant un grand nombre de médecins, joueraient un rôle des plus importants dans la thérapeutique des manifestations de l'herpétisme ; mais c'est là une exagération à laquelle contribuent encore les gens du monde qui, ennuyés d'une maladie trop longue, sont heureux de trouver des moyens nouveaux dans l'espoir de guérir. La médication thermale, en effet, donne lieu à bien des déceptions, elle est quelquefois intempestive, dangereuse ou même nuisible, et trop souvent elle produit une fausse sécurité et conduit à négliger l'emploi continu d'agents tels que l'iodure de potassium, appelés à rendre des services réels.

En somme, il importe de savoir que les eaux minérales sont de simples moyens adjuvants, utiles seulement dans les cas où le médecin sait en faire un choix judicieux, et l'on doit regretter que l'habitude et la routine soient les principaux guides en pareille matière, faute de connaissances précises sur les manifestations et l'évolution des maladies, l'herpétisme en particulier.

L'indication des eaux minérales, comme celle des agents thérapeutiques, varie nécessairement suivant que l'herpétisme est dans la phase des désordres fonctionnels ou dans celle des lésions matérielles. Si, dans la première de ces phases, il s'agit surtout de modérer l'action désordonnée du système nerveux, dans la seconde, il y a de plus à combattre des altérations de tissus et d'organes. Dans la période des désordres simplement dynamiques, le choix du médecin doit porter spécialement sur des eaux peu minéralisées et dans lesquelles l'hydrothérapie joue le principal rôle : telles sont les eaux de Plombières [1], Néris, Bains, Luxeuil, Bourbon-Lancy, etc. Ces eaux sont en

---

1. C. Leclère, *Du rhumatisme. Manifestations diathésiques traitées par les eaux de Plombières*, Paris, 1875.

effet bien supportées, malgré la susceptibilité nerveuse excessive des personnes auxquelles elles s'adressent. Leur action, associée aux avantages qui proviennent du changement d'air, de l'absence de préoccupations et de l'éloignement des affaires, produit en général d'excellents résultats. Les névralgies, la dyspepsie, les palpitations, la diarrhée, la constipation même, et beaucoup d'autres désordres, se trouvent également bien de cette médication, alors que tout autre traitement restait sans succès.

Si, en même temps que ces désordres, il existe une anémie prononcée, les eaux minérales renfermant une faible quantité de fer, telles que celles de Forges, Spa, Schwalbach, etc., pourront être préférées. Cependant, n'oublions pas que les herpétiques, en raison de l'état de leur système nerveux, supportent mal les préparations ferrugineuses. Si, au contraire, un certain degré de lymphatisme venait s'ajouter à l'herpétisme, l'indication serait plutôt pour les eaux faiblement chlorurées, comme celles de la Bourboule, Saint-Nectaire, Bourbon-l'Archambault, etc.

Ces diverses stations conviennent encore dans la phase des lésions matérielles de l'herpétisme, lorsque ces lésions sont peu avancées; mais beaucoup d'autres sources ont été préconisées en vue de combattre ces désordres, au point qu'il n'est peut-être aucune eau minérale qui n'ait été conseillée. Dans ces conditions, on comprend qu'il n'existe pas d'indication précise de l'emploi des eaux thermales, dans l'herpétisme avancé, et il n'y a pas lieu d'en être surpris, puisque le trait d'union des désordres multiples qui se rapportent à cette maladie a toujours fait défaut. Par conséquent, il est facile de concevoir que les médecins des établissements thermaux en arrivent à croire que l'eau de la station à laquelle ils sont attachés est propre à guérir toutes les maladies.

Voulant apporter un peu de lumière dans une question aussi controversée, je me propose de passer en revue les principales stations d'eaux minérales généralement conseillées dans la maladie qui nous occupe, quel que soit le nom qu'on lui donne, et de faire connaître leurs indications et leurs contre-indications.

Les eaux sulfureuses méritent tout d'abord notre attention, car plusieurs auteurs leur ont attribué une action spécifique; mais c'est exagérer les effets de ces eaux qui n'ont qu'un faible pouvoir sur l'état constitutionnel des malades. Leur action topique, due tout à la fois aux propriétés excitantes du soufre et de la thermalité, est plus importante. Sous l'influence de ces eaux, qui trouvent de puissants auxiliaires dans les conditions climatériques du milieu ambiant, la nutrition et l'assimilation deviennent plus actives, les fonctions s'exécutent avec plus d'énergie, et le malade traduit en général ce qu'il éprouve en disant qu'il se sent plus de vie. Les fonctions de la peau sont stimulées, la transpiration est plus abondante et plus facile, les lésions cutanées s'exaspèrent ou s'étendent; elles reparaissent si elles étaient supprimées. Les malades ressentent des démangeaisons, et sont exposés à des lésions de diverses natures, telles que érythèmes, urticaires, lichens, furoncles, généralement désignées sous le nom de poussées (Gueneau de Mussy).

Cette stimulation se manifeste d'une manière plus marquée là où existent des foyers d'irritation qui lui font appel : ainsi, chez les sujets atteints d'angine glanduleuse, la membrane pharyngo-laryngienne, écrit N. Gueneau de Mussy, devient plus rouge, les granulations sont plus saillantes, la sécrétion muqueuse est augmentée; les malades accusent des sensations incommodes de chatouillements, de picotements, d'ardeur à la gorge ou au larynx, qui retentissent quelquefois sur la trompe d'Eustache, et d'autres fois sont accompagnées de gêne dans la déglutition.

Les tumeurs hémorrhoïdales se gonflent, fluent parfois et donnent lieu à de vives sensations de prurit et de cuisson; les articulations se tuméfient, deviennent douloureuses et rougissent. Ainsi l'eau sulfureuse, par la stimulation de l'organisme, donne une sorte de coup de fouet aux manifestations de l'herpétisme, les rend plus aiguës et, de la sorte, les modifie et favorise leur disparition. Mais cette exagération des phénomènes morbides n'est pas indispensable à la guérison; celle-ci s'opère souvent sans aggravation des symptômes, par amélioration graduelle et cessation insensible.

Les eaux sulfureuses sont administrées en boisson, à doses progressives, en bains et en douches. La dose de la boisson varie depuis un demi-verre jusqu'à deux, trois et même quatre verres, suivant les conditions d'excitabilité nerveuse du malade et l'absence de toute lésion pulmonaire. Les bains et les douches peuvent être administrés tous les jours ou tous les deux jours. Les douches locales dans le pharynx et les fosses nasales, la pulvérisation de l'eau, l'inhalation de vapeurs sulfureuses, sont autant de procédés qui ont leur indication dans les affections des voies aériennes.

Les stations thermales des Pyrénées, Eaux-Bonnes, Cauterets, Luchon, etc., les deux premières surtout, doivent obtenir la préférence, tant à cause des qualités propres de leurs eaux que de l'altitude et du milieu ambiant. C'est là que vont se faire soigner la plupart des herpétiques atteints d'affections de la peau et de la membrane muqueuse des voies aériennes, qu'ils aient ou non des accès d'asthme. Quant, au contraire, ces malades présentent des lésions articulaires, ils sont dirigés sur Aix en Savoie, bien que ce choix ne soit légitimé par aucune considération sérieuse, si ce n'est peut-être la thermalité élevée des eaux. Saint-Honoré sera préféré pour les personnes très nerveuses qu'il faut éviter de surexciter et pour celles dont le système artériel est déjà atteint. Uriage et Allevard ont une réputation faite au point de vue de quelques déterminations locales; la première de ces stations thermales a la spécialité des affections cutanées, la seconde celle des affections laryngo-trachéales et bronchiques. Mais en somme nous devons reconnaître que l'efficacité des eaux sulfureuses est loin d'être assurée dans l'herpétisme, que souvent ces eaux rendent les malades plus excitables et plus nerveux, que parfois même elles sont dangereuses, principalement lorsqu'il existe des lésions du système artériel ou du cœur. Dans ce cas, elles peuvent provoquer des accidents sérieux et même contribuer à amener une mort rapide ou subite.

Certaines affections dépendantes de l'herpétisme, uniquement à cause de leur siège particulier, sont traitées dans des stations thermales spéciales; ainsi la plupart des médecins recommandent Vichy pour la dyspepsie, le Mont-

Dore pour l'asthme[1], Royat pour les bronchites, Aix-la-Chapelle pour les affections articulaires, et Loeche pour celles de la face. Cette manière de faire résulte de ce que, faute de connaître le lien qui réunit ces affections, on en fait autant d'unités pathologiques devant avoir chacune un traitement à part. Mais si certaines localisations prédominantes sont de nature à déterminer le choix d'une station de préférence à toute autre, il importe de ne pas oublier qu'au fond tous les désordres engendrés par l'herpétisme ont une même origine et peuvent s'amender sous l'influence d'une même thérapeutique. En somme, l'indication de la préférence à accorder à telle eau minérale plutôt qu'à telle autre repose, dans l'espèce, sur la nature des désordres de l'innervation et des lésions matérielles qui en sont la conséquence. Régulariser le fonctionnement du système nerveux et favoriser la résolution des lésions trophiques, tel est le double but à atteindre. Un grand nombre d'eaux minérales peuvent contribuer à ce résultat, et partant on s'explique comment la plupart des médecins hydrologues ont pu vanter l'efficacité, dans le traitement des manifestations de l'herpétisme, de la station à laquelle ils se trouvent attachés.

HYDROTHÉRAPIE. — L'action des agents thérapeutiques dont il vient d'être question est, dans beaucoup de cas, puissamment aidée par celle de l'hydrothérapie. La'eu chaude et le plus souvent l'eau froide sont des moyens appelés à rendre de grands services, si on sait en diriger

1. Consultez sur l'action des eaux du Mont Dore, les intéressantes recherches du Dr Richelot.

l'action. Associée à l'administration des agents médicamenteux, l'hydrothérapie vient en aide à ces agents, car elle contribue à diminuer l'excitabilité réflexe et à modérer le système nerveux. Elle est un des moyens les plus efficaces pour combattre les palpitations, la dyspepsie, l'hypochondrie, pour prévenir les retours de la bronchite chronique, etc. Les ablutions alcoolisées, le matin, au moment du lever, les douches tempérées, les douches chaudes et les douches froides, seront préférées suivant la plus ou moins vive sensibilité du système nerveux et la manière dont s'opérera la réaction. Indépendamment de ces moyens, nous recommandons à ces malades lorsqu'ils sont constipés de faire usage chaque matin d'un lavement d'eau froide.

BAINS DE MER. — Le déplacement est un besoin pour l'herpétique, et souvent un moyen d'amélioration et de guérison des souffrances qu'il endure; mais c'est à la condition que l'on saura lui indiquer le milieu le plus approprié à cette fin. L'état de la science sur ce point particulier est assez peu fixé, et le plus souvent les malades sont envoyés aux bains de mer, lorsqu'ils ne se rendent pas dans un établissement thermal. Il faut savoir cependant que les stations maritimes et particulièrement celles de la Méditerranée où souffle le vent d'Afrique, constituent un milieu peu favorable aux herpétiques, gens nerveux et fort irritables. En effet, ils y sont mal à l'aise, agités, dorment peu, et, loin d'y trouver le calme dont ils ont besoin, ils en partent souvent moins bien qu'ils n'y étaient arrivés. Ainsi le climat maritime et les bains de mer ne peuvent être conseillés à ces malades dans un grand nombre de cas et sont contre-indiqués chez la plupart d'entre eux, attendu qu'ils excitent leur système nerveux et troublent leurs fonctions digestives, s'ils ne déterminent des accidents plus sérieux.

CLIMAT DE MONTAGNES. — Le climat de montagnes convient très bien à ces mêmes malades, car, loin d'exciter leur système nerveux, il les calme, leur permet de prendre du repos, de manger et de digérer mieux. Depuis longtemps, nous envoyons nos herpétiques passer la saison d'été dans les Alpes, les Pyrénées, ou même dans les montagnes du Dauphiné, et toujours nous avons obtenu les meilleurs résultats d'un séjour d'un mois à six semaines dans ces lieux. Plusieurs de nos clients atteints d'angine granuleuse, de trachéo-bronchite, et chez lesquels il y avait lieu de craindre une tuberculose commençante, ont éprouvé un mieux notable après un ou deux mois de séjour dans les montagnes de la Suisse. L'amélioration qu'éprouvent les mêmes malades à Eaux-Bonnes, à Cauterets et au Mont-Dore, paraîtrait donc tenir, en partie du moins, à l'altitude de ces stations thermales; aussi ne doit-on pas négliger cet élément lorsqu'on fait choix d'une station de ce genre. Habituellement je conseille une élévation de 800 à 1200 mètres, et j'engage à faire de l'exercice sans fatigue et même, s'il est possible, de l'hydrothérapie.

RÉGIME. — Le régime est important dans le traitement des maladies chroniques; mais il a surtout sa raison d'être dans l'herpétisme, car, à l'influence qu'il peut exercer sur le système nerveux, s'ajoute celle qu'il ne manque pas d'avoir sur l'estomac, dont la fonction est généralement troublée. Les herpétiques, en effet, supportent mal certaines substances stimulantes, notamment le café noir, le thé, les liqueurs fortes, et souvent même le vin pur ; ces substances les agitent, les surexcitent, leur causent des palpitations et de l'insomnie, si elles n'éveillent d'autres accidents encore plus sérieux. Aussi les alcooliques sont-ils rares parmi eux [1]. C'est là un fait qui m'a frappé depuis longtemps et qui est digne de remarque, car il montre bien qu'il existe une prédisposition à l'alcoolisme comme à toute autre maladie ; ce serait le cas de dire : « N'est pas ivrogne qui veut. »

Le tabac est un agent qui par son action sur le système nerveux, sur les voies aériennes et digestives, convient peu aux personnes prédisposées à l'herpétisme. La plupart du temps, il provoque chez elles des nausées, des palpitations, des vertiges ou même de l'oppression et des phénomènes d'angine de poitrine ; de plus, il est un irritant local pour les membranes muqueuses de la bouche, du pharynx et des voies aériennes qui sont si fréquemment altérées dans ces conditions. Il résulte de là que cette substance est rarement bien supportée et qu'elle doit être le plus souvent proscrite : en tout cas l'usage de la pipe est encore préférable à celui du cigare ou de la cigarette.

Le choix des aliments a une grande importance lorsqu'il s'agit d'un désordre inné comme l'herpétisme. Le régime

---

1. Tous les auteurs qui ont écrit sur l'athérome artériel ne manquent pas de l'attribuer à l'alcoolisme. C'est là une erreur absolue à laquelle je me suis opposé à plusieurs reprises, en me fondant sur l'extrême rareté de cette lésion chez les buveurs. La fréquence de l'athérome chez les herpétiques, dont la tempérance n'est pas douteuse, est une nouvelle preuve de notre manière de voir.

lacté exclusif est le seul qui convienne au jeune enfant jusqu'à l'âge de deux ans; plus tard l'alimentation sera composée de substances azotées, grasses et féculentes, et tout ce qui peut stimuler le système nerveux sera évité. Le lait, l'eau et la bière seront les boissons ordinaires, car le vin convient peu à l'enfant dont la sensibilité est excessive et qui se trouve par cela même naturellement prédisposé aux désordres réflexes. Cette boisson, en effet, exagère la prédisposition morbide, si elle ne contribue à amener des lésions matérielles des centres nerveux, ce qui n'a rien d'extraordinaire, lorsque l'on est, comme nous, pénétré de l'influence du régime des premières années sur la santé générale de toute la vie. Il est facile de comprendre que, pour modifier une prédisposition héréditaire comme l'herpétisme, on ne peut s'y prendre trop tôt, car, plus on tarde, plus la tâche devient difficile. De grandes précautions conviennent à l'époque de la puberté et pendant toute la période d'accroissement; un régime azoté, un exercice approprié aux forces, une aération convenable sont des conditions nécessaires à la bonne santé. L'accroissement surtout a besoin d'être surveillé; il faut savoir qu'un régime défectueux peut entraîner, à cette époque de la vie, des conséquences fâcheuses ou même fatales, une phthisie pulmonaire, par exemple.

L'estomac est l'un des organes qui exigent le plus de ménagements : il est ce qu'on pourrait appeler délicat; sa fonction lente et capricieuse, du moins chez la plupart des herpétiques, mérite d'être surveillée, si on tient à éviter dans l'avenir tous les inconvénients que peut produire une dyspepsie flatulente. Il est certaines substances que l'herpétique supporte mal; de ce nombre

sont les substances acides, ce qui se conçoit puisqu'elles
ont plus que toutes les autres la propriété de développer
la production de gaz dans l'estomac. Nos malades se
sont toujours trouvés fort bien de la suppression de
l'usage du vin, de celui des fruits, de la salade et des
bouillons gras. Je tiens à signaler ce fait, et cependant je crains que le lecteur n'en comprenne pas
toute la valeur, cette manière d'agir ayant déjà été
taxée d'exagération. Ce régime, je le formule comme il
suit : « Faire trois repas réguliers, éviter de manger
vite, rester sur l'appétit, vivre de viandes faites, grillées
ou rôties, poisson, jambon, beurre, œufs frais, fromages
secs, lait, légumes verts; ne prendre que peu de pain,
boire du thé ou de la bière aux repas. »

Tous les malades ne seront certainement pas traités de
cette manière, mais seulement ceux qui sont dyspeptiques. Toutefois, dans certaines circonstances, lorsque la
dyspepsie devient aiguë et fétide, et qu'il y a absence
totale de l'appétit, je supprime tout aliment et prescris
un régime exclusivement lacté. De cette façon, le malade
parvient à se nourrir autant que possible; il évite de
vives souffrances et un amaigrissement excessif.

L'esprit actif de l'herpétique ne lui permet pas de supporter le désœuvrement. Tandis que certains individus
s'arrangent de passer leur vie dans l'inaction, celui-ci
devient inquiet, morose et hypochondriaque quand
il manque d'activité; aussi le plus grand malheur qui
puisse lui arriver est de n'avoir aucune occupation
suivie. J'ai connu des jeunes gens dans ces conditions
qui se sont très bien portés pendant toute la durée
de la guerre de 1870, uniquement parce qu'ils étaient

occupés et s'adonnaient à un exercice corporel journalier. Le mariage est souvent nécessaire et doit être conseillé dans certaines circonstances; mais il ne faut pas oublier que les herpétiques sont quelquefois des époux soupçonneux et jaloux.

Le médecin, en tout cas, ne doit pas se désintéresser entièrement de ce grand acte, où il peut avoir d'excellents conseils à donner. On comprend sans peine que l'herpétisme étant une maladie essentiellement héréditaire, celui qui en souffre ait tout intérêt à ne pas s'unir à une personne dont la prédisposition serait semblable. Le mieux en pareil cas pour le jeune homme est de faire choix d'une femme présentant une organisation différente, un tempérament sanguin ou lymphatique, s'il veut éviter de transmettre à ses enfants des désordres plus accusés que ceux dont il est atteint. Il importe alors de faire autant que possible, de la sélection, de pratiquer ce que les vétérinaires appellent un croisement de race, si l'on veut chercher à éteindre la prédisposition morbide existante.

II. — TRAITEMENT LOCAL

Ce traitement s'adresse à tous les désordres fonctionnels ou matériels de l'enveloppe extérieure et des membranes muqueuses voisines des orifices naturels, aux lésions articulaires, etc.; il varie naturellement suivant le siège et la nature de ces désordres.

Les éruptions cutanées sont soignées à l'aide de bains, frictions et onctions diverses. Aux bains d'eaux minérales naturelles il y a lieu d'ajouter les bains simples et les bains artificiels que l'on compose avec des sels alcalins, du sulfure de potasse, de l'arsenic, etc. Des bains simples doivent être pris chaque semaine, afin d'entretenir la propreté du tégument externe et éviter les éruptions furonculeuses et autres, mais d'ailleurs, les bains tièdes ont leur indication toutes les fois qu'il se produit une poussée un peu aiguë du côté de la peau. Les bains artificiels doivent être réservés aux cas où les manifestations cutanées n'offrent aucune réaction locale, car ils peuvent leur donner un coup de fouet et en activer l'évolution. N. Gueneau de Mussy a obtenu des avantages sérieux de l'usage des bains arsenicaux dans le traitement des arthrites déformantes.

Les frictions ont une grande utilité dans les éruptions sèches, squameuses, comme le psoriasis. Un bain tiède avec frictions au savon noir enlève les squames, excite la surface cutanée et la rend plus apte à profiter des applications locales, pommades ou glycérolés de différentes sortes. C'est à l'aide de ce moyen et des onctions avec une pommade à l'acide pyrogallique qu'il m'est arrivé plusieurs fois de faire disparaître des psoriasis rebelles très étendus. Un de mes malades, atteint chaque année au printemps d'un psoriasis de ce genre, ne mettait pas plus de six semaines à se débarrasser de cette affection, ce qui est un temps relativement court. Les frictions à l'huile de cade pure ou mélangée d'huile d'amandes douces sont rarement employées aujourd'hui, à cause de la teinte qu'elles donnent à la peau et de leur odeur pénétrante.

Les éruptions vésiculeuses ou dartres humides sont avantageusement combattues par l'emploi des substances émollientes, et principalement celui des poudres d'amidon de talc, d'alun, etc.; non seulement ces poudres exercent une action émolliente ou astringente, mais, en se mêlant aux produits sécrétés, elles forment des croûtes qui garantissent la peau de l'air extérieur. Lorsqu'elles ne sont ni trop aiguës ni trop étendues, ces éruptions se trouvent très bien de l'enveloppement à l'aide d'un manchon de toile de caoutchouc que l'on a soin de nettoyer chaque jour.

Dans toutes ces affections, il est un symptôme prédominant qui ne doit pas être négligé, c'est le prurit. Bazin faisait usage, pour le combattre, des préparations mercurielles sous la forme de solutés, de poudres, de liniments et de pommades, pour lesquels il se servait des excipients suivants : glycérine, miel, axonge, blanc de baleine, mucilage, lait, eau distillée, etc. A son exemple, j'ai souvent employé avec succès une solution composée, pour 500 grammes d'eau distillée, de 0,10 centigrammes de sublimé. Le plus souvent, par ce moyen, on parvient à calmer, du moins momentanément, les souffrances du prurit. D'autres fois le glycérolé d'amidon simple ou mêlé à des substances médicamenteuses parvient à faire cesser ce désordre; j'en dirai autant des préparations phéniquées, des solutions de phénate, de borate de soude, etc., et aussi des pommades au calomel, à l'oxyde de zinc et à la morphine. Il importe de savoir que l'emploi de ces agents topiques est chose délicate, et que l'indication du choix à faire n'est pas toujours indifférente. Rien n'a plus de tendance à se congestionner et à s'enflammer que la peau de certains herpétiques; c'est au point que la plupart des substances étrangères l'irritent, y déterminent une éruption ou du moins de la démangeaison. Un de mes malades, homme

des plus robustes, se trouvait dans ces conditions ; sa
peau ne pouvait supporter l'action d'aucun agent extérieur, à tel point que l'application d'un cataplasme de
farine de lin suffisait à développer chez lui une éruption
de toute la-surface cutanée. Une dame à laquelle je
donne des soins offre une disposition à peu près semblable : elle ne peut se laver qu'avec de l'eau chaude ; si
elle vient à y ajouter un liquide quelconque, elle éprouve
presque invariablement de la rougeur et de la cuisson ; aussi ne peut-elle supporter l'usage d'aucun savon.

Les topiques qui s'adressent aux herpétides du nez,
de la bouche, du pharynx et même du larynx, diffèrent
peu de ceux dont on fait usage pour combattre les manifestations cutanées ; ils sont pulvérulents ou liquides.
Les topiques pulvérulents le plus fréquemment employés
sont les poudres d'alun porphyrisé et de calomel que
beaucoup d'auteurs mélangent, ou encore celles de sous-
nitrate de bismuth, de sulfate de zinc, etc. Ces poudres,
insufflées sur la partie malade à l'aide d'un tube de caoutchouc, déterminent des effets manifestes sur les affections érythémateuses, mais peu sensibles sur celles qui
sont accompagnées d'hypertrophie des glandules.

Les substances liquides le plus généralement employées
en pareil cas sont des solutions de nitrate d'argent cris-
tallisé, de sulfate de cuivre, que l'on porte à l'aide d'un
pinceau de charpie ou de blaireau sur la partie lésée,
la teinture d'iode mélangée avec parties égales de teinture
thébaïque, ou encore l'iodure de potassium dissous dans
la glycérine et additionné d'une faible quantité d'extrait
d'opium. Lorsqu'il s'agit de la membrane muqueuse du
pharynx ou de celle de l'arrière-cavité des fosses nasales,

il est préférable de se servir, comme porte-caustique, d'une tige de baleine terminée par une petite éponge solidement attachée à son extrémité. Les cautérisations ne seront pas pratiquées après les repas, dans la crainte de provoquer des vomissements, et les malades seront astreints à garder le silence, si la cautérisation porte en même temps sur le larynx. Elles seront répétées chaque jour et mieux tous les deux ou trois jours, lorsque la lésion sera le siège d'une modification déjà notable. Les topiques gazeux sont rarement employés dans ces circonstances; les fumigations émollientes n'offrent d'avantages réels que dans les cas d'inflammation aiguë, et les vapeurs de goudron n'ont pas une grande utilité. Néanmoins, les malades se trouvent bien de mettre cette substance en évaporation dans la chambre qu'ils habitent.

L'usage de cigarettes fabriquées avec du papier non collé, préalablement trempé dans une solution d'acide arsénieux, déjà préconisé par Trousseau dans certaines affections chroniques du larynx, trouve quelquefois une application utile chez les personnes qui ont des affections herpétiques de la gorge et des voies aériennes. Les vapeurs de poudre de belladone et de jusquiame constituent un moyen souvent efficace contre les accès d'asthme nerveux; les cigarettes de feuilles de belladone, de jusquiame et de stramonium sont employées dans les mêmes circonstances avec un réel succès.

La pulvérisation de l'eau a eu, il y a une dizaine d'années, un grand retentissement dans la thérapeutique des désordres herpétiques de la gorge et du larynx. Beaucoup de malades sont enchantés de ce moyen qui diminue la sécheresse et la cuisson de la membrane muqueuse de ces parties et soulage momentanément. Cependant il ne faut pas s'illusionner sur cette thérapeutique locale et croire qu'elle suffise à la guérison définitive d'affections aussi rebelles que celles de l'herpétisme, qui exigent toujours un traitement général longtemps continué.

Les révulsifs sont indiqués lorsqu'il existe des arthrites un peu aiguës avec épanchement séreux. Nous faisons couvrir alors l'articulation d'un emplâtre vésicatoire, qui est levé au bout de peu de temps et que l'on panse ensuite avec un cataplasme de farine de lin ou de fécule de pomme de terre, ou encore avec de l'huile si le cataplasme ne peut être supporté. Le vésicatoire rend, d'un autre côté, de réels services dans les cas de poussées aiguës du côté des bronches et même dans les bronchites chroniques, à la condition qu'il ait une certaine étendue; autrement il n'a que peu d'avantages. Les frictions d'huile de croton sont également utiles et pourront être substituées au vésicatoire, si le malade le désire.

Les cautérisations superficielles, et principalement celles qui sont faites à l'aide du cautère potentiel, comme les pointes de feu, ont été quelquefois employées localement pour combattre des arthrites de l'herpétisme, mais le plus souvent sans succès certain.

L'électricité a servi dans le traitement des mêmes affections. Remak, Erb et Niemeyer, en Allemagne, ont fait passer des courants continus au niveau des articulations; mais le mieux, sans doute, serait de faire usage de ces courants sur le trajet de la colonne vertébrale, d'agir sur la moelle épinière, afin de chercher à en modifier le fonctionnement irrégulier au point de vue de la nutrition des membres. Dans la première période de l'herpétisme, l'électricité peut servir à combattre les douleurs et même les spasmes.

Les surfaces articulaires douloureuses seront maintenues immobiles autant que possible, pour ce fait que l'ankylose est peu à redouter, et même il peut y avoir avantage dans quelques cas à placer les membres dans une gouttière ou un appareil contentif. En effet, les mouvements communiqués aux articulations, ou les simples essais de lutte contre les attitudes vicieuses des membres, éveillent parfois de vives douleurs suivies de chaleur, de tuméfaction dans les jointures, et de poussées inflammatoires qu'il devient nécessaire de traiter.

En somme, le traitement de l'herpétisme, comme celui de toute maladie chronique générale, doit remplir un double but : modifier la prédisposition héréditaire ou acquise, combattre les manifestations morbides.

Les agents hygiéniques : diète, hydrothérapie, gymnastique, sont les moyens à l'aide desquels on parvient à atteindre le premier but ; quelques médicaments peuvent leur venir en aide. Les grands modificateurs du système nerveux : sulfate de quinine, bromure et iodure de potassium, arsenic, etc., sont les agents thérapeutiques les plus utiles pour s'opposer aux progrès des désordres fonctionnels et matériels qui caractérisent l'herpétisme et pour les faire cesser, car ces désordres ont, comme nous l'avons dit, leur source dans un dérèglement du système nerveux.

FIN

TABLE ALPHABÉTIQUE

TABLE ANALYTIQUE DES MATIÈRES

CHAPITRE PREMIER

Nosographie.. 7

Article premier

Article II

Article III

Article IV

Article V

Article VI

CHAPITRE II

CHAPITRE III

CHAPITRE IV

FIN DE LA TABLE DES MATIÈRES

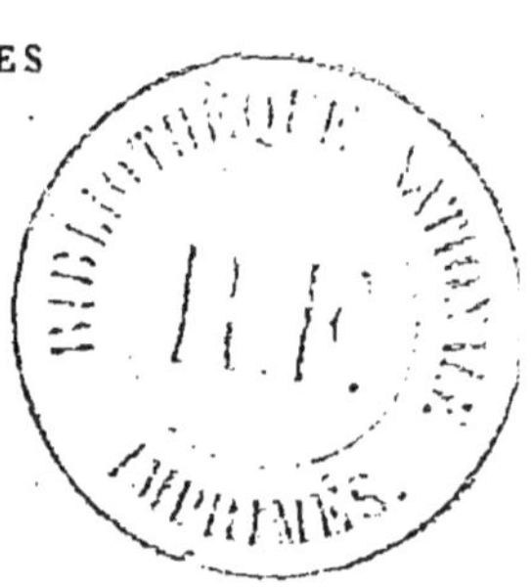

Motteroz, Adm.-Direct. des Imprimeries réunies, B, Puteaux

www.ingramcontent.com/pod-product-compliance
Lightning Source LLC
Chambersburg PA
CBHW051254060726
47596CB00001B/113